U0338711

⊙ 国医绝学系列 ⊙

从头到脚谈养生

张清　编著

详解中医养生智慧

贴心呵护身体健康

天津出版传媒集团

天津科学技术出版社

图书在版编目（CIP）数据

从头到脚谈养生 / 张清编著 . —— 天津：天津科学技术出版社，2013.12
（2023.10 重印）

ISBN 978-7-5308-8586-4

Ⅰ . ①从… Ⅱ . ①张… Ⅲ . ①养生（中医）– 基本知识 Ⅳ . ① R212

中国版本图书馆 CIP 数据核字（2013）第 304199 号

从头到脚谈养生
CONGTOU DAOJIAO TAN YANGSHENG

策划编辑：杨　譞
责任编辑：孟祥刚
责任印制：兰　毅

出　　版：天津出版传媒集团
　　　　　天津科学技术出版社
地　　址：天津市西康路 35 号
邮　　编：300051
电　　话：（022）23332490
网　　址：www.tjkjcbs.com.cn
发　　行：新华书店经销
印　　刷：德富泰（唐山）印务有限公司

开本 720×1 020　1/16　印张 15　字数 300 000
2023 年 10 月第 1 版第 3 次印刷
定价：58.00 元

前　言

　　"养生"一词最早见于《庄子·内篇》。所谓生，即生命、生存、生长；所谓养，即保养、调养、补养。养生就是通过各种方法颐养生命，增强体质，预防疾病，从而延年益寿的一种医事活动，其含义一是延长生命的时限，二是提高生活的质量。注重养生，则可颐养天年，无疾而终；不注重养生，则会半百而衰，疾病缠身。

　　人体是一个不可分割的整体，我们必须从头到脚全面养护身体，才能获得真正的健康。中医认为，人体的各个部位，如五官、皮肤、五脏六腑、四肢百骸，甚至是人的精神活动，都不是孤立存在的，而是内外相通、表里相应、彼此协调、相互作用的整体。例如：肝、胆相表里，肝脏的火要借助胆经的通道才能往外发；内脏的病变会通过气色、头发等外在器官的异常表现出来，即"有诸内，必形诸于外"；情绪的好坏也可以影响人体健康，等等。人体各大系统共处于一个统一体中，在养护某个脏器的同时，与其相关的其他脏器也会受益；而一个部位出了问题，其他部位也无法正常运转。可以说是一荣俱荣，一损俱损。

　　中医养生的重要理念之一就是整体观。它所传授的是一种从头到脚的全方位保养方法，一种精、气、神、五脏的全面调养法，也是一套身心共治的养生祛病护身大法。中医养生的补养方式大致包括以下7个方面。

　　神养，即精神养生。人有喜、怒、忧、思、悲、恐、惊七情，七情波动过大，易伤身致病，正所谓"病由心生"。而调摄七情，保持良好的精神状态和舒畅的心情则能治病，使人体各个部位的病症不治而愈。"药补不如食补，食补不如神补"，中医历来就非常重视神养，并总结了很多神养的方法，如情志生克法、按摩、打坐等。

　　行养，即生活养生。不但人体本身是一个整体，人体与外部环境也是一个整体。人与自然环境密切相关，季节、气候、地理、昼夜等对人体健康有着重大的影响，如夏季的炎热易耗伤心气等。因此，人的衣食住行必须"顺四时而适寒暑"。合理调节饮食、睡眠等生活习惯，保持阴阳平衡，才能使身体各个部位不受疾病侵害。

　　形养，即运动养生。太极拳、五禽戏、散步等是我国传统的运动方式，采用这些运动方式可以将肢体运动与呼吸相结合，疏通经络，调节五脏六腑，改善呼

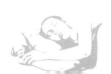

吸方式，提升人体免疫力，长年坚持，会使我们获益无穷，从头到脚一身轻松，达到健康长寿的目的。

气养，即补养元气。元气是人生存的根本。中医有"气聚则生，气壮则康，气衰则弱，气散则亡"一说，元气是人之生命所系。补养元气可以促进全身气血流通，从而祛病强身，激发生命潜能，方法有导引、食补、经络按摩等。

食养，即食疗养生。不同的食物有不同的功效，如白萝卜润肺，黑豆补肾。只有吃得科学，合理膳食，才能达到营养生命、保障健康的目的。而很多现代人长年保持不良的饮食习惯，垃圾食品、油炸食品、鸡鸭鱼肉不断，给自己的身体组织器官带来了大量健康隐患，很容易患上肥胖、冠心病等现代文明病。

药养，即草药养生。草药取自天然的植物精华，药性较为温和，副作用较弱，制法多为粗加工调剂，因此，草药不但可用于治病，亦可用来养生。将草药与食物、酒相搭配，还可制成所谓的"药膳""药酒"，既有营养价值，又有强身健体、治病疗疾的作用。

术养，即技术养生。中医传统的养生技术如按摩、拔罐、刮痧、推拿、针灸等，是基于经络疗法和反射区疗法的。经络可以决生死、治百病，反射区则与人体各个器官有一一对应的关系。这两种疗法，可以起到网络周身气血、安抚五脏、激发人体抵抗力的作用。

《从头到脚谈养生》博采中医养生智慧，广纳历代名医所著医学典籍中的养生之道，总结儒、释、道、易及诸子百家各类文献中的养生精华，同时兼收并蓄，吸收现代社会出现的养生新方式，是一部详尽介绍中医养心、养身、养气、养神、养性智慧的大全集，旨在帮助读者掌握中医养生祛病的方法，确保从头到脚一身健康。

本书从中医的角度，探究人体的奥秘，细致入微地介绍了人体各个部位、各个器官的功能及养护方法，易患的疾病及其病因和防治措施，生活细节中的健康智慧，情志调养的古今妙方，养护全身的各种食疗方、药膳、健身术乃至现代社会流行的运动方式——瑜伽、游泳、健美操等。

掌握了中医养生之道，并真正运用于生活，可促使人体各个部位和器官相护、相荣、相生，维持整个系统的平衡，实现从头到脚、由内而外的全面健康。

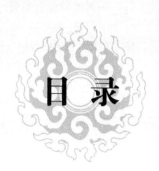

目 录

第二章 从头到脚说健康——教你正确使用身体

第四章 细节决定健康——关注细节，健康一生

第五章 万病皆可心药医——做个身心健康的现代人

第六章　生活养生，生生不息——生活中的养生智慧

第一章

养生智慧在自身

——一次对生命的全新解读

第1节

养生智慧是我们长命百岁的"寿命锁"

要想命长，就要全面调动人体的自愈力

在中医看来，人体是一个完整的小天地，它自成一套系统，有自己的硬件设施、故障诊断系统和自我修复系统等。自愈力就是人体的自我修复能力。举一个最简单的例子，切菜的时候，不小心把手划了一个小口，运行到此处的血液就会溢出。血液运行出现了局部中断，就会有更多的血液运行于此，从而促使伤口附近细胞迅速增生，直至伤口愈合。增生的细胞会在伤口愈合处留下一个疤痕。整个过程不需要任何药物。这就是人体自愈能力的一个最直观的表现。

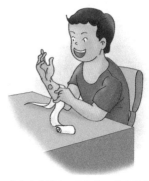

人有自愈能力，正如伤口会自动止血愈合

其实人体的自愈力恰好体现了中医治病的一个指导思想：三分治，七分养。中医不主张过分依赖药物，因为药物不过是依赖某一方面的偏性来调动人体的元气，来帮助身体恢复健康。人体的元气是有限的，如果总是透支，

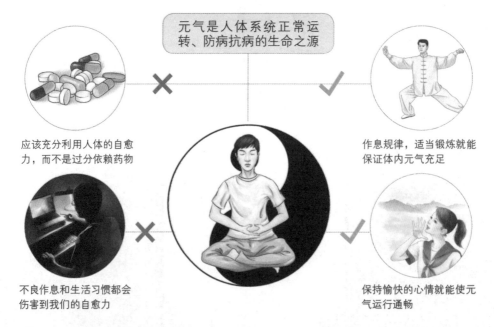

元气是人体系统正常运转、防病抗病的生命之源

应该充分利用人体的自愈力，而不是过分依赖药物

作息规律，适当锻炼就能保证体内元气充足

不良作息和生活习惯都会伤害到我们的自愈力

保持愉快的心情就能使元气运行通畅

总有一天会没有了。而我们要活下去，依靠的就是体内的元气，元气没有了，再好的药也没用了。所以，生病了不用慌张，人体有自愈的能力，我们可以充分地相信它，用自愈力把疾病打败。我们应该配合人体自愈力开展工作，每天按时吃饭，早睡早起，适当地锻炼，保持愉悦的心情。这样才能保证体内的元气充足。只要元气充足了，病很快就会好的。

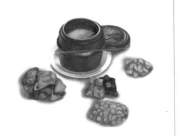
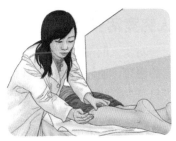
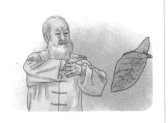
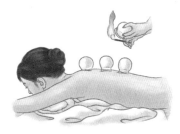

中医就是通过倡导顺时养生、补养气血、食疗等科学的养生方法来增强人体免疫力

当然，自愈力的作用也不是绝对的，我们不可能在任何情况下都依赖人体自愈力解决问题。自愈力和免疫力有关，当免疫细胞抵挡不住病毒时，就需要借助药物，

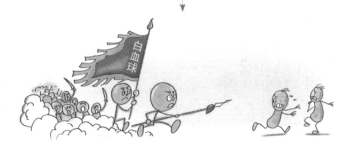

人体的自愈力也恰好体现了中医治病的一个指导思想：三分治，七分养

不过最好的药物是食物。一般情况下，通过营养素的补充，可以对抗大多数疾病。中医就是通过倡导顺时养生、补养气血、食疗等科学的养生方法来增强人体免疫力，在疾病尚未到来之时就筑起一道坚固的屏障，让疾病无孔可入。面对已经染病的情况，中医通过疏通经络、刺激穴位等自然方法调动身体的自愈功能来对抗疾病。

然而，在现代医疗中，人们对医药过于信任和依赖。由于人体在自我修复过程中会出现一系列症状，如咳嗽、发热、呕吐等，人们为了消除这些症状带来的不适感，就会用药物粗暴地干涉，这样，人体的自愈能力就无法得到充分的发挥。因为症状消失了，人们反而认为是这些药物起到了良好的效果，于是在下一次疾病来袭的时候，他们还是在第一时间求助于药物。在这种恶性循环中，身体的自愈力就会越来越差，直到失去作用。

人究竟活多少岁才是享尽天年

对于人的寿命问题，自古众说不一。古人相信人可以长生不老。为了实现长生不老的愿望，他们炼仙丹、找仙药，尝试了各种方法，最终都没有成功。其实，长生不老只是人们的一种愿望。人作为一种自然界的生物，不可能逃脱生老病死的自然规律。后来，人们逐渐认识并接受了人固有一死的观念，但另一个问题随之又出现了：人究竟应该活到多少岁才是正常的呢？

关于这个问题，历代都有不同论述。在我国，彭祖被视为长寿的象征。传说彭祖生于夏代，至商末时活了800岁；到《黄帝内经》时，认为"尽终其天年，度百岁乃去"，也就是人能够活到一百岁；大哲学家王充也说"百岁之寿，盖人年之正数也。犹物至秋而死，物命之正期也"；《尚书》中却提出"一曰寿，百二十岁也"，即活到120岁，才能叫作活到了应该活到的岁数；同意这一看法的还有晋代著名养生家嵇康，嵇康也认为，"上寿"可达百二十，"古今所同"。

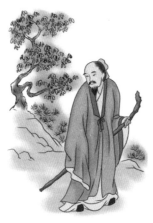

相传彭祖活到了八百岁

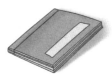

中医认为人的寿命应该是100~120岁

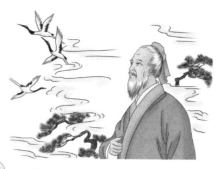

《黄帝内经》认为人的寿命应至百岁

《尚书》认为人的寿命应至一百二十岁

现代医学也从不同角度对这个问题进行了解答，解答的方式虽各不相同，但结论基本一致。目前一般认为人的自然寿命应为100岁左右，但是我们现在的人均寿命仅为70岁左右，与自然寿限差了30年，是什么夺走了我们本应好好活在世上的这30年时间呢？这个问题值得人们深思。

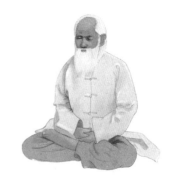

现代一般认为人的寿命应为120岁左右

性成熟期测算法	哺乳动物的最高寿命相当于性成熟期的8~10倍，人在13~15岁性成熟，因此人的自然寿命为110~150岁
细胞分裂次数与分裂周期测算法	哺乳动物寿命是其细胞分裂次数与分裂周期的乘积，人体细胞自胚胎开始分裂50次以上，分裂周期平均为2.4年，因此人的自然寿命为120岁左右
生长期测算法	哺乳动物的最高寿命相当于其生长期的5~7倍，人的生长期为20~25年，因此人的自然寿命应当为100~175岁

我们生存的根本就是元气

中医学中有这样的说法："气聚则生，气壮则康，气衰则弱，气散则亡。"这里的"气"是指人体的元气。元气充足，免疫力就强，就能战胜疾病；人体如果元气不足或虚弱，就不能产生足够的抗体或免疫力去战胜疾病；而元气耗尽，人就会死亡。"元气"，亦称"原气"，是由父母之精所化生，由后天水谷精气和自然清气结合而成的阴气与阳气。

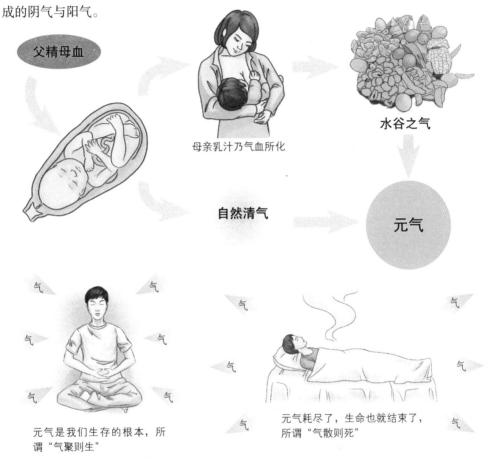

父精母血

母亲乳汁乃气血所化

水谷之气

自然清气

元气

元气是我们生存的根本，所谓"气聚则生"

元气耗尽了，生命也就结束了，所谓"气散则死"

元气虽然是先天带来的父母之精气，并且可以以后天的水谷之气、呼吸之气、自然之气来补充，但元气毕竟是有限的，有一个定数。人活着的这些年就是不断耗散这些元气的过程，元气足的时候，人的免疫力就比较强，身体也比较健康；随着元气慢慢耗散，人的免疫力会开始下降，疾病也会爬上身来；有一天元气耗尽了，也就是生命结束的时候了。总之，人就是靠元气活着的，元气没了，人也就死了。

总之，父母身体都很好的孩子，将来身体也会比较好，免疫力也比较强，不容易得病，但这并不代表他就可以长寿，因为还有一个后天保养的问题。如果他总是倚仗先天的那点儿元气，尽情地透支，寿命也不会很长。有的孩子父母身体不是很好，先天元气没有那么充足。这样的人虽然自小免疫力低、体弱多病，但如果知道自己先天条件不好，很注意养生，懂得养护自己的元气，也可能长寿。因此，父母的先天精气会影响孩子的身体状况，而至于能否长寿，还是要看他本人能不能好好养护体内的元气。元气是我们生存的根本，希望大家珍惜父母赐给我们的生命力，好好养护元气，不过度透支。这才是长寿的根本所在。

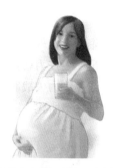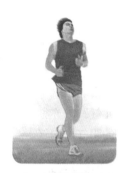

天赋强健也要后天养护得宜才能健康长寿

《黄帝内经》中说："真气者，所受于天，与谷气并而充身者也。"元气是从天得来的，这里的天是指父母。所以说，母肥则子壮，如果打算生孩子，一定要先把夫妻双方的身体都调养好，给孩子一个比较充足的元气。要知道，怀胎十月可是会影响孩子一生的健康

五脏风调雨顺才能收获长寿硕果

在社会学中有一种木桶理论，认为一只木桶究竟能装多少水，既不取决于木板的平均长度，也不取决于最长的那块木板，而是取决于最短的那块木板。这种理论同样适用于养生学中，人体的五脏就好比构成木桶的五块木板，人的寿命取决于最短的那块木板（脏器）。诚然，由于现代医学的发展，我们可以进行脏器移植手术，但我们并不能改变这个基本的现状。

对于一棵树来说，树叶落了还会再生，树枝断了也没有关系，但是如果树根死了，就不能再活了。对于人来说，五脏就是生命的根基，缺少了其中任何一个，人的生命也就结束了。因此，保护五脏就是保护生命的根本，也是延长寿命的根本。在这一方面，我们千万不能含糊。这里给大家一些建议，仅供参考。

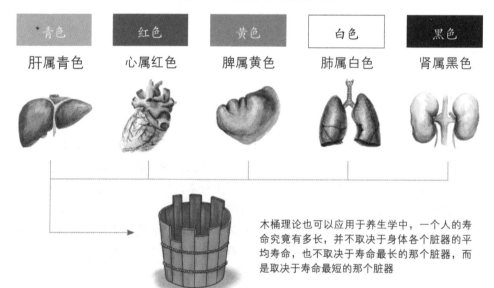

木桶理论也可以应用于养生学中，一个人的寿命究竟有多长，并不取决于身体各个脏器的平均寿命，也不取决于寿命最长的那个脏器，而是取决于寿命最短的那个脏器

1. 心的养护

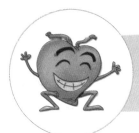

养心首重养神。《黄帝内经》提出"精神内守"，方法很简单：按摩手心的劳宫穴与脚底的涌泉穴，每天临睡前进行，按摩到发热为止。另外，有些人手指冰凉，指甲上的月牙白逐渐消失了。这些都是心气不足的表现症状。养心气要多吃桂圆、大枣、莲子、人参、黄芪等。

2. 肝的养护

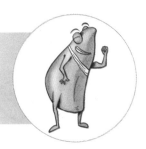

肝主怒，主谋略。一个人怒气冲天，谋略、理智全没了，全靠情绪去做事，实际上就是肝功能失调的结果。这会造成很严重的后果。所以，养肝就是要保持情绪的稳定，遇事不要太激动，尤其不能动怒。另外，肝主目，肝血足则眼睛明亮，视物清楚，肝血不足则两目干涩，看不清东西。养肝血要多吃枸杞、当归、动物肝脏等食物。

3. 脾的养护

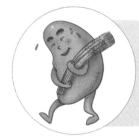

养脾其实很简单，只要你吃好、睡好就没问题。
怎么算吃好了呢？其实就是该吃饭的时候吃饭，不要饥一顿饱一顿，也不要暴饮暴食，该吃什么吃什么；早晨吃好，中午吃饱，晚上吃少；多喝粥，多吃蔬菜和水果；少吃盐，清淡饮食，等等。
怎么算睡好了呢？就是到时候就要睡觉，不要熬夜，10点之前最好上床睡觉，每天保证8小时的睡眠，睡到自然醒。

4. 肾的养护

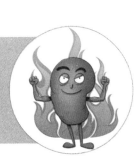

肾主藏精，精是维持生命的最基本物质。养肾保精就是要节欲，房事要有节制，不能过度，欲望也不能过多。
肾主水，在自然界中，水多是寒凉的，所以肾是最怕受寒的。肾位于后腰两侧，有些人这个部位总是凉的，就是因为肾虚。养肾要注意保暖，尤其是后腰两侧的保暖。另外，养肾还可以多搓搓腰，每天早晚各一次，要一直搓到两侧肾区都感觉到热为止。

5. 肺的养护

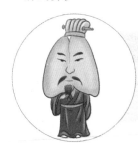

肺主气，司呼吸。肺是主管全身呼吸的一个器官，主全身之气，所以养肺就是要调适呼吸，即采用腹式呼吸法。
肺喜润而恶燥，因此，平时尤其是干燥的秋季，要多吃些梨、莲藕、银耳、玉米等润肺除燥的食物。另外，要注意保持室内的湿度，防止因干燥而伤肺。

俗话说"过犹不及",凡事处于平衡时,才是最好的,身体也是一样。只有各个器官之间、器官内部平衡、和谐,身体才是舒适的,人也才是健康的。

不健康的生活方式最易耗损你的生命

在现代社会,未老先衰的现象已经相当普遍。这不仅影响生活质量,而且直接导致了寿命的缩短。这实际上体现的是一种能量转化的过程。为什么这么说?我举一个简单的例子大家就明白了。

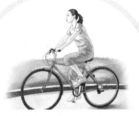

事实上,我们的任何一个举动,例如读书、走路等都在消耗能量

如果是按正常的速度消耗能量,每个人都可以活到100岁,但是大多数人都在透支自己的能量,比如吸烟、酗酒等,都是对能量的过度消耗,因而缩短了人类的寿命

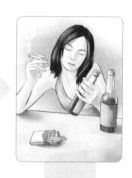

不健康的生活方式是最易耗损你的生命

人体就好比一个能量库,里面的能量支撑着生命的延续,并且随着时间的推移,库里的能量在不断地消耗、减少,等到能量耗完,生命也就终结了

在现代社会,人们的生活看似多姿多彩,其实总结起来只有两个字:忙碌。事实上,这种忙碌不仅包括工作,还包括娱乐。你也许会说,娱乐不就是放松吗,对身体应该有好处啊?确实,恰当的娱乐是一种对身体的调节,但不恰当的娱乐依然是一种能量的消耗,比如白领对着电脑工作一天,晚上回去还要玩电脑游戏;本身就是运动员,经过一天的训练,晚上还要跑去跳舞等,都是一种能量的消耗。

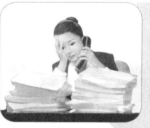

白天已经劳累了一天,晚上又过度娱乐,不注意休息,身体也就在这个过程中被消耗损伤了……

为什么如此对待自己的身体呢?

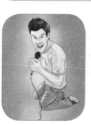

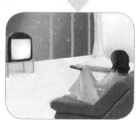

另外,快节奏的生活容易让人产生不良的情绪,比如失望、消沉、沮丧、嫉妒、

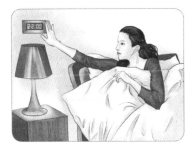

不过，值得注意的是，人体的能量库不只是往外输出能量，还可以往里补充能量，比如脑力劳动者工作累了，运动一下，补充一些身体缺少的营养；睡眠本身就是一种能量的补充，等等

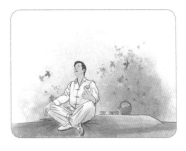

焦虑、忧愁、悲痛、烦躁、愤怒等。这本身就是一种能量的自我损耗，因而也是寿命的损耗。还有各种慢性病，如肾炎、肝炎、胃病、糖尿病、高血压等，既是能量损耗的结果，也是损耗更多能量的原因；再加上来自家庭方面的因素，比如长期纵欲，使肾精亏损、阳气虚弱……

总之，寿命的长短是受多种因素影响的，除了先天禀赋的强弱之外，还与后天给养、居住条件、社会制度、经济状况、医疗卫生条件、环境、气候、体力劳动、个人卫生等多种因素的影响有关。一个人要想活到天年，必须从生活中的各个环节加强注意，减少能量损耗，增加能量补充。

"法于阴阳，和于术数"——现代人的养生秘籍

阴阳学说是中医理论的重要内容，《黄帝内经》也提出了养生方法的总原则："法于阴阳，和于术数。"所谓"法于阴阳"，就是按照自然界的变化规律而起居生活，如"日出而作，日落而息"、随四季的变化而适当增减衣被等。所谓"和于术数"，就是根据正确的养生保健方法进行调养锻炼，如心理平衡、生活规律、合理饮食、适量运动、戒烟限酒、不过度劳累等。

用现在的观点来看，"法于阴阳，和于术数"其实就是在倡导健康的生活方式，该吃饭时吃饭，该睡觉时睡觉，注意休息，不要透支精力，保持健康的心理状态，远离亚健康。但是，这些事情说起来容易，做起来却面临着很多挑战，因为现代人，特别是城市人的生活压力都很大，要供房供车，即使不买房买车，也要辛苦地工作以避免在激烈的竞争中被淘汰，所以经常要加班、熬夜、应酬。还有，现代人都很喜欢夜生活，很晚也不睡觉，还在上网、K歌、蹦迪，觉得不这样就不够刺激，不这

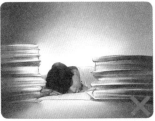

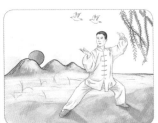

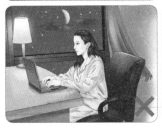

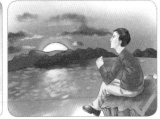

样就感受不到生活的乐趣。所以说,想要培养健康的生活习惯,主要还是要靠自己调节,虽然实施起来会有困难,但只要一直坚持,就会看到好的结果。

另一方面,我们还要介绍一下何为"阴阳"。经常听到人们说"阴盛阳衰"或者"阴阳调和",但是真正了解阴阳的人却很少。其实,阴阳是我国古代的哲学概念,是事物相互对立统一的两个方面。它是自然界的规律,世界万物的纲领,事物变化的根源,事物产生、消灭的根本。阴阳是处处存在的,凡是明亮的、兴奋的、强壮的、热的、运动的、上面的、外面的事物,都是"阳";而凡是属于阴暗的、沮丧的、衰弱的、冷的、静的、下面的、里面的事物则都是"阴"。

中医学认为:"阴"代表储存的能源,具体到形上包括血、津液、骨、肉,性别中的雌性等;而"阳"则代表能源的消耗,是可以通过人体表面看到的生命活力,无形的气、卫、火,性别中的雄性等。"阳"的这种生命活力靠的是内在因素的推动,

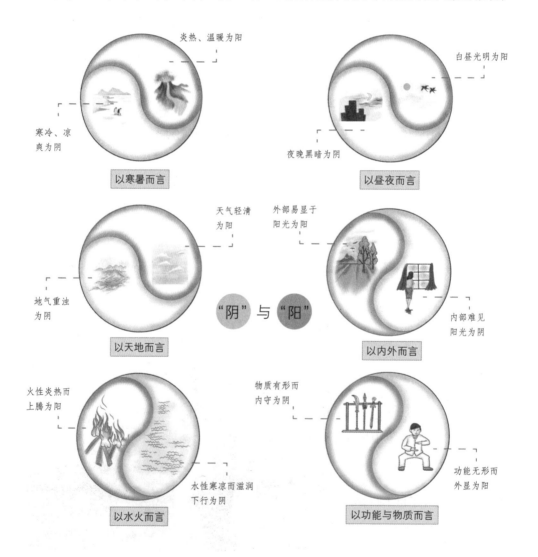

以寒暑而言 — 炎热、温暖为阳 / 寒冷、凉爽为阴

以昼夜而言 — 白昼光明为阳 / 夜晚黑暗为阴

以天地而言 — 天气轻清为阳 / 地气重浊为阴

以内外而言 — 外部易显于阳光为阳 / 内部难见阳光为阴

"阴"与"阳"

以水火而言 — 火性炎热而上腾为阳 / 水性寒凉而滋润下行为阴

以功能与物质而言 — 物质有形而内守为阴 / 功能无形而外显为阳

即"阴"的存储。

"阴阳"的收藏也相当于人体内部的新陈代谢，是吸收和释放的过程。阴的收藏是合成代谢，而阳却是分解代谢，总结起来就是"阴成形，阳化气"。比如，我们吃的食物就是属"阴"的，食物进入体内就会被消化吸收，供养生命活动的需求。这就是"阴成形"的过程，是一个同化外界物质的向内的过程。而人吃饱后会感觉精力充沛，整个人显得很有活力、很精神，做事的时候思维也比较敏捷。这就是"阳化气"的过程，即消耗体内有形物质而释放能量的过程。

从上面的论述中，我们可以看出，阴是阳的前提，人体只有注意养收、养藏，即养阴，才能有更多的能量供给人体的生命活动。所以，在人的生命中，一定要注意养阴惜阴。这样，生命才能更健康、更持久。

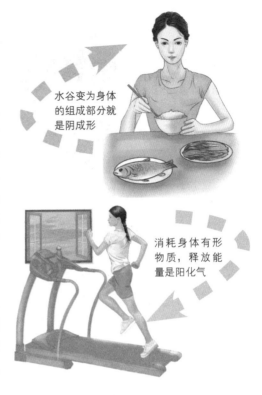

水谷变为身体的组成部分就是阴成形

消耗身体有形物质，释放能量是阳化气

六法则，我们永远不会邂逅"亚健康"

曾经看到一项调查数据，说现在真正健康的人只有5%，而处于亚健康状态的人多达75%。这个数据很直观地反映出了现代人所面临的健康困境——亚健康。

亚健康是指在生理上或心理上处于健康和疾病之间的状态，是一种似病未病的中间过程。如果你经常失眠、乏力、精神萎靡，可能你正处于亚健康状态。对于亚健康的预防并没有特效药物，只能通过调整生活习惯等途径慢

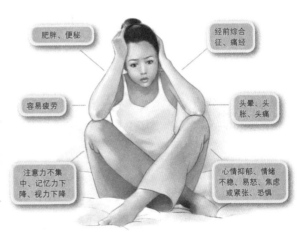

肥胖、便秘

经前综合征、痛经

容易疲劳

头晕、头胀、头痛

注意力不集中、记忆力下降、视力下降

心情抑郁、情绪不稳、易怒、焦虑或紧张、恐惧

慢改善它。中医学认为引起亚健康的主要原因有：逆天违时、动静失宜、饮食不节、误医妄药等。与此相对应，亚健康的防治也应从这几方面入手。我国最早的医学典籍《黄帝内经》中就有关于这些方面的精彩阐述，可以作为现代中医养生的指导思想。

1. 天人合一

自然界的阴阳消长，影响着人体阴阳之气的盛衰，而只有体内阳气充足，人体才有能力抵御疾病的侵袭，所以，人体必须适应大自然的阴阳消长变化，否则，就会产生疾病，甚至危及生命。《黄帝内经》就提出了一年四季阳气"生""长""收""藏"的养生方法，以取得人与自然的整体统一来抵御外邪的侵袭，预防疾病的发生。

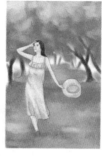

2. 协调阴阳

阴为阳之基，阳为阴之用。在正常情况下，人体的阴精与阳气是处在不停地相互消长而又相互制约的状态中的。阴精与阳气如果因某种原因出现了一方的偏盛或偏衰，即进入病理状态。《素问·四气调神大论》中说："阴阳四时者，万物之终始也，死生之本也。逆之则灾害生，从之则苛疾不起。"因此，顺应阴阳消长规律养生，是中医养生康复学的基本原则。

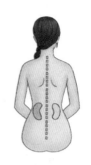

3. 调摄精神

注重调摄精神，是促进人类健康长寿的重要条件之一。精神意志活动，是五脏精气活动的体现，但反过来，意志在一定程度上又能控制自己的精神和脏腑的活动，所以，充分发挥人的意志作用，重视精神的调养，是养生防病、预防早衰的重要原则。

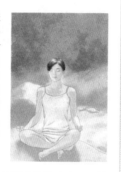

精神意志调摄的方法，有两个具体内容：一是养意志，二是调情志。摄养意志是为了增强脏腑气血的活动能力，调和情志则在于排除干扰脏腑气血活动的精神因素。

4. 饮食有节

《内经》十分重视饮食调理，认为饮食是人体营养的主要来源，是维持人体生命活动的必要物质基础。饮食调理得当，不仅可以保持人体的正常功能，还可以防病治病。

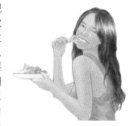

因此，《素问·上古天真论》提出了"食饮有节"的养生方法，以维护脾胃气源，其内容包括节饮食、忌偏嗜、适寒温诸方面。《素问·藏气法时论》中强调饮食要全面配伍，指出："五谷为养，五果为助，五畜为益，五菜为充，气味合而服之，以补精益气。"

5. 起居有常

这是指生活起居要有一定规律，主要包括睡眠、劳伤、性生活等几个方面。古人观察到，日月江河所以能长久，是因为"天行有常"，人要长寿，就要"法则天地，象似日月"，因此人的生活作息也要保持一定的规律，春、夏、秋、

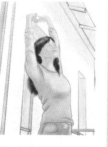

冬的起床时间都要有所不同，才能"生气不竭"。

6. 运动形体

形体好比是生命活动的宅宇。它内含精、气、神，维持着人体的生命活动。形体又是人抗御外邪的重要屏障，人的皮毛肌肤、血脉筋骨、脏腑组织等均有抗邪抵病的功能。因此，养生防病须重视形体的调摄。运动

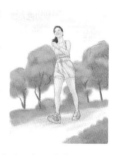

形体能防止精气瘀滞，有助于气血的化生。

从上面的论述中我们可以看出，其实在几千年前的中医典籍中就已经有了对抗亚健康的全套方法，但是直到现在，人们还在遭受亚健康的困扰，而西医对此束手无策。因此，要走出亚健康，还要我们回过头去，带着一种虔敬的心情重新研读中医典籍，体会中医养生的智慧。唯有如此，很多问题才能迎刃而解。

第2节

系统探究人体自身的奥秘

人体是一个充满智慧的灵体

人体是一个充满智慧的灵体，它有感觉、会倾诉，有意志、懂调节，它的精密程度是最先进的科学仪器都无法比拟的。

拿时下"最流行"的亚健康来说，当身体处于透支状态时，很多人经常会感觉不适，去医院检查，得出的数据却一切正常，这就是身体在以一种平和的方式告诉你不要再继续透支下去。你应该听从自己的身体。人体是一个充满智慧的灵体，我们应该尊重它的感受，顺其自然就是最好的。

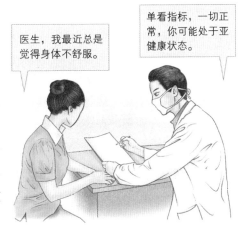

医生，我最近总是觉得身体不舒服。

单看指标，一切正常，你可能处于亚健康状态。

人体的"警卫员"——免疫系统

人体的免疫系统是人体最重要的保卫系统。这是因为我们的身体每时每刻都面临着细菌、病毒的侵袭，而人体的免疫系统时刻处于警戒状态。它对人体的保护功能可以使人体免于病毒、细菌、污染物质以及疾病的攻击；它的免疫细胞可以清除机体新陈代谢后产生的废物以及免疫细胞与"敌人"战斗遗留下来的病毒尸体和残骸；它具有修补功能，能够修补受损的组织和器官，使其恢复原来的功能，使机体处于一个相对稳定和动态平衡的状态，从而使我们的身体免受疾病之苦。

想要增强人体免疫功能，我们要做到合理饮食、适当运动、有效睡眠等，以保证免疫系统处于最佳状态。

突发事件的"灵敏器"——应激系统

在我们的身体里，存在着一套保护自身免受伤害的应激系统。

当我们的机体受到外界刺激时，如果刺激的强度、频率和持续时间适当，就不会对人体造成伤害，而且还会对机体产生保护作用。但是如果外界的刺激超出了机体的承受极限，则会有损机体健康，人体就会出现持续疲劳、失眠、乏力、食欲不振、记忆力下降、精神难以集中、烦躁不安等症状。

在大多数情况下，人体是不能适应外界刺激的，所以总会有疾病发生，这就要求我们要利用好人体的应激反应，激发人体的自愈潜能，达到祛病健身的目的。冬泳就是一种很好的锻炼方式。

人体内的"医生"——再生和愈合系统

许多人都有这样的体会：有的时候，我们的手因为某种原因磨出了水疱，如果把水疱弄破并揭开外面的"皮"，就会露出里面粉红色的"新肉"。仔细观察我们就会发现，"新肉"在逐渐地退去粉红色，然后和原来的皮肤长成一体。由此可见，人体也是拥有天然的自我修复能力的，这种自我修复的过程就叫作再生。

在人体内，再生能力最强大、最突出的器官就是肝脏，实验证明，肝脏复原与血小板有密切的关系，即血小板可促使肝脏再生。

再比如，如果你出现骨骼微裂或单纯骨折等情况，机体也能凭借着自愈力把骨折部位修补得完好如初。

顺应规律生活，你就可以不生病

虽然现在的医学技术发达了，但是现代人似乎更爱生病了，而以前的人们生活条件没有现在好，每天要不停地劳作，却很少生病，更没有现在普遍存在的亚健康。这是怎么回事呢？难道说，我们现代人的体质还不如以前的人们吗？现代人之所以容易得病，一个很大的原因就是违背了正常的生活规律。身体每天都在超负荷运转着，又怎么会不生病呢？我们且看现代人如何违背身体的自然运行规律：

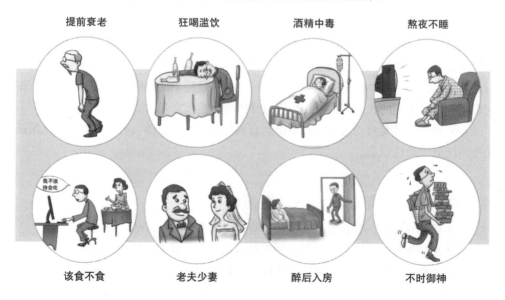

第二章

从头到脚说健康

——教你正确使用身体

第 1 节

头部、颈部

头发

是什么决定了你头发的好与坏

我们经常看到有些人头发乌黑发亮，发质特别好，有些人的头发却干枯甚至脱落。他们使用的护发产品可能并没有什么区别，那么是什么决定了一个人的头发好还是不好呢？传统医学认为，"肾藏精，其华在发，肾气衰，发脱落，发早白"，也就是说头发的好坏与肾气是否充盈有很大关系。

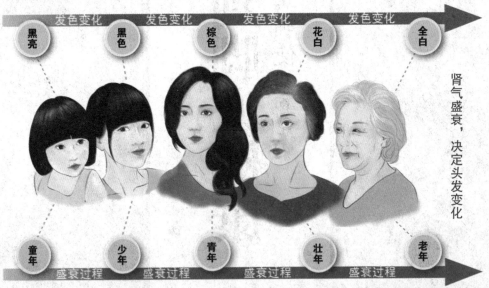

所以，觉得自己头发不好的人不要总是在外部下功夫，用非常好的洗护用品，而应从内部找原因，要想到是不是自己的肝或者肾出了问题。想要拥有健康的头发，就必须从养护肝肾做起。

辨清发质，是护理头发的第一步

头发的健康与否是由头发的天然状态决定的，即身体产生的皮脂量决定发质的不同。护理头发的第一步便是了解自己的头发属于哪一类型，认清发质，然后选择合适的洗发、护发方法。这样才能达到事半功倍的效果。

1. 油性发质

油性发质显得油腻，需要经常清洁，有时甚至有扁塌的感觉。油性长发的发尾因为油脂不够而显得干枯。此类发质者容易头痒。发细者更容易出现形成油性发质的可能，因为头发的圆周较小，单位面积上的毛囊就较多，皮脂腺同样较多，故分泌皮脂也多。

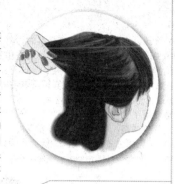

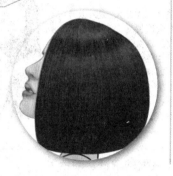

2. 中性发质

中性发质不油腻、不干燥、有光泽，油脂分泌正常，头皮屑很少。这是比较健康，也比较容易打理的一类发质。但日常生活中发质真正属于中性的人不多，大多数人的头部都是偏干性或者偏油性的。

3. 干性发质

如果你的头发无光泽、干燥，特别在浸湿的情况下难以梳理，发梢处经常发生开叉现象，那么你的发质就属于干性。只有5%的人生来就是干燥型头发，大多数干性发质的人头发呈干性多是由于生理的、病理的或人为的因素，使得头发失去了必需的油脂。绝大多数人的干发是过多的日晒和干燥风的吹拂引起的。不少人发生干发现象后，错误地采取减少洗发次数的手段来改变发质，期望自然分泌的头油集结起来以滋润头发，结果产生了大量头垢，直至堵塞毛囊中的皮脂腺，致使头发更为干燥。

　　发质不同的头发，护理方式也有所区别，最基本的就是要选择适合的洗发水。一般的洗发水都会在外包装上标明适合的发质类型，购买时要多加注意。

从头发辨别疾病

　　现在的年轻人喜欢把头发弄得奇形怪状、五颜六色，认为这样很时尚。如果你朋友是中医，那么她（他）肯定会劝你不要这么做，原因就是从头发我们可以知道身体的健康状况，一旦破坏了头发原有的颜色、形状，就相当于关闭了观察疾病的窗口。

（一）头发变白

人老了以后，身体的各项机能都不如以前了，体内也没有多少元气可以消耗了，气血不足了，头发也逐渐变白了。这属于正常的生理现象。但现在很多人，不到四十头发已经白了不少。这预示着健康出现了问题，应引起重视。头发变白与心情和生活状态也有一定的关系。一个人如果把每根头发都梳得一丝不苟，那心情一定是愉快、悠闲的；倘使头发如乱草，像鸟窝一样，则很可能是生活窘迫、困顿，或心思迷茫、愁郁。所以，希望自己拥有乌黑秀发的年轻人，一定要调控好情绪。

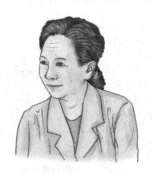

（二）头发的生长速度

肝主生发，肝主藏血，头发的生长速度与肝气相关。如果你的头发长得比较快，说明你的肝气充足。这类人一般显得很聪明，反应很敏捷，而且还是能够运筹帷幄的人。反之，头发长得非常慢，则说明肝气不足，常见的症状还有手脚冰凉、脸色苍白等。

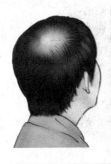

（三）脱发

很多人都有掉头发的经历，尤其是早上起来梳头时，常发现头发脱落了一些。这是每天都会发生的生理性脱发。但是，有些掉发是由病态性因素导致的。以年轻人来说，较常见的是秃顶，也就是俗称的"鬼剃头"。中医认为，这主要有三种原因：一是血热伤阴，阴血不能上至巅顶濡养毛根，就会出现发虚脱落；二是脾胃湿热，脾虚运化无力，致使湿热上蒸巅顶，侵蚀发根，发根渐被腐蚀，头发便会脱落；三是食用了过多的甜食，因为甘的东西是涣散的，所以影响了肾的收敛功能，收敛气机减弱，就会造成头发脱落。此外，秃顶与压力、情绪也密切相关，一个人如果思虑过多、心中苦闷，就会出现大把大把掉头发的现象。

（四）头皮屑

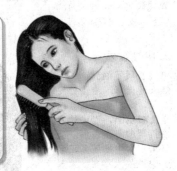

中医认为，头皮屑是阴盛阳虚导致的。当肾精敛不住虚火，虚火上升，总在上面飘着，时间一长，头皮上的精血就会慢慢变少，头皮得不到滋润，头皮屑也就产生了。我们知道用食醋洗头可以有效去除头皮屑。这其实是利用了醋的收敛作用。酸是主收敛的，可以使虚火下降，敛阴护阳。所以，被头皮屑困扰的人群不妨试试用醋洗头。另外，还要注意的是，在洗头发时，要把洗发水倒在手中搓起泡再搽在头发上，而不要将洗发水直接倒在头上，因为未起泡沫的洗发水会对头皮造成刺激，使头皮出现头皮屑或加剧头皮屑的形成。

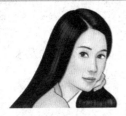

（五）头发的浓密、颜色

发为肾之华，是肾的外在表现，而肾又主黑色，所以头发黑不黑与肾的好坏密切相关。另外，头发的滋润和浓密也与肾有关。肾主收敛，一个人肾气的收敛能力比较好的话，头发就又黑又浓；反之，肾虚的话，气机就不能很好地收敛，就容易掉发。

保养头发四步走

观察头发是观察身体健康状况的重要途径，所以我们要好好保养头发，以便让它发挥应有的作用。那么，具体该怎么保养呢？

（一）经常按摩头皮

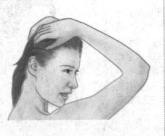

按摩头皮是保养头发最简便也最有效的方法。头皮上有很多经络、穴位和神经末梢。按摩头皮能刺激头皮，使头皮上的毛细血管扩张、血液循环加快，使毛囊所获得的营养物质增加，有利于头发的生长，并能防止头发变白、脱落。可以在每日早晚用双手手指按摩头皮，从额骨攒竹穴开始按摩，经神庭穴、前顶穴到后脑的脑户穴，用手指各按摩数十次，直至皮肤感到微微发热、发麻为止。

（二）洗发方式要正确

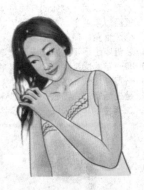

用温水从头皮往下冲洗头发，然后用十指指肚轻柔地按摩头皮几分钟，再用手指轻轻捋发丝，不要将头发盘起来或搓成一团，保持发丝垂顺。中医认为，洗头发的时候做按摩很容易使寒气入侵。由此可见，洗头发还是水洗的好，同时在洗头时不要做按摩。洗头发时最好用水洗。干洗直接将洗发产品挤在头发上揉搓的洗头方式会破坏头发角蛋白，使头发失去光泽。

（三）睡觉时要把头发散开

人工作了一天，晚上要睡觉休息，头发也一样，扎了一整天，晚上一定要散开来。尤其在春天，由于是生发的季节，不管是晚上还是白天，都不要把头发扎成马尾辫，而要散开。这样才能让它生发

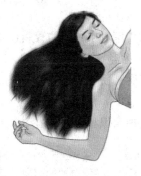

起来。睡觉时把头发散开可以让头皮更放松呼吸更顺畅，头发绑在一起睡在枕头上肯定会让头皮感到不舒服，散开才能保证头发充分生长。

（四）等头发干了再去睡觉

洗完头发，没等头发干就去睡觉，大量的水分滞留于头皮表面，遇冷空气极易凝固。残留水凝固于头部，会导致气滞血瘀，经络阻闭，郁疾成患。特别是冬天，寒湿交加，

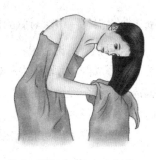

更易成病。另外，湿发睡觉轻者容易引起轻微的头痛，厉害的会导致感冒，甚者还会引发头皮静脉炎症等。所以，洗完头后一定不要马上睡觉，要等到头发干了再睡。最好是晚上不要洗头，第二天早上洗就不需有此忧虑了。

生发乌发的刮痧调治法

一头乌黑亮丽的秀发人人都爱，但是随着生活节奏的加快，工作的压力越来越大，头发也受到了侵害。乌黑的头发不再亮丽，不再发动心动，买高价的护发品也起不到明显的效果，大家不妨试试传统中医乌发疗法——刮痧。小小动作，让你拥有大大的美丽。

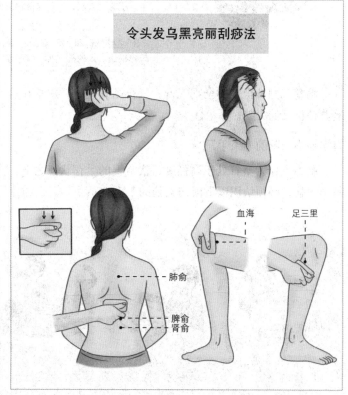

令头发乌黑亮丽刮痧法

血海 足三里 肺俞 脾俞 肾俞

刮拭方法

用刮痧板梳沿着经络的方向梳理头部中间的督脉，还有两侧的膀胱经、胆经。刮痧板梳对经络的刺激，可促进气血的循环，使局部的毛囊得到气血的滋润，从而使头发变黑、变密。

用面刮法刮拭肺俞、脾俞、肾俞、血海、足三里等，刮拭的力度由轻到重。局部刮痧可促进血液循环，提升气血，补充给头部足够的营养，令头发乌黑亮丽。

大脑

脑为骨之海——中医对脑的认识

《灵枢·海论》说："脑为髓之海。"在中医看来，人的脊髓是先天的，而大脑是后天形成的。道教认为脑是阴性的，而《黄帝内经》却认为脑为阳，为"诸阳之会"。脑部是所有阳经会聚的地方，入脑的经脉有督脉、膀胱经、肝经、胃经、奇经八脉中的阳经和阴经六条。

脑的主要生理功能有主宰生命活动、主精神意识和主感觉运动。

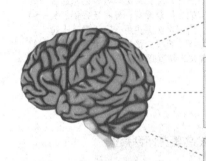

（1）主宰生命活动。《本草纲目》中说"脑为元神之府"。大脑是生命的枢机，主宰人体的生命活动。元神存则生命在，元神败则生命逝。得神则生，失神则死

（2）主精神意识。人的思维意识和情志活动等精神活动，都是客观外界事物反映于脑的结果。脑主精神意识的功能正常，则精神饱满、意识清楚、思维灵敏、记忆力强、语言清晰、情志正常；否则，便会有精神思维及情志方面的异常

（3）主感觉运动。眼、耳、口、鼻、舌等五脏外窍，皆位于头面，与脑相通。人的视、听、言、动等，皆与脑有密切关系

脑髓充则神全，神全则气行，气行则有生机、感觉和运动，所以我们一定要好好地养护自己的大脑。

警惕损伤大脑的"杀手"

脑力工作者整日处于高强度、快节奏的生存状态之下，大脑很容易疲劳。要做到科学用脑，必须认识以下损伤大脑的十大"杀手"。

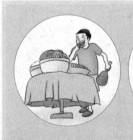

1. 长期饱食
研究发现，长期饱食会导致脑动脉硬化，出现大脑早衰和智力减退现象。

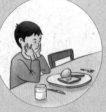

2. 轻视早餐
不吃早餐会使机体和大脑得不到正常的血糖供给。营养供应不足，久而久之对大脑有害。

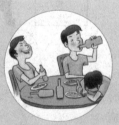

3. 嗜酒、嗜甜食
酒精使大脑皮层的抑制功能减弱，酗酒对大脑的损害尤其严重。甜食会损害胃口，降低食欲，导致机体营养不良，影响大脑发育。

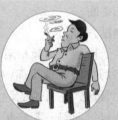

4. 长期吸烟
长期吸烟可引起脑动脉硬化，日久会导致大脑供血不足，神经细胞变性，继而发生脑萎缩。

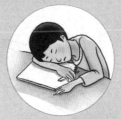

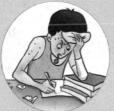

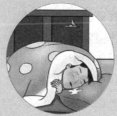

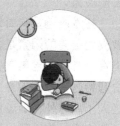

5. 不愿动脑

思考是锻炼大脑的最佳方法。只有多动脑，勤于思考，人才会变聪明。反之，越不愿动脑，大脑退化越快。

6. 带病用脑

在身体不适或患疾病时，勉强坚持学习或工作，不仅效率低下，而且容易造成大脑损害。

7. 蒙头睡觉

随着被子内的二氧化碳浓度升高，被子内的氧气浓度会不断下降。长时间吸进潮湿的二氧化碳浓度高的空气，对大脑危害极大。

8. 睡眠不足

大脑消除疲劳的主要方式是睡眠。长期睡眠不足或睡眠质量太差会加速脑细胞的衰老，聪明的人也会变得糊涂起来。

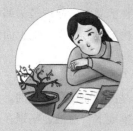

9. 少言寡语

经常说话，尤其是多说一些内容丰富、有较强哲理性或逻辑性的话，可促进大脑专司语言的功能区发育。整日沉默寡言、不苟言笑的人，这些功能区会退化。

10. 不注意用脑环境

大脑是全身耗氧量最大的器官，只有保证充足的氧气供应才能提高大脑的工作效率。因此，用脑时，要特别讲究工作环境的空气卫生。

脑血管疾病并不可怕

目前，中风、脑溢血、脑血栓是脑血管疾病中发生率最高的，下面我们就一一分析。

1. 中风

中风往往被认为是突然发生的疾病，实际上，中风是有很多前期征兆的，如突然无故流

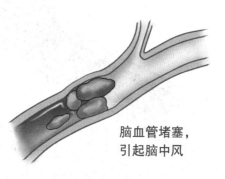

脑血管堵塞，引起脑中风

鼻血就是其中之一。此外，很多患者在发病前有短暂性脑缺血发作现象，往往有下列几种表现：

（1）麻木、刺痛或软弱无力。这几种症状如果发生在手臂、腿部或半边脸上，多数是表示流到脑中某一部分的血液已经减少。

（2）短暂的失明。这种情况也许只会持续数秒或几分钟，但往往是脑部血管严重狭窄的警告信号。对这种现象不应置之不理。

（3）短暂的说话困难。对于这种情况，神经科医生会给病人服药或用手术方式将瘀塞的血管打通。

2. 脑溢血

脑溢血就是脑血管破裂，诱发血管破裂的主要的因素是体温降低。以前这类疾病常见于老年人身上，但现在脑溢血开始越来越多地光顾中年人，甚至年轻人了。另外，脑溢血也是人体元气不足的表现。当人体元气充足时，血液就不会黏稠，气能够带着血在人体各处运动，且末梢血管有弹性而不会脆裂，就不会发生脑溢血。

脑溢血就是脑血管破裂

脑溢血发病比较迅速，如果能及时采取一些措施，对减少并发症，防止病情加重十分重要。正确的做法是十宣放血。

十宣放血法就是在十个指尖放血，这个方法可以很快止住脑溢血。原理是头部和指尖都属于末梢，头部的压力太大了，可以通过在手这个末梢的地方放血，把上面的压力宣泄出去。

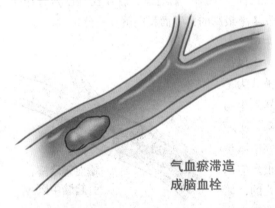

气血瘀滞造成脑血栓

3. 脑血栓

脑血栓是由气血瘀滞造成的。在人体元气的推动下，血液通畅地在血管内流动，而一旦元气不足，没有足够的动力推动血液上升到脑部，血液就会凝固在脑部血管末梢，形成血栓。所以，预防脑血栓，疏通血管是治标，固摄元气才是治本。

那么，对于脑血管病，我们应该怎么预防呢？必须做到如下几点：

"三个半分钟"，就是醒过来不要马上起床，在床上躺半分钟，坐起来又坐半分钟，两条腿垂在床沿又等半分钟。这三个半分钟，减少了很多不必要的猝死、不必要的心肌梗死、不必要的脑中风

"三个半小时"，就是早上起来运动半小时，打打太极拳、跑跑步，但不能少于3千米，或者进行其他运动，可因人而异，运动要适量；中午睡半小时（这是人体生物钟的需要，老年人更是需要补充睡眠，晚上老人睡得早，早上起得早，中午非常需要休息）；晚上6至7时慢步行走半小时（这样老年人晚上睡得香，可减少发病率）

要经常活动双手。指尖是最容易产生堵塞的地方，平时我们只要把指尖这个地方疏通开，就能减缓头部的一些压力。这里教大家一个方法：用双手指腹点击式按摩头部，每天2次，一次50下。这样不仅活动了手，也可有效治疗头昏脑涨

控制情绪，少生气。注重饮食，多吃性温平的食物，少吃寒凉之物，避免体温降低，血管收缩

健脑七法

中医认为"脑为元神之府"，脑是人体精髓和神经的高度会聚之处，是生命要害的所在，人的视觉、听觉、嗅觉、感觉、思维、记忆力等都受到脑的控制，所以我们一定要学会养脑健脑的方法，才能健康长寿。

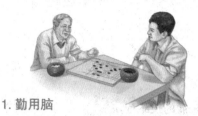

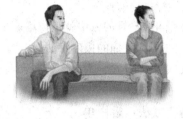

1. 勤用脑

大脑的功能变化最符合"用进废退"的原理。勤用脑的人，大脑不易疲劳，脑神经细胞保养良好，能避免老年痴呆；而懒于用脑的人，不仅智力下降，大脑也容易萎缩和早衰。当然，在生病或者疲劳的时候，还是要注意休息。

2. 节欲健脑

中医认为，肾主骨生髓，通于脑。肾与脑有密切关系，节欲可养精，养精才能健脑全神，推延大脑的衰老。反之，纵欲过度，则会伤精耗神，未老先衰，百病丛生。

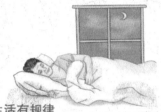

3. 生活有规律

长期使大脑皮层处于紧张状态容易导致人的早衰，所以我们平时应该避免过度的精神紧张，合理安排工作、学习和娱乐，使大脑皮层兴奋部位轮流得到休息，防止过度兴奋而加重神经系统的负担。

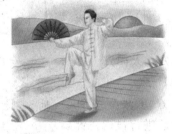

4. "健脑"锻炼

每日清晨起床后，到户外散步，或做保健操、打太极拳，或做气功锻炼等，可以使大脑得到充足的氧气，唤醒尚处于抑制状态的各种神经机制。提高大脑的活动功能。

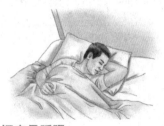

5. 保证充足睡眠

睡眠是使大脑休息的重要方法。人在睡眠时，大脑皮层处于抑制状态，体内被消耗的能量物质重新合成，使经过兴奋之后变得疲劳的神经中枢重新获得工作能力。

6. 手指运动健脑

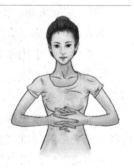

手托两个铁球或两个核桃，不停地在手中转动，长期坚持会有良好的健脑作用。经常进行手指技巧活动，能给脑细胞以直接刺激，增强脑的活力。

7. 多食补脑食物

平时可以多吃一些健脑的食物，如核桃、大枣、葵花子、黄花菜、银耳、莲子、黑芝麻、桂圆、黄豆、花生、鸡蛋、牛奶、动物肝、新鲜蔬菜、水果等。

专科门诊

头晕也是病

　　头晕也是一种常见症状，病因复杂，主要跟肝有关。要治疗头晕，就要养护肝脏，从肝经上入手。

拔罐是治疗头痛的良药

　　治疗头痛最好的方法就是拔罐疗法。

　　（1）风寒头痛的拔罐疗法

　　取穴：太阳穴、大椎穴、涌泉穴。

　　治疗方法：运用单纯拔罐法进行拔罐。火罐吸定后，留罐10~15分钟。

　　疗程：每天1次，直到头痛症状痊愈为止。

　　（2）外感头痛的拔罐疗法。

　　取穴：太阳穴、神庭穴、风池穴、大椎穴。

　　治疗方法：用针刺穴位后进行拔罐。针刺出针后拔火罐，留罐15~20分钟。

　　疗程：每天1次，头痛止住为止。

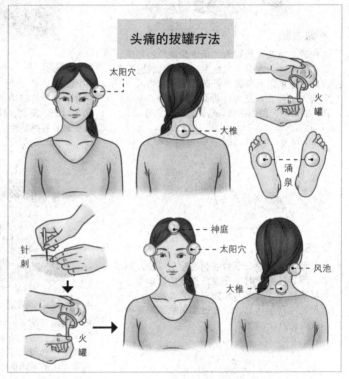

头痛的拔罐疗法

　　（3）前额头痛、偏头痛的拔罐疗法

　　取穴：阿是穴、太阳穴。

　　治疗方法：采用单纯拔罐法。留罐5~10钟。

　　疗程：每日1次，痛止为止。

头痛了就刮刮痧

　　头痛是一种常见病。引起头痛的情况有很多，但无论是哪种情况引起的头痛，均与循行于头部的经脉气血失调，气滞血瘀有关。因此，刮拭寻找并疏通头部和与头部对应的疼痛区域都可以缓解头痛的症状。

　　刮拭方法如下：

　　用水牛角刮痧梳子以面刮法刮拭全头，先刮侧头部，将刮痧板竖放在发际头维穴至耳上处，从前向后刮至侧头部下面发际边缘处。

用平面按揉法刮拭头部两侧的经外奇穴太阳穴。

感冒头痛可用平面按揉法刮拭手背部两侧的大肠经原穴合谷穴，以及与其相表里的肺经络穴列缺穴。

对于内伤造成的头痛，可以用面刮法或平面按揉法刮拭腕部外侧的外关穴，及腕部内侧对应穴位内关穴。

偏头痛患者可以用垂直按揉法在足部拇指与次趾缝后的肝经太冲穴处进行按揉，按揉力度要大，每按压 15 秒钟后要放松 1 次，直到头痛得到缓解为止。

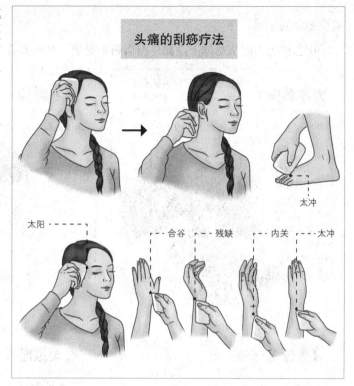

头痛的刮痧疗法

太冲

太阳 —— 合谷 —— 残缺 —— 内关 —— 太冲

睡眠及睡眠问题

人为什么要睡觉

在人的一生中，将近三分之一的时间是用于睡觉的。有人说睡觉是为了消除疲劳，弥补一天劳累的耗损。也有人认为，睡眠的主要功能是恢复大脑的功能。还有人说，人的睡眠根本没有恢复体力的作用，仅仅是人们打发黑夜的多余的本能行为。

那么，中医是怎么理解"人为什么要睡觉"这个问题的呢？

人的体表有气运行，像人体外围的卫士，名卫气。卫气是固摄阳气的，在人体体表不断地运化行走着。白天卫气行在人体的阳分里，晚上则行到阴分里，就是行于阴经。阳气只要一入阴经，人就想睡觉。卫气在阴经中行走完，出离阴经的一瞬间，人就会醒来。这就是中医对睡眠机理的解释

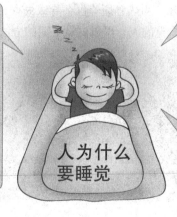

人为什么要睡觉

上午 11 点到下午 1 点这段时间，是心经当令之时。这也是上下午更替、阳气与阴气的转换点。所以说，中午吃完饭后要午睡一会儿。即便睡不着，闭一会儿眼睛也是好的

中医认为人一定要在晚上 11 点前睡觉，且中午也要睡觉。这是因为晚上 11 点到凌晨 1 点是胆经最旺的时候。这时进入睡眠状态，第二天就会头脑清醒、面色红润，反之则会头脑昏沉、面色苍白

造成失眠的原因

中医认为失眠从总体上讲都是因为阳不交阴，具体可分为四种：

胃不和安　中医有"胃不和则卧不安"一说。白天是人体阳气生发的时候，吃的东西会被体内的阳气消化掉，而到了晚上，体内之气以阴气为主，任何东西都不容易被消化掉，所以古人说"过午不食"。现在虽不主张大家不吃晚饭，但一定要少吃，否则会"胃不和安"，导致失眠

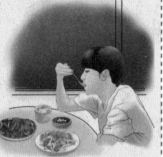

精不凝神　精为阴，神为阳，精不凝神就是指阴阳不能和谐统一。肾主藏精，精不凝神就说明肾出现了问题，治疗时要从肾经入手

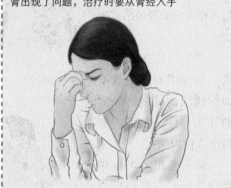

思虑过度　思虑伤脾，一个人如果想事情太多，脾胃就会不和。脾胃不和，人就会失眠。我们可以在晚上的时候喝些小米粥，这可以健脾和胃，有助于睡眠

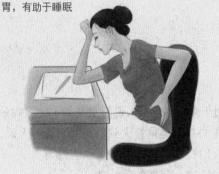

心火过旺　中医把心火太盛叫"离宫内燃"，离为南方，属心火。心火太盛的人不仅会失眠，还会出现舌头发红、小便发黄等症状

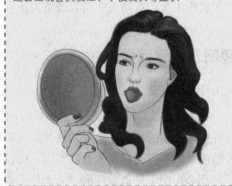

此外，心肾不交、肝火亢旺、胆热心烦等也会导致失眠，所以我们一定要分清原因，不可擅自服药。失眠不太严重的人，可以试试下面的方法，进行自我治疗。

（1）按摩法。每天睡觉前按摩"安眠穴"5分钟可以帮助睡眠。安眠穴在耳后乳突后方的凹陷处，具有安眠镇静的作用

（2）泡脚法。每晚临睡前用温水泡脚，可以帮助人进入睡眠状态，尤其适合脑力工作者。其做法如下：先用温水浸泡（女性水要淹到小腿三分之二处近三阴交穴，男性到脚踝即可），再慢慢加热水，泡到脚热、微微出汗就可以休息了

（3）食疗法。取龙眼肉25克，冰糖10克。龙眼肉洗净，同冰糖放入茶杯中，冲入沸水，加盖闷一会儿即可饮用。每日1剂，随冲随饮，最后吃龙眼肉。此茶有补益心脾、安神益智之功用，可治思虑过度、精神不振、失眠多梦、心悸健忘

最后要提醒大家的是，遵循人体生物钟的规律，养成好的睡眠习惯对防治失眠也是很有帮助的。

耳压疗法，将失眠抗击到底

熟悉经络学的朋友们都知道，十二经络都与耳部有直接联系。因此，当人体发生疾病时，耳壳的相应区域便出现一定的反应点。耳压疗法就是在这些反应点上进行按压，以达到治疗疾病的目的。用这一方法来治疗失眠，不但奏效迅速，而且副作用很少。那么，如何进行耳压疗法治疗呢？

失眠者首先要找出相应穴位，先消毒，再将菜籽、绿豆或药粒消毒，压迫穴位，以胶布固定。按压时，要由轻到重，使局部产生酸、麻、胀、痛感为宜，每次按压1~5分钟。下面是治疗失眠的3种比较常用的方法：

1. 王不留行子耳压法

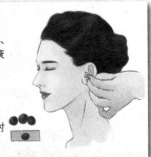

【取穴】取心点、肝点、肾点、神门点（靠小指侧腕内横纹上高骨下凹陷）、枕点等穴。头痛者加用太阳点、额点；注意力不集中、健忘者用神经衰弱点、神经官能点。

【操作方法】将王不留行子置于胶布上，分贴上述穴位，每次贴一侧，隔1~2日换一侧，贴后用手按压，以有痛感为宜。每日按压4~5次，每次5分钟，7次为1疗程，间隔5~7日后可继续治疗。

【注意】经常失眠的朋友，应当首选这一方法来对抗失眠。这种方法对顽固性失眠，心脾两虚、心肾不交型失眠疗效极佳。

2. 绿豆耳压法

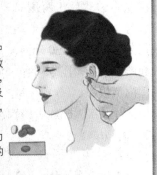

【取穴】选神门点、心点、肾点、神经衰弱点为主穴，配穴用枕点、皮质下点、脑干点、脑点。每次治疗时选用2~3穴，主配穴联合使用。

【操作方法】选优质绿豆，先用剪刀断成两半，将其断面贴于胶布中心备用，再用大头针圆头从所选耳穴周围向中心点均匀按压，找出敏感点。将准备好的绿豆胶布对准耳穴贴好压紧，用手指揉按贴压的耳穴，以出现酸、麻、胀、痛感为宜，每日自行按压2~3次（最好在中午及晚睡前均按压1次），每次2分钟。一周更换1次。夏日每周更换2次，6次为1个疗程。

【注意】失眠而且伴有严重头痛的病人，在运用这一疗法的时候用力应该稍重些，而一些常年患病的人或者年老体弱者在运用这一手法的时候要适度减轻。

3. 冰片耳压法

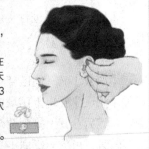

【取穴】选主穴神门点、皮质下点、脑点、交感点、神经衰弱点、失眠点，配穴心点、脾点、胰点、胆点、肝点、肾点、胃点、肺点等。

【操作方法】用4毫米左右的冰片贴在7毫米的方形胶布中心，贴压在所选穴位上，揉按约1分钟，每次选主穴2~3个，配穴3~4个，白天做3次，饭后各揉按1次，睡前半小时再揉按1次，每次3~5分钟。3日更换1次，4次为一个疗程。顽固性失眠症患者，可在神门、脑等穴的耳背对应点用王不留行子加压。

【注意】胶布的周围要严密封闭，以避免冰片挥发，从而影响治疗效果。

拔罐疗法让你欣然入梦

拔罐疗法是传统中医常用的一种疗法，以罐为工具，利用燃烧、蒸汽、抽气等方法使罐吸附于相应的部位，产生温热刺激，使局部发生充血或瘀血的现象，具有逐寒祛湿、疏通经络、祛除瘀滞、行气活血、消肿止痛、拔毒清热的功能，而且可以调整人体的阴阳平衡、解除疲劳、增强体质等。下面就介绍几种治疗失眠的拔罐方法：

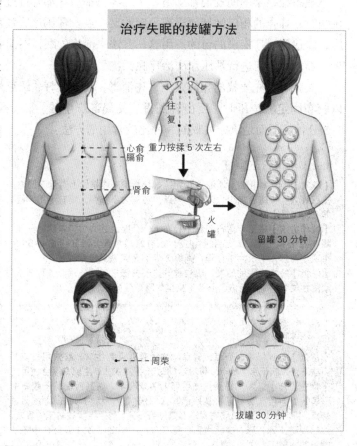

治疗失眠的拔罐方法

往复

重力按揉5次左右

心俞
膈俞

肾俞

火罐

留罐30分钟

周荣

拔罐30分钟

1. 火罐法

【取穴】心俞、膈俞、肾俞、胸至骶段脊柱两侧全程膀胱经内侧循行线及周荣穴。

【用法】以拇指指腹在心俞、膈俞、肾俞上进行往复重力揉按5次左右，然后于两侧膀胱经上各拔罐4个（均匀分布），留罐30分钟，起罐后即在周荣穴的范围内又拔罐30分钟。每周治疗2次，6次为1疗程。

2. 刺络拔罐法

疗法一

【取穴】①大椎（第七颈椎棘突下约与两肩峰相平）、神道、心俞、肝俞。②身柱、灵台、脾俞、肾俞。③中脘（在胸骨下端与肚脐连线的中点处）、关元（脐下3寸）。

【用法】局部进行常规消毒，用三棱针点刺所选穴位后，立即加拔火罐，使之出血。留罐10~15分钟，去罐后揩净血迹。以上各组穴每次用1组，每日或隔日1次。

疗法二

【取穴】肩胛间区到腰骶关节脊柱两侧距正中线0.5~3寸的区域。

【用法】在以上区域内常规消毒后，用皮肤针或滚刺筒进行轻刺激，使局部皮肤潮红，然后在其上排列数个罐（排罐法）。留罐10~15分钟。每周治疗2~3次，待病情好转时，可减至每周1~2次。

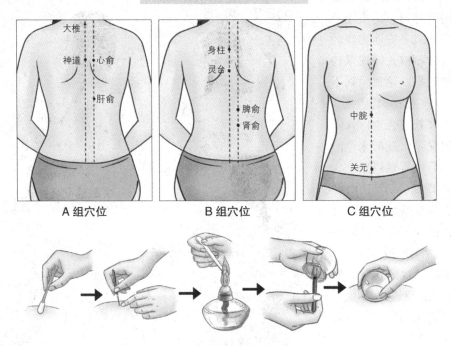

治疗失眠的刺络拔罐方法

A 组穴位　　　　　B 组穴位　　　　　C 组穴位

3. 针罐法

【取穴】背部自风门到肺俞，每隔 2 横指取 1 处；内关、足三里、三阴交及其上下每隔 2 横指各取 1 处；外关、合谷、涌泉、太阳。

【用法】将青霉素空瓶磨掉底部后制成小抽气罐，置于以上所选用的穴位处，紧贴皮肤上，用 10 或 20 毫升注射器将小罐中的空气抽出，罐即紧拔于皮肤上。然后再注入 4~5 毫升清水，保持罐内皮肤潮湿，避免因负压过高出现皮肤渗血。留置 10~15分钟后，将罐取下，擦干局部。7 次为 1 疗程，每次更换穴位。

采用拔罐法时须注意以下事项：

（1）高热、抽搐、痉挛等证，皮肤过敏或溃疡破损处，肌肉瘦削或骨骼凹凸不平及毛发多的部位不宜使用；孕妇腰骶部及腹部均须慎用

（2）使用火罐法和水罐法时，要避免烫伤病人皮肤

（3）针罐并用时，须防止肌肉收缩，以免发生弯针，并避免将针按压入深处，造成损伤。胸背部腧穴均宜慎用

（4）起罐时手法要轻缓。以一只手抵住罐边皮肤，按压一下，使气漏出，罐子即能脱下，不可硬拉或旋动

（5）拔罐后一般局部皮肤会呈现红晕或发绀色瘀血斑，此为正常现象，可自行消退，如局部瘀血严重，则不宜在原位再拔。由于留罐时间过长而出现的皮肤水泡，小的不需处理，但要防止因擦破而发生感染；大的可用针刺破，放出泡内液体，并涂以甲紫药水，覆盖消毒敷料

刮痧疗法，让失眠远离你

失眠又称入睡和维持睡眠障碍，是由于心神失养或不安而出现的以经常不能入睡或保持睡眠状态，导致睡眠不足为特征的一类病症。失眠失眠者会难以入睡或睡眠不久就醒来，醒来之后便再难以睡去，或者彻夜不眠。失眠常伴有头昏脑涨、四肢乏力、精神不振、食欲不振、记忆力减退等症状。情志、饮食内伤，疾病初愈及年迈、禀赋不足、心虚胆怯都有可能引起失眠。

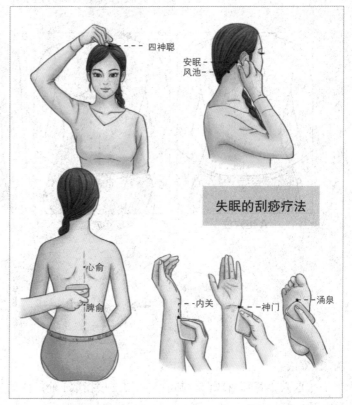

失眠的刮痧疗法

对于失眠的刮拭方法如下：

用单角法刮拭头顶四神聪。

用单角法刮拭后头部风池、安眠穴。

用面刮法从上向下刮拭背部心俞至脾俞。

用单角法点揉内关、神门、涌泉穴，以出痧为度。

刮痧对失眠症有较好的疗效，但一般要在患者临睡前 1~2 小时施用，才能获得良好的效果。

此外，值得注意的是，并非所有人都适合用刮痧治疗失眠。

以下是刮痧时的注意事项：

（1）孕妇的腹部、腰骶部，妇女的乳头禁刮

（2）白血病，血小板少慎刮

（3）心脏病出现心力衰竭者、肾功能衰竭者，肝硬化腹水，全身重度水肿者禁刮

（4）下肢静脉曲张，刮拭方向应从下向上刮，用轻手法

（5）凡刮治部位的皮肤有溃烂、损伤、炎症者，都不宜用这种疗法，大病初愈、重病、气虚血亏及饱食、饥饿状态下也不宜刮痧

颈部

揭开颈部疼痛的秘密

有时候我们会有这样的感觉：看书或写字时间长了，颈部就会感觉很疼痛。一般人以为这是颈部劳累的缘故，但是如果是长时间颈部疼痛的话，则很可能是疾病的预兆。

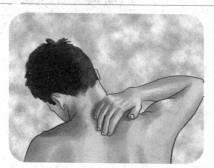

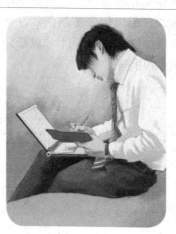

落枕：酸困不适，多为一侧，双侧者不见。重者头常向患侧斜，颈部不能自由旋转、回顾，颈部活动时，疼痛加剧。

颈部软组织损伤：明显的外伤史，伤后颈部疼痛，有负重感，伤处有压痛，疼痛可循颈后延伸到枕部，或放射到一侧或两侧的肩部和肩胛部。损伤较重时颈部疼痛也较甚，或呈现僵直状态，各种活动功能受限，甚至出现头重、头痛、雾视、耳鸣等交感神经症状。也可出现一侧或两侧上肢麻木、无力、不灵活、持物易脱落等症状。

项韧带钙化：患者项韧带钙化时，一般表现为颈椎病的常见症状，并无特殊症状，甚至部分病人没有明显的症状。

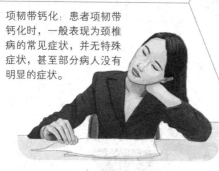

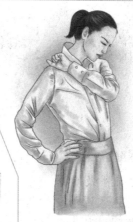

颈椎综合征：是由于颈椎发生退行性变而刺激或压迫周围的血管、神经等引起的肩、臂瘫痪等多种症状，因为以肩、臂痛占大多数，所以称颈肩综合征。

颈椎很脆弱，要好好保护它

现在，患颈椎病的人群正在大幅度增多，而且越来越趋向于年轻化，长时间低头看书、长期在电脑前工作的人最容易得颈椎病。颈椎病最典型的症状就是脖子后面的肌肉发硬、发僵，颈肩疼痛，而且头晕恶心、手指麻木、腿软无力。

颈部的7块颈椎只是由肌肉和韧带

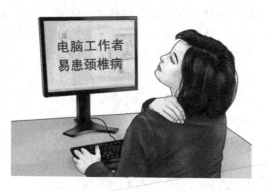

电脑工作者易患颈椎病

提供支持的，是人体最脆弱的部分之一。颈椎如此脆弱，那么，我们该怎样防治颈椎病呢？有一个简单有效的方法，就是常做伸颈活动，以改善颈部肌肉韧带的供血状况，使血液循环加快，肌肉韧带更加强壮，从而增加骨密度，预防骨质疏松，减少颈椎病的发生。

甲状腺 颈部还有重要的内分泌腺——甲状腺，可分泌出甲状腺素，调节人体的新陈代谢

肌肉 颈部的肌肉支持着头部，并且能使头转动，帮助我们吞咽食物

食管 食管从口腔运载食物到达胃部

血管 在颈的内部还有供应血液给头的血管

气管 气管运载着空气进入到肺部

颈部的其他重要组成部分

颈部是脑和躯干之间一个灵活的连接部，人体的三个主要器官都会经过颈部

脊柱 脊髓从脑部开始沿着脊柱通过

由此可见

颈部是人体中最重要的部位

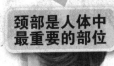

中医认为，经过颈椎的经脉一共有6条，它们分别是：督脉、膀胱经、三焦经、小肠经、大肠经和胆经。

"咽喉要道"的日常保健

咽喉是人体饮食与呼吸的通路，食物通过咽从食道进入胃肠，为机体提供营养，空气通过喉从气管进入肺，为机体提供氧气。咽喉也是人体的语言发声器官。我们在形容某个地方非常重要，属于所属地区要害之处时经常会用到一个词："咽喉要道"。这些都可以看出咽喉在人体中的重要意义。因此，咽喉的日常保健也有重要意义。

一方面，日常饮食的刺激、外界气候的变化都会影响咽喉的功

能，甚至造成病理性的伤害。所以，我们的日常饮食应以清淡食物为主，少吃辛辣食品，戒烟酒，以避免对咽喉造成刺激。而且，对气候的变化要敏感，根据天气变化适当增减衣物，及时调节室内的温度和湿度，减轻外界环境变化对咽喉的伤害。

另一方面，要注意咽喉的清洁。每天早晚刷牙后，用淡盐水漱口，以清洗咽喉，持续进行 3~5 次，有利于保持口腔及咽喉部清洁，预防咽喉疾病。

此外，经常进行适量运动以增强体质，也是咽喉养生保健的重要举措。

咽喉是人体饮食与呼吸的通路

咽喉

学会保持颈部光洁莹润

要想保持颈部的光洁莹润，最简单也最有效的办法就是从日常护理做起。

（1）清洁。每天洁面的同时也清洁颈部

（2）给颈部涂抹护肤用品。护肤产品通常都含有让颈部皮肤紧致、滋润和抗老化的成分，每天早晚坚持使用，可延缓颈部皱纹的出现

（3）注意颈部防晒。紫外线不仅是促使面部皮肤衰老的罪魁祸首，也是造成颈部皮肤老化的元凶，因此颈部的防晒工作也是重点

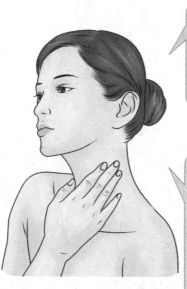

（4）定期做专业颈部护理。有条件的话，可以到专业美容院做一整套完善的颈部护理。这样有利于改善颈部皮肤松弛、缺水和轮廓感下降的情况

（5）坚持做颈部按摩。颈部按摩不仅能够缓解疲劳，还能促进血液循环，加快皮肤的新陈代谢，令颈部皮肤变得紧致，提升颈部轮廓，减少皱纹的产生。不过，由于颈部皮肤肤质薄、弹性差，按摩时动作一定要轻柔，否则会催生颈部皱纹

颈部按摩的手法

（1）将颈霜或按摩霜均匀涂抹在颈部，双手由上而下交替提拉颈部

（2）用示指、中指对颈部自上而下做螺旋式按摩

（3）用双手的示指和中指，置于腮骨下的淋巴位置，按压约 1 分钟，做排毒按摩

颈部护理的小窍门

（1）做完面膜时，可将用过的面膜敷于颈部，以提升颈部皮肤的含水量

（2）可用冷敷缓解颈部疲劳

（3）不要用太热的水接触颈部皮肤，以防皮肤老化和出现颈纹

（4）避免将香水直接喷在颈部皮肤上，以防酒精挥发时带走皮肤中的水分

（5）枕头的高度要在8cm左右，以减少睡觉时的颈部压力

刮痧可以抹平颈部皱纹

"要想知道女人的年龄，只需看她有多少条颈纹！"而大部分女性都把保养比例的90%放在了面部，却不知颈部已成为最危险的"泄密者"。在这个就要展露身体的季节里，赶快加入代号"天鹅"行动，捍卫我们青春的最后防线吧！

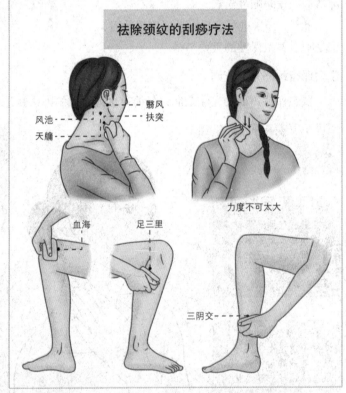

祛除颈纹的刮痧疗法

祛除颈纹刮拭方法：

用按揉法点按风池、翳风、扶突、天牖，每穴点30次。此方法可以清肝泻胆，清除机体代谢产物，有利于颈部邪气清除。

用三角形水牛角刮痧板的弧形边，在皱纹较多的阿是穴部位周围，从上向下刮拭。力度不可太大，并可采用摩、游、托、拍、提等多种手法，刮拭5~10遍。阿是穴，可以直达病所，有利于皱纹的消除。

用长方形水牛角刮痧板刮拭血海、足三里、三阴交。

拔罐治疗咽喉炎疗效显著

咽炎虽不是大病、重病，但因其发病率高、患病人数多、容易被轻视等原因，往往会影响身体健康和人们正常的工作、生活。咽炎分为急性咽炎和慢性咽炎。急性咽

喉炎的主要症状是起病急，初起时咽部干燥、灼热；继而疼痛，吞咽唾液时咽痛往往比进食时更为明显；可伴发热、头痛、食欲不振和四肢酸痛；侵及喉部，可伴声嘶和咳嗽。慢性咽喉炎的主要症状是咽部不适，干、痒、胀，分泌物多而灼痛，易干呕，有异物感，咯之不出，吞之不下。以上症状尤其会在说话稍多时、食用刺激性食物后、疲劳时或天气变化时加重。

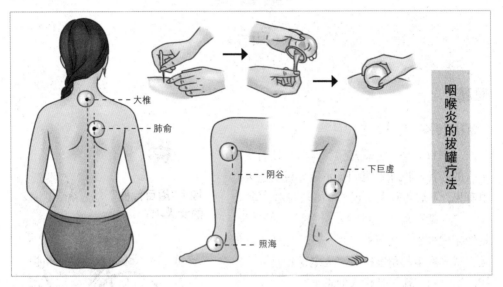

大椎
肺俞
阴谷
下巨虚
照海

咽喉炎的拔罐疗法

刺络拔罐法（慢性咽炎）

　　取穴：大椎、肺俞、阴谷、下巨虚、照海。

　　治疗方法：先用三棱针点刺，然后拔罐 15~20 分钟，以每穴吸出少许血液为佳。

　　疗程：隔日治疗 1 次，10 次为 1 个疗程。

单纯拔罐法

　　取穴：大椎、肺俞、肾俞、曲池、足三里。

　　治疗方法：用单纯拔罐法，留罐 15~20 分钟。咽喉红肿充血，则配以尺泽、少商、商阳，用三棱针点刺放血 1~3 滴。

　　疗程：每日或隔日 1 次，10 次为 1 个疗程。

针刺拔罐（急性咽炎）

　　取穴：风池、液门、鱼际。严重者，配以肺俞、手三里、少商；感冒者，配以风府、外关、大椎。

　　治疗方法：先以毫针用泻法针刺，然后拔罐 10~15 分钟。其中手三里、少商点刺出血，不拔罐。

　　疗程：隔日 1 次，5 次为 1 个疗程。

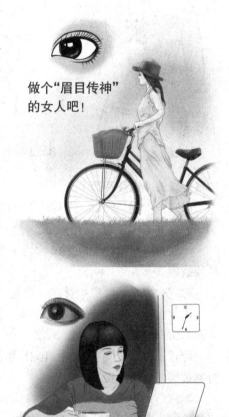

第2节

面部

眼睛

"眉目传神"与"人老珠黄"

"眉目传神"，就是说从眼睛可以看出一个人的心神，比如目光闪烁不定，说明这人心里有鬼；不敢与别人对视，可能是心虚，等等。

"人老珠黄"，意思是人衰老了不受重视，就像年代久了，变黄的珍珠一样不值钱了。但是，从养生学的角度来看，人老珠黄是一个定律。这里的"珠"是指人的眼睛。

有句话说"眼睛是心灵的窗户"，为什么这么说呢？在中医看来，"目为心之使"，人的瞳孔代表肾，外面一圈黑眼珠代表肝，白眼珠代表肺，内外眼眦代表心，眼皮代表脾。人的五脏从眼睛上就能看到了，所以眼睛的确是心灵的窗户。

我们经常爱说一个人"看着精神"。这听起来是个很模糊的评价。其实，"精神"不"精神"就是从一个人的眼睛里看出来的，一个人眼睛很亮，就一定显得很精神。

现在很多人长期用电脑，晚上还爱熬夜，一点儿也不知道爱惜自己的眼睛，他们的眼睛也会显得很灰暗，"双目无神"。

眼睛的神主要体现在黑眼球上。一个人如果肝肾功能好，黑眼珠就会很黑，显得很有神；如果每天保持充足的睡眠、适当的运动，饮食以植物为主，那他的白眼球也会很干净，没有那么多的血丝，他的眼睛就会黑白分明，人也

做个"眉目传神"的女人吧！

从现代医学的角度来看：人的眼球表面有一层薄薄的透明膜层，叫结膜。在长期受到紫外线、粉尘等污染之后，结膜会产生色素沉着的不良反应。色素在结膜层集聚成块状黄斑，会使白眼球上出现微微凸起的暗黄色物质，黑眼球变得更加混浊。老年人长期受到外界环境的污染，自然就会"人老珠黄"

看起来神采奕奕。

总之，从眼睛里能够看出人五脏六腑的状况。"人老珠黄"也不是必然的，只要你懂得保养之道，从年轻时就坚持健康的生活方式，保证睡眠，多做运动，饮食清淡，保持身体内部的清洁，那么即使老了，你的眼睛仍然可以很亮、很有精神。

眼睛常见的四个问题

眼部常见的问题主要有以下几种：

1. 眼袋

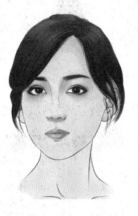

眼袋的形成有多种原因，比如晚上喝水过多、熬夜等。一旦消除这些因素，眼袋也就不见了。但是有些人准时睡觉，从不熬夜，夜间也没有喝太多的水，但早上起床时，仍然会出现大眼袋，这是为什么呢？中医认为，下眼皮正是小肠经的循行路线所经之处，跟三焦、小肠、肾都有关。这里出了问题，多是阳气不足，化不开水，水液代谢不掉。这属于寒邪造成的疾病。

3. 目眩

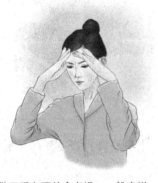

目眩是指视物昏花迷乱。比如蹲后起立，忽觉眼前一片乌黑，或黑花黑点闪烁，或如飞蝇散乱，俗称"眼花"。中医认为心主神明，神散了看东西就会老视。一般来说，如果偶尔在站起来时有昏眩感，则问题不大，只需多按按中渚穴便能见效。中渚穴在手背的第四掌骨上方，离小拇指和无名指根约2厘米处。用另一只手的大拇指和示指分别上下用力揉按此穴，先吸一口气，然后慢慢呼出，约按压5~7秒。做完之后，再换另一只手，按同样程序做一遍。每只手做5次。持久性目眩，常伴有头晕、恶心、呕吐、耳鸣和出汗等一系列症状，则不容忽视，因为这很可能是脑血管疾病发作的征兆。

2. 眼前发黑

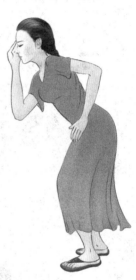

眼前发黑大多是一种正常的生理反应，是一个人体位突然改变引起低血压所致。当人蹲着时，腰和腿都是屈曲的，血液不能上下畅通。如果此时猛地站起来，血液便快速往下流去，造成上身局部缺血。脑子和眼睛对氧气和养料的要求特别严格，来不得半点儿松懈，短暂的供应不足，也会使它们的工作发生故障，因而会有眼前发黑、天旋地转的感觉。如果身体本来就虚弱，情况就会更严重些。不过，出现这种情况时也不要惊慌，不必去医院。头部供血不足，心脏会马上加紧工作，把血液输送上去，用不了多久，人体就能恢复正常了。当然，站起时，不要动作太猛，尽可能缓慢一些，让血液不要下流得过猛，心脏供血就能跟上，也就不会出现这种现象了。

4. 眼皮跳、眼皮耷拉

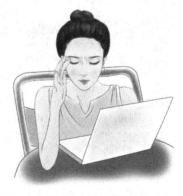

不少人都有过眼皮跳的经历，民间常有"左眼跳财，右眼跳灾"的说法。其实，眼皮跳和用眼过度或劳累、精神过度紧张，比如用电脑时间过长、在强光或弱光下用眼太久、考试前精神压力过大等有关。在中医看来，有时候眼皮跳是脾的问题。我们常见一些老年人会出现眼皮耷拉下来的情况。眼皮为脾所主，眼皮跳、眼皮耷拉说明脾主肌肉的功能出现问题了。

保护眼睛的小窍门

眼睛的存在不仅使我们能识别万物，欣赏秀美景色，还让我们得以借其表达人的思想感情。更重要的是，眼睛是人健康的标志。下面介绍一些眼睛保养法：

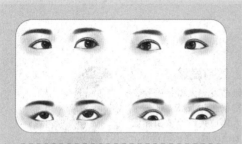

（1）转眼 经常转眼睛有提高视神经的灵活性、提高视力和减少眼疾的功效。先左右，后上下，各转十多次眼珠。需要注意的是，转动眼珠，宜不急不躁地进行

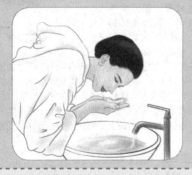

（2）用冷水洗眼 眼睛干涩时，有人喜欢用热水蒸眼洗眼，觉得这样很舒服，其实这种做法是不对的。用热水洗眼睛，虽然暂时能感到滑润，但过一段时间就会感到发涩。眼睛用冷水洗是最好的，虽然刚开始时眼睛会发涩、不舒服，但过一段时间就会感觉很舒服

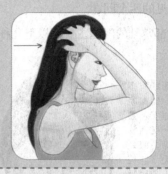

（3）按摩"后眼" 晚上走路的时候，我们总感觉到身后有人跟着。之所以出现这种感觉，和"后眼"有关。在后脑勺正对眼睛的地方，有两个椭圆的凹陷处，这就是"后眼"。在眼睛干涩、疲劳时按摩"后眼"，症状会很快得到改善

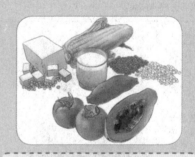

（4）食疗护眼 视疲劳者要注意饮食和营养的平衡，平时多吃些粗粮、杂粮、红绿蔬菜、薯类、豆类、水果等含有维生素、蛋白质和纤维素的食物

此外，木瓜味甘性温，加薄荷浸在热水中制成茶，凉凉后经常涂敷在眼下皮肤上，不仅可缓解眼睛疲劳，还有减轻眼袋的作用。无花果和黄瓜也可用来消除眼袋。睡前在眼下部皮肤上贴上一些无花果片或黄瓜片，15~20分钟后揭掉即可。生姜皮味辛性凉，食之可以消水肿，调和脾胃。

七彩颜色是养护眼睛的好方法

眼睛是我们最重要的视觉器官，我们看东西都要靠一双眼睛。大自然的各种色彩使人产生各种感觉，并可陶冶人的情操。不同的颜色会使人产生不同的情绪，为了自己的身心健康，我们应该多看那些让人感觉舒服的颜色。

颜色不仅会影响人的情绪，还会对人的健康产生作用。在临床实践中，高血压病人戴上烟色眼镜可使血压下降；病人住在涂有白色、淡蓝色、淡绿色、淡黄色颜料的房间里，心情就会很安定、舒适，有助于恢复健康。

红色 表示快乐、热情，使人情绪热烈、饱满，激发爱的情感

黄色 黄色表示快乐、明亮，使人兴高采烈，充满喜悦之情

绿色 绿色表示和平，使人心里有安定、恬静、温和之感

蓝色 蓝色给人以安静、凉爽、舒适之感，使人心胸开阔

灰色 灰色使人感到郁闷、空虚

黑色 黑色使人感到庄严、沮丧和悲哀

白色 白色使人有素雅、纯洁、轻快之感

眼睛看到的颜色会影响人的心情

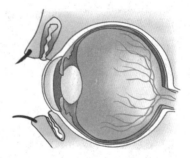

总之，各种颜色都会给人的情绪带来一定的影响，使人的心理活动发生变化

所以说，不同的颜色给人心理上的感觉是不同的，对人的健康也会产生不同的影响。我们应该多给眼睛看一些健康的颜色，少接触那些会让人沮丧、绝望、烦闷的颜色。这样不仅有利于眼睛的健康，也有益于我们的身心健康。

常见的眼睛疾病及日常保健

仔细观察和聆听我们的身体，可以得到很多信息。比如通过一双眼睛我们就可以知道自己身体的健康状况。一些问题看似出现在眼睛上，其实是出在人体内器官上。

眼球出现的病症

单侧眼球突出	多由局部炎症或眶内有占位性病变所致，有时是因为颅内病变
双侧眼球突出	常见于甲状腺功能亢进
双侧眼球下陷	常见于严重脱水或者老年人因眶内脂肪萎缩所致双眼眼球后退
单侧眼球下陷	可见于 Honer 综合征和眶尖骨折等
眼球有血丝	对太阳光线敏感，血压高，可能是结膜炎引起的（过敏或感染）
眼球泛红	可能是由于肉类食用过多而使肝脏负担加重
眼睛肿胀、充血	可能由肾结石引起，也可能是因为水果和糖食用过多

角膜出现的病症

角膜边缘及周围出现灰白色混浊环	多见于老年人，是类脂质沉着的结果。患者无自觉症状，不妨碍视力
角膜边缘出现黄色或棕褐色的色素环	环的外缘清晰、内缘较模糊，多见于肝豆状核变性，是铜代谢障碍的结果

结膜出现的病症

结膜苍白	常由贫血导致	结膜发黄	常见于急、慢性肝病引起的黄疸
结膜充血发红	常见于结膜炎、角膜炎	结膜上布满颗粒与滤泡	常见于沙眼
结膜上有多少不等散在的出血点	常见于亚急性感染性心内膜炎	结膜上有大片的结膜下出血	常见于高血压、动脉硬化

眼部出现的其他病症

巩膜	正常巩膜呈瓷白色，巩膜黄染多见于黄疸。但即使眼睛发黄确实属于黄疸，也不能确认就是肝炎，因为除了肝炎之外，大叶性肺炎、败血症、肝癌、胆囊及胆管发炎、胆石症引起的胆管堵塞或溶血性贫血等许多疾患都可能出现黄疸症状
黑眼圈	黑眼圈常由睡眠不足、过度疲劳或房事过度引起。祖国医学认为，肾精亏少则两眼缺少精气的滋润，肾之黑色就浮越于上，因而双目无神、眼圈发黑
眼皮皮肤病	有病毒性感染、细菌性感染与过敏性三种。常见的病毒性感染有眼皮带状疱疹、热性疱疹、眼皮牛痘；细菌性感染有脓疱病、丹毒、眼皮蜂窝织炎；过敏性眼皮皮肤病常见于药物过敏、眼药水过敏，化妆品、染料、昆虫叮咬、食物过敏等
眼皮结膜苍白	多由贫血所致。医生们常通过眼皮结膜颜色来初步判断患者是否贫血

生理性眼皮浮肿	生理性眼皮浮肿多发生于健康人，原因是晚上睡眠时枕头过低而影响面部血液反流，夜间睡眠不足或睡眠时间过长。常伴有红、热、痛等症状，常见于睑腺炎、丹毒、虫蜇伤、急性泪囊炎、眶骨膜炎等
病理性眼皮浮肿	分为炎症性和非炎症性两种，由局部和全身原因引起，如过敏性疾病，急、慢性肾炎，妇女月经期，心脏病，甲状腺功能低下，贫血
眼皮下垂	眼皮下垂包括先天性和后天性两类。一生下来就上睑下垂为先天性上睑下垂，以单眼发病居多，长大后可进行手术矫正；后天性眼睑下垂往往由疾病，如精神抑郁症、重症肌无力、一些脑血管病变及维生素 B₁ 缺乏症等导致
眼皮无法闭拢	眼皮无法紧闭，是面神经麻痹的特征之一，又称"兔眼"。如果是儿童在入睡后上下眼皮不能完全闭合或闭不紧，则是脾胃虚弱的表现，应注意饮食调养，少食生冷、不易消化的食物。双侧眼皮闭合障碍常见于甲状腺功能亢进症
眼皮上出现良性赘生物	常见于黑痣、黄色瘤、眼皮血管瘤、表皮样和皮样囊肿、眼皮乳头状瘤等，其中眼皮乳头状瘤部分会发生恶变
眼皮上出现恶性赘生物	如眼皮恶性黑色素瘤、眼皮基底细胞癌、鳞状细胞癌、睑板腺癌等。值得一提的是，睑板腺癌多见于老年人。老人如发现了硬质的睑板腺囊肿，应提高警惕

上述症状都能说明，一些常见疾病，虽然有的不只是眼睛上的问题，但我们平时也要注意保养眼睛，多注意以下几个方面：

2. 少吃甜食

甜食在消化、吸收和代谢过程中会产生大量的酸性物质，与人体内的钙中和，可造成血钙减少，导致眼球壁的弹性降低，眼轴伸长。过量摄入甜食还容易引起眼内房水的渗透压改变，使晶状体突出，影像模糊，从而导致近视眼的发生。所以，特别是青少年，不要偏食高糖食物。

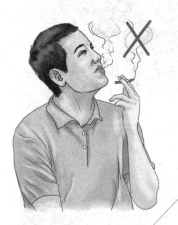

1. 少吸烟

吸烟会令眼睛内的血管出现动脉粥样硬化或形成血栓，进而对晶状体和视网膜造成组织上和功能上的改变。吸烟也会促进游离基的产生，并降低血液、玻璃体和眼球组织的抗氧化物的能力。因此，吸烟人士受游离基和氧化作用的损害机会较大，眼睛有可能永久性受损，增加永久失明的可能。

3. 用眼卫生

保护眼睛，用眼卫生是关键。长期使用电脑的人，眼睛与屏幕的距离应保持在 50 厘米以上，最好采用光下视 20 度的视角。电脑不应放置在窗户的对面或背面；环境照明要柔和，避免反光。在饮食上要多吃些富含维生素 A 的食物，如豆制品、鱼、牛奶、核桃、青菜、大白菜、西红柿、空心菜及新鲜水果等。另外，最好工作一小时就休息一次，以缓解眼睛的疲劳状态。

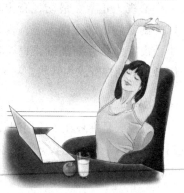

4. 日常保护

（1）经常以热水、热毛巾或蒸汽等熏浴双眼，以促进眼部的血液循环，防止眼睛患病

（4）不要用沾有油污、灰尘等脏物的毛巾去擦眼睛，不要和别人共用毛巾，尤其是不能用有眼病的人的毛巾。在强光下，最好戴墨镜、茶镜等护目镜

（2）适当运转眼球，锻炼眼球的活力，以达到舒筋活络、改善视力的目的

（5）一旦得了眼病，除注意休息外，还要及时治疗，以免病情加重。如发现眼睛屈光不正，就要通过验光，选戴合适的眼镜

（3）经常用手按摩双眼，不仅可保持眼部的青春活力，而且可预防视力下降

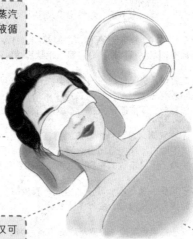

扫除夜盲，让眼睛在黑暗里找到光明

夜盲症俗称"鸡盲眼"，有后天性与先天性两类，后天的多由维生素 A 缺乏，或营养吸收失调引起。由维生素 A 缺乏引起者，白天视力良好，只是在夜间或光线不足的地方，则视力甚弱，并伴有眼睛干涩、流泪等。此类夜盲症多因久病虚羸，或脾胃虚弱，导致肝虚血损而产生，多见于小儿，伴有腹大，面黄肌瘦，头发稀疏，舌质淡、苔腻，脉细无力。

先天性者多由遗传所致，以视网膜色素变性最为典型，有夜盲、视力狭窄、眼底色素沉着三大主征。患者早期即有夜盲症状，但中心视力正常。最初视野出现环形暗点，以后随着病情的缓慢发展，视野呈向心性缩小，夜盲症状逐渐加剧，直至日间行路亦感困难。后期视野成为管状，甚至陷于失明。

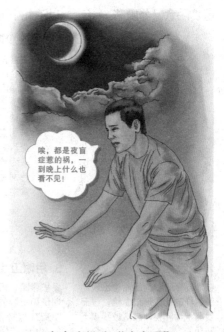

唉，都是夜盲症惹的祸，一到晚上什么也看不见！

夜盲症俗称"鸡盲眼"

拔罐治疗近视

近视眼是指眼在不使用调节时，平行光线通过眼的屈光系统屈折后，焦点落在视网膜之前的一种屈光状态。所以，近视眼不能看清远方的目标。若将目标逐渐向眼移近，发出的光线对眼呈一定程度散开，形成的焦点就向后移，当目标物移近至眼前的

某一点，焦点就能落在视网膜上了。此点离眼的位置愈近，近视眼的程度愈深。

闪罐法（假性近视）

　　取穴：足三里、光明、三阴交、肝俞、肾俞。

　　治疗方法：取光明穴用闪罐法，反复吸拔10余次；取足三里、三阴交3穴用坐罐法，留罐10分钟左右；取肝俞、肾俞2穴用走罐法，至局部出现暗紫色瘀斑为止。

　　疗程：隔1天1次。

综合罐法（近视）

　　取穴：神门、合谷、外关、光明、足三里、三阴交、关元、心俞、肝俞、肾俞。

　　每日或隔日1次，10次为1个疗程。或一组穴罐后加用艾灸。

　　治疗方法：取光

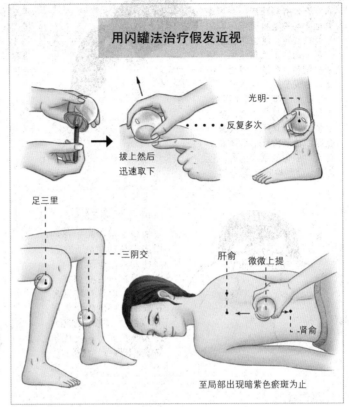

用闪罐法治疗假发近视

拔上然后迅速取下

反复多次

光明

足三里

三阴交

肝俞　微微上提

肾俞

至局部出现暗紫色瘀斑为止

明、三阴交两穴用闪罐法，反复吸拔10余次；取神门、合谷、外关、足三里、关元5穴用坐罐法，留罐10分钟左右；取心俞、肝俞、肾俞3穴用走罐法，至局部出现暗紫色瘀斑为止。

　　疗程：隔1日1次，10次为1个疗程。

鼻子

如何保养鼻子

　　鼻子是人体中非常重要的一个器官。它作为人体与空气打交道的第一关口，外与自然界相通，内与很多重要器官相连接，既是人体新陈代谢的重要器官之一，又是防止致病微生物、灰尘及各种脏物侵入的第一道防线。由此可见，鼻子的保健不容忽视。

　　现在我们大部分人还是没有认识到鼻子的重要性，更是疏于鼻子的日常保健。那么，从现在开始，就多多关注自己的鼻子吧。每天花几分钟的时间来爱护它，我们的身体就能更健康。

1. 给鼻子"洗澡"

人们在外界环境中，不可避免地要与被各种废气污染的空气打交道，这些污染物会在鼻腔内留下大量污垢，逐渐损害鼻腔黏膜的健康。因此，我们要经常给鼻子"洗澡"。在此特别推荐冷水浴鼻，尤其是在早晨洗脸时，用冷水多洗几次鼻子，可改善鼻黏膜的血液循环，增强鼻子对天气变化的适应能力，预防感冒及各种呼吸道疾病。

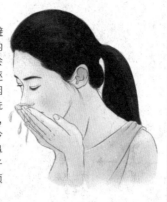

2. 鼻外按摩

用左手或右手的拇指与示指夹住鼻根两侧并用力向下拉，由上至下连拉 12 次。这样拉动鼻部，可促进鼻黏膜的血液循环，有利于正常分泌鼻黏液。

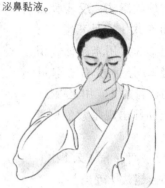

3. 按摩印堂穴

用拇指、示指和中指的指腹点按印堂穴（在两眉中间），也可用两手中指一左一右交替按摩印堂穴。此法可增强鼻黏膜上皮细胞的增生能力，并能刺激嗅觉细胞，使人嗅觉灵敏，还能预防感冒和呼吸道疾病。

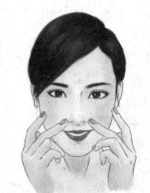

4. 鼻内按摩

将拇指和示指分别伸入左右鼻腔内，夹住鼻中隔软骨，轻轻向下拉若干次。此法既可增加鼻黏膜的抗病能力，预防感冒和鼻炎，又能使鼻腔湿润，保持黏膜正常。在冬、春季，还能有效减轻冷空气对肺部的刺激，减少咳嗽之类疾病的发生，增强耐寒能力。拉动鼻中隔软骨，亦有利于防治萎缩性鼻炎。

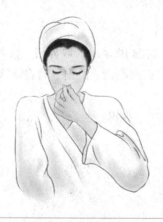

5. 按摩"迎香"穴

以左右手的中指或示指点按迎香穴（在鼻翼旁的鼻唇沟凹陷处）若干次。因为迎香穴处有面部动、静脉及眶下动、静脉的分支，是面部神经和眼眶下神经的吻合处。按摩此穴既有助于改善局部血液循环，防治鼻病，又能防治面部神经麻痹症。

流鼻血和鼻炎是怎么回事

鼻子部位的疾病，常见的有流鼻血和鼻炎两种。

1. 流鼻血

脾统血，流鼻血是脾不统血，气血上逆导致的。鼻子出现病症，一般来说，与肺和肝等部位出现异常也有着很大的关系。当气血上升，特别是肺气较热时，人就会流鼻血。肺气过热时，人的眼底也会带血或出血。上火和流鼻血的原因是一样的，都是气血上逆导致的结果,但上火不是导致鼻子出血的原因。

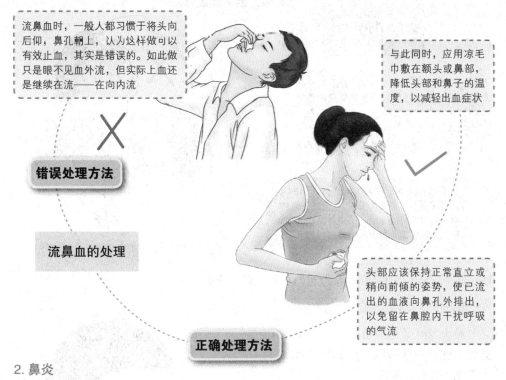

流鼻血时,一般人都习惯于将头向后仰,鼻孔朝上,认为这样做可以有效止血,其实是错误的。如此做只是眼不见血外流,但实际上血还是继续在流——在向内流

与此同时,应用凉毛巾敷在额头或鼻部,降低头部和鼻子的温度,以减轻出血症状

错误处理方法

流鼻血的处理

头部应该保持正常直立或稍向前倾的姿势,使已流出的血液向鼻孔外排出,以免留在鼻腔内干扰呼吸的气流

正确处理方法

2. 鼻炎

鼻炎是鼻病中最常见的,如果是流清鼻涕,易打喷嚏、鼻塞,是膀胱经和肾经的问题,治疗上要从祛风寒、清脾湿、补益肺肾入手;如果流浓鼻涕,吃饭无味,则是胃经和胆经的问题,治疗时应清肝火、化痰浊、通肠利胆。

打喷嚏是人体的自我保护

喷嚏,相信每个人都打过。它的发生是不受人为控制的,是一种呼吸道排斥异己的行为,也是一种人体自我防御和保护行为。

当我们感冒的时候,身体通常会通过打喷嚏来排出体内的一部分细菌和病毒,随着感冒症状的好转,打喷嚏的现象也会逐渐消失。当我们受到风寒侵袭的时候,人体就会通过打喷嚏的方式使身体内的器官产生热量来赶走体表的微寒。当我们情绪不良的时候,也可以通过打喷嚏的方式使自己心情舒畅、情绪稳定。另外,鼻道如果受到花粉、霉菌等微小颗粒物质的刺激,人们也会通过打喷嚏的方式经由鼻道排出过敏物。

我们现在已经知道,打喷嚏其实是人体自身的一种保护反应,偶尔打喷嚏还有益于人体健康,可以将体内的一部分病菌释放出来,所以不要一味地忍。但很多人认为在公共场所打喷嚏不太礼貌,因此通常会把喷嚏憋回去,实在忍不住时,就又捂嘴又捏鼻子,以免飞沫四溅。殊不知,这样不仅会把喷嚏中的细菌吞回体内,给健康埋下隐患,还容易使咽部的细菌由咽鼓管进入中耳鼓室,从而引发急性中耳炎。而且,人在打喷嚏时,上呼吸道会产生强大的压力,口、鼻都被捂住,不能得到缓解的压力会

打喷嚏虽然有益健康，但不能太强烈

为了身体健康，我们一定要痛痛快快地把喷嚏打出来

但是打喷嚏时不能太强烈，否则会使血压突然反弹性增高，甚至使颅内压增高，引起脑血管破裂，进而导致颅内出血；胸腔内的压力也会从高压突然转成低压，易诱发心脏病或脑栓塞

强烈地打喷嚏会剧烈震动身体，有时可能引起腰肌损伤或关节错位；慢性肺气肿、肺大泡患者打喷嚏时，可能会出现肺泡和肺内血管破裂，导致气胸或血气胸

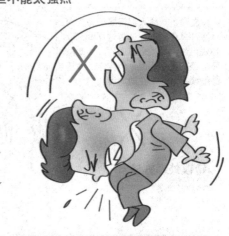

通过咽鼓管作用于耳道鼓膜，严重时可造成鼓膜穿孔。

攻克酒糟鼻，多注意细菌及毛囊虫感染

鼻头发红又称酒糟鼻，是一种常见的皮肤病，热天鼻子会发红冒油，冬天鼻子会脱皮疼痛。

酒糟鼻一般长在鼻尖和鼻翼处。在早期，鼻部仅油腻光亮，有些潮红，表现为红鼻头，还不引起注意；但长期下去，鼻部汗毛孔就会增粗，还经常出现红色丘疹和脓疱；严重时，鼻尖部增厚、变大，皮肤可以变为橘子皮样，表面凹凸不平，丑陋不堪。

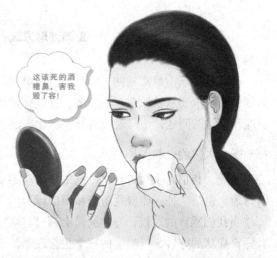

这该死的酒糟鼻，害我毁了容！

如果患上了酒糟鼻，首先要保持情绪稳定，不可焦虑和烦恼，以免引起血管功能失调，加重病情。其次，热天外出应戴好凉帽，防止强烈日光直接照射鼻部，以免引起充血，加重皮肤炎症。寒冬外出最好戴好口罩，

酒糟鼻是螨虫感染的结果。一般是平时不够注意保护皮肤，导致接触感染引起的。例如到浴池洗澡或到理发店理发，如果公用毛巾消毒不严，就可引起螨虫传染。虽然螨虫感染率很高，但由于感染上的螨虫数量多少不等，受感染者并不都会出现临床症状和皮肤损害。因此，搞好公共卫生和个人卫生，对预防酒糟鼻有很重要的作用

注意鼻部保暖。洗脸时，应当选用碱性小的香皂，以减少对皮肤的刺激。平日要少吃含脂肪多的食物，还要少吃或不吃辛辣的食物以及鱼、虾等。一般不要饮酒，因酒可使面部充血，加重鼻部皮肤的炎症；宜多吃新鲜蔬菜，并要保持大便通畅。另外，在晚上洗脸后，还可在患部涂上一些杀灭螨虫的药物。

鼻窦炎的刮痧疗法

鼻窦炎是鼻窦黏膜的非特异性炎症，为一种鼻科常见多发病。所谓鼻窦是鼻腔周围面颅骨的含气空腔；左右共有4对：称额窦、上颌窦、筛窦和蝶窦。因其解剖特点，各窦可单独发病，也可形成多鼻窦炎或全鼻窦炎。

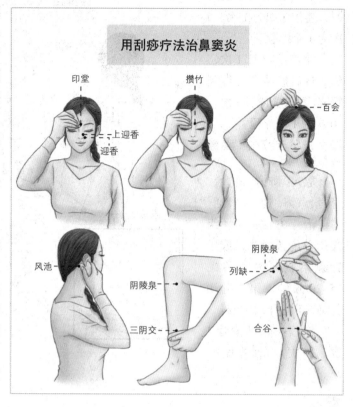

用刮痧疗法治鼻窦炎

刮拭方法

用平面按揉法按揉面部印堂、上迎香、迎香穴，用平面刮法刮拭攒竹。并用单角刮法刮拭头顶部百会穴和头颈部双侧风池。

用面刮法刮拭下肢自阴陵泉刮至三阴交。

用面刮刮拭上肢列缺至太渊穴，用平面按揉法按揉手背合谷穴。

鼻炎的拔罐疗法

鼻炎，指的是鼻腔黏膜和黏膜下组织的炎症。鼻炎的表现多种多样。从鼻腔黏膜的病理学改变来说，有慢性单纯性鼻炎、慢性肥厚性鼻炎、干酪性鼻炎、萎缩性鼻炎等；从发病的急缓及病程的长短来说，可分为急性鼻炎和慢性鼻炎。此外，有一些鼻炎，虽发病缓慢，病程持续较长，但有特定的致病原因，因而便有特定的名称，如变态反应性鼻炎（亦即过敏性鼻炎）、药物性鼻炎等。

鼻炎是一种痼疾，令专家们都苦恼，拔罐是缓和鼻炎症状很好的方法。

刺络拔罐法（过敏性鼻炎）

取穴：大椎、肺俞；大杼、身柱；风门、背夹脊（大椎至肺俞之间）两侧之华佗夹脊穴。

治疗方法：每次选用1组穴，交替使用，先用三棱针点刺，以微出血为度，然后拔罐15~20分钟。华佗夹脊穴用梅花针叩刺后拔罐。

疗程：每日治疗1次，5次为1个疗程。

闪火罐法（过敏性鼻炎）

取穴：神阙。

治疗方法：用闪火罐法，每隔5分钟拔1回，连拔3回为1次。5次为1个疗程。

疗程：每日1次，约3日后病情即可得到缓解，可改为隔日1次。10次为1个疗程。

综合拔罐治疗法（萎缩性鼻炎）

取穴：肺俞、脾俞、肾俞、气海；迎香、鼻通。

治疗方法：第1组穴用单纯拔罐法，或用针刺后拔罐法。留罐15~20分钟。第2组用针刺，不留针，不拔罐。

疗程：隔日治疗1次，10次为1个疗程。

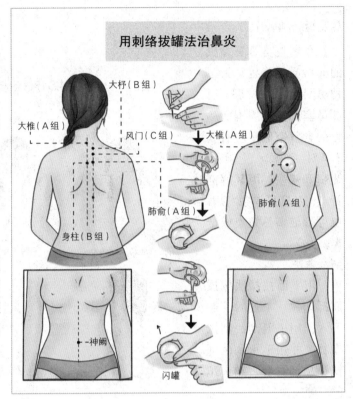

用刺络拔罐法治鼻炎

大杼（B组）
大椎（A组）
风门（C组）
大椎（A组）
肺俞（A组）
肺俞（A组）
身柱（B组）
神阙
闪罐

嘴巴

看唇知健康——嘴唇是疾病的"信号灯"

人们一向不太注意保护自己的嘴唇，更没有给嘴唇足够的重视。其实，嘴唇的作用非常重要，它不仅能为一个人的外貌增色添彩，还能反映出一个人的身体是否健康。正常人的嘴唇红润、干湿适度、润滑有光，如果健康被破坏，嘴唇的色泽就会发生变化，及时给你信号。

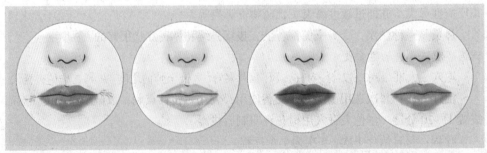

（1）口角裂纹常常在有神经性皮炎和缺乏维生素C的情况下出现

（2）嘴唇苍白意味着贫血

（3）嘴唇发黑常常在消化系统异常的情况下发生

（4）嘴唇青紫是血液循环不佳所致

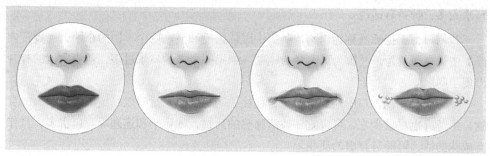

（5）心脏衰竭低氧或罹患肺病时，嘴唇会呈深红色

（6）双唇厚薄有别，上唇较薄的人先天心脏较弱

（7）口角部位疼痛、溃烂，显示患了口角炎

（8）嘴唇附近起水疱可能患有慢性胃病或肺炎

不要认为嘴唇问题只是外观上的问题，对于健康来说。嘴唇也有着无可替代的价值，所以，好好保养你的双唇吧。

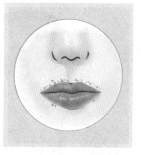

（9）嘴唇四周长颗粒，表示摄取了过多糖分

舌头可以呈现脏腑的变化

我们常常会在小说、影视剧里看到某某咬舌自尽了；去医院的时候，医生会让你把舌头伸出来，然后告诉你得了什么病；一群女人东家长西家短地说闲话时，人们会说，她们又嚼舌了……

生活中，很多事物都与舌头有关。这里我们只谈谈中医是怎么看待舌头的。

中医诊病特别重视舌头，认为舌为心之苗，人体五脏六腑的变化都会在舌上呈现出来。

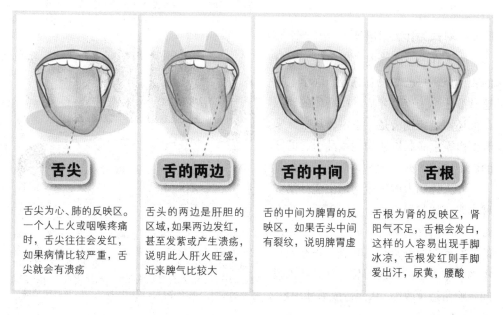

舌尖

舌尖为心、肺的反映区。一个人上火或咽喉疼痛时，舌尖往往会发红，如果病情比较严重，舌尖就会有溃疡

舌的两边

舌头的两边是肝胆的区域，如果两边发红甚至发紫或产生溃疡，说明此人肝火旺盛，近来脾气比较大

舌的中间

舌的中间为脾胃的反映区，如果舌头中间有裂纹，说明脾胃虚

舌根

舌根为肾的反映区，肾阳气不足，舌根会发白，这样的人容易出现手脚冰凉，舌根发红则手脚爱出汗，尿黄，腰酸

口水太多，脾肾有话说

我们习惯上把唾液称为口水，其实中医认为唾和液是两个不同的东西，《黄帝内经》中说得很清楚，"脾为涎，肾为唾"。如果一个人的口水过多，就说明他的脾肾出现了问题。

唾多而且黏稠，口中还伴着苦味，往往说明是脾热。这时候一定不要吃辛辣的食物，牛羊肉也尽量少吃，可以吃一些清脾热的药物，如栀子和连翘等。口水多，且伴有咸味的话，可能是肾虚的征兆。

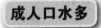

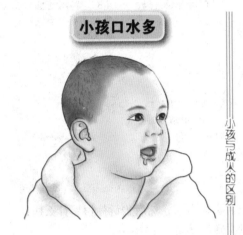

小孩口水多

很多小孩子特别爱流口水，如果大一点儿不流了还是没有什么问题的，但如果都七八岁了还在流口水，说明孩子脾虚。脾是主肌肉的，如果脾虚，嘴角就不紧，不能抑制口水外流

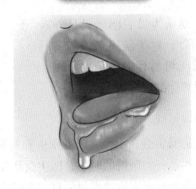

成人口水多

小孩与成人的区别

正常情况下，成年人的口水多了不行，但少了也不行。如果嘴里总是干干的，就说明你的津液不足，是内燥的表现。这个时候就要注意多喝水，多吃酸味的食物，以及多吃水果，苹果、梨、葡萄等都是不错的选择，只要含水分很多就可以了

睡觉的时候为什么会磨牙

有人在晚上睡觉时常发出咯吱咯吱的咬牙声，自己却没有感觉，医学上把这种磨牙称为夜磨牙症。夜磨牙的原因目前还不是特别清楚。不过，从临床来看，由蛔虫病和胃肠功能紊乱引起磨牙的例子比较常见。

在人体肠道内寄生的蛔虫能分泌多种毒素，如神经毒素、过敏毒素、溶血毒素以及酶性毒素等。此外，虫体排出的某些代谢产物也会不断刺激正在熟睡中的人体大脑的相应部位，使有些人夜间咀嚼肌持续收缩，从而造成磨牙现象。

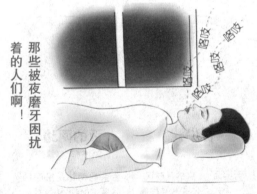

那些被夜磨牙困扰着的人们啊！

一般来讲，夜磨牙不是病，同做梦、说梦话一样，只是一种正常的生理现象。但情绪过度紧张或激动，不良咬合习惯以及肠道寄生虫感染等，往往会增加夜磨牙次数。而严重的夜磨牙会加快牙齿的磨耗，出现牙齿过度敏感的症状，甚至造成牙周组织损伤、咀嚼肌疲劳等

研究发现：白天玩得过于兴奋的儿童，或者白天工作过于紧张，夜晚睡前还忙碌不停、过于疲劳的成人，入睡以后虽然大部分大脑皮质处于抑制状态，但还会有一部分区域（如脑桥的三叉神经）处于兴奋状态。这样，它就会发出"信号"命令面部的咀嚼肌做短暂持续的收缩。于是，睡着的人就会下巴不由自主地上下左右前后运动，从而发出"吱吱"的磨牙声。

要想防治夜磨牙还是应该从病因入手，积极防治，才能收到较好的效果。

（1）消除紧张情绪。解除不必要的顾虑，心胸开阔，合理安排工作

（2）养成良好的生活习惯。起居有规律，晚餐不宜吃得过饱，睡前不做剧烈运动

（3）纠正牙颌系统的不良习惯。如单侧咀嚼、咬铅笔等

（4）戴牙列垫。如果经过以上治疗仍未见好转，则应到口腔医院制作一个牙列垫，晚上睡前戴在牙列上，早晨取下。牙列垫可消除干扰，缓解肌紧张

口中有异味大多是脏腑出了问题

口中有异味是一件挺尴尬的事，但是现代人生活压力大，饮食没有规律，导致口中异味的人不在少数。不过很多人只是认为口中异味是个人卫生的问题，也有人认为是内分泌失调，具体原因却很少有人能够说得清楚。在中医看来，口内的津液与心、肝、脾、肺、肾等脏器是相通的，口中异味往往是内部脏腑出了问题。

《灵枢·四时气篇》中说"胆液泄，则口苦"，《素问·痿论》中说"肝气热，则胆泄口苦筋膜干"。也就是说，口中发苦多为热证，是火热之邪内侵，尤其是肝胆火旺、胆气上逆表现的。热证患者除口苦外，还会有口干舌燥、苔黄、喜冷饮、尿少色深、大便干燥等症状。此时，可选用黄连上清丸或牛黄上清丸等清火药物，但身体虚弱者慎用。

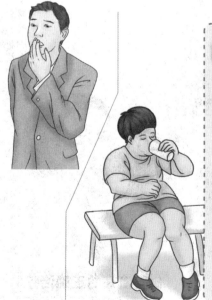

口中发酸 其病根在于肝胃不和、肝胃郁热，致使肝液上溢、胃酸过多。如果只是偶尔感到口酸，多是吃了不容易消化的食物或饮食过量，不用担心。如果经常口酸，并且伴有舌苔厚腻、打嗝时有腐臭味等症状，多是脾胃虚弱，可以服用一些保济丸或山楂丸。如果病人的口酸与胃酸上泛有关，同时还有舌头发红、胁肋疼痛等症状，多半是肝胃不和，就要以泻火、和胃为主

口中发甜 是脾胃有问题，多为脾胃湿热、热蒸上溢的外兆；少数为脾虚，虚火迫脾津上溢，久了会发展为糖尿病。这一点《黄帝内经》中也有记载："帝曰：有病口甘者，病名为何？何以得之？岐伯曰：此五气之溢也，名曰脾瘅。夫五味入口，藏于胃，脾为之行，其精气津液在脾，故令人口甘也，此肥美之所发也，此人必食甘美而多肥也。肥者，令人内热，甘者令人中满，故其气上溢，转为消渴。""消渴"就是糖尿病的一种症状

口臭

是由胃火引起的。胃腑积热、胃肠功能紊乱、消化不良、胃肠出血、便秘等引起口气上攻及风火或湿热，口臭也就发生了。

我们知道火分虚实，口臭多为实火，由胃热引起。胃热引起的口臭，舌质一般是红的，舌苔发黄，只要喝用萝卜煮的水，消食化瘀，口臭很快就能消除。胃热引起的口臭多是偶尔发生的，如果是经常胃热、消化不良的人，治疗时最好的办法就是敲胃经，一直敲到小便的颜色恢复淡黄清澈为止。但是，随着人们生活方式的改变，由胃热引起的口臭已经很少，最常见的口臭还是胃寒的原因。这类人多是舌苔普遍发白，口臭时有时无，反复发作。那么，对于这类由胃寒引起的口臭，平时就要多喝生姜水，如果怕麻烦，也可以将姜切成薄片，取一片含在嘴里

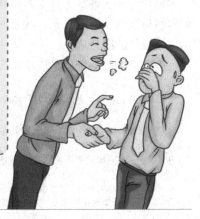

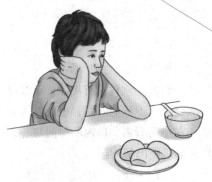

口中淡而无味

经常会觉得口中淡而无味，食欲不振的人，多是脾胃有问题的。如果伴有胃部胀满、大便稀薄、脉细等症状，则多半是脾胃虚弱，治疗上应以健脾、和胃为主。如果伴有疲乏无力、大便稀软、舌苔厚腻等症状，并且不喜欢喝水，则多半是脾胃有湿，治疗上应以燥湿、和胃为主

口腔溃疡不容忽视

口腔溃疡是人体阴阳失衡的典型表现。它虽不是什么重病，却时时给人的生活带来不便与痛苦。治疗口腔溃疡，应根据具体情况采取正确的方法。

口腔溃疡患者可以食用绿豆鸡蛋花。方法：鸡蛋打入碗内拌成糊状，取适量绿豆放陶罐内冷水浸泡十多分钟，放火上煮沸约15分钟（不宜久煮），这时绿豆未熟，取绿豆水冲鸡蛋花饮用，每日早晚各一次，治疗口腔溃疡效果好

胃火和肝热引起的口腔溃疡，有时还会伴随口臭。如果想治好口腔溃疡，就每天坚持敲15分钟腿内侧的肝经和腿外侧的胃经。只要肝平了，胃好了，口腔溃疡自然就会好了

吃东西上火引起的口腔溃疡，可以用西红柿来治疗。西红柿是蔬菜、水果中含维生素和矿物质最多的，治疗内热上火效果特别好。方法是：将西红柿去皮，切成小块，拌上白糖连吃2次

身体亏虚和寒湿较重所致的口腔溃疡会反复发作。这时要在饮食上忌掉所有的寒凉食物。另外，还要用艾叶煮水泡脚，将虚火引下去，一般泡一两次就好了

口腔溃疡虽然不影响美观，痛起来可真要命！

口腔溃疡的正确治疗

口臭的中医拔罐疗法

口臭就是人口中散发出来的令别人厌烦、使自己尴尬的难闻的口气。别小看口臭这小小的毛病，它会使人不敢与人近距离交往，从而产生自卑心理，影响正常的人际、情感交流，令人十分苦恼。有些人，口臭较重，自己就可以闻到自己的口气臭秽；而有些人，通过他人的反应，才知道自己口臭。

闪火拔罐法

取穴：水沟、大陵、脾俞、胃俞。

治疗方法：选择大小适宜的玻璃罐和真空罐，用仰卧法，用闪火法将罐吸拔于水沟、大陵穴，留罐15~20分钟。然后取俯卧位，将罐吸拔于脾俞、胃俞穴，留罐15~20分钟。

疗程：每天1次，15次为1个疗程。

自我调理

平时可用藿香、佩兰各3克，开水冲泡频饮和含漱。

自测口气的方法

将左右两手掌合拢并收成封闭的碗状，包住嘴部及鼻头处，然后向聚拢的双掌中呼一口

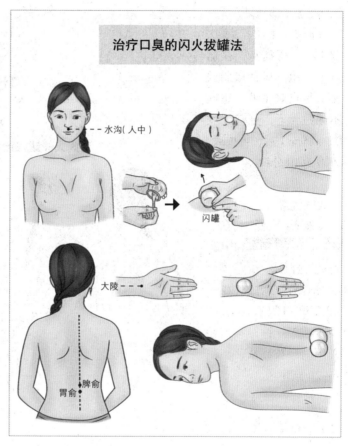

治疗口臭的闪火拔罐法

水沟（人中）

闪罐

大陵

胃俞　脾俞

气后紧接着用鼻吸气，就可闻到自己口中的气味如何了。

牙痛的中医拔罐疗法

人们经常用"牙疼不是病，病起来真要命"来形容牙痛，相信受过牙痛折磨的朋友都对这句话有深刻的体会。

牙痛了，去看西医，医生会告诉你是炎症，然后开一堆消炎药让你回家吃，如果是牙坏了，就会建议你把坏牙拔掉。牙坏了，失去了它的正常功能，当然可以拔掉，但是牙疼，我们真的只有靠止痛药来缓解吗？

当然不是。牙痛时我们可以用拔罐法来调治。

刺络拔罐法

取穴：阿是穴（在背脊椎第7颈椎以下至第5胸椎以上之间，中线两侧各旁开1寸和2寸处的色泽粉红、并有压痛之点，即阿是穴）。

治疗方法：每次取2~4个压痛点，在痛点中心用三棱针点刺放血（每点刺1下，每次不超过4下，直刺深度0.3~0.5cm）后，再拔罐，留罐5~10分钟。

疗程：每天1次。

闪火法拔罐

取穴：大杼、胃俞、曲池、下关；颊车、内庭、肩贞、合谷。

治疗方法：第一组穴位用闪火罐法拔罐15~20分钟；第2组穴用刺络拔罐法，留罐15~20分钟。

疗程：每天1次。

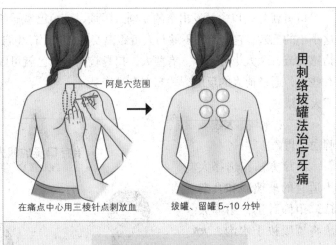

阿是穴范围

在痛点中心用三棱针点刺放血　　拔罐、留罐5~10分钟

用刺络拔罐法治疗牙痛

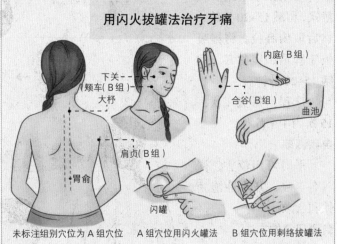

用闪火拔罐法治疗牙痛

下关　内庭（B组）
颊车（B组）
大杼　　　　　合谷（B组）
　　　　　　　　曲池
肩贞（B组）
闪罐
胃俞

未标注组别穴位为A组穴位　　A组穴位用闪火罐法　　B组穴位用刺络拔罐法

牙齿着色是病变

健康的牙齿本来是洁白的，但是如果牙齿"穿"了一层黄衣，就不仅影响你的形象，而且还暗示着某种疾病了。

牙齿变黄的原因可以分为先天与后天两类：先天因素包括遗传因素影响（如黄种人的牙齿不及白种人的白）；后天因素很多，如常吃巧克力、喝咖啡、刷牙不彻底等。

有些人牙齿变黄后感到不太美观，就用漂白或其他方法去纠正，但是要注意以下两点：

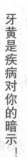
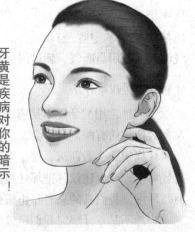

牙黄是疾病对你的暗示！

第一，不能刺激到口腔中的软组织，以防烧伤口腔内黏膜，如果有明显的烧灼感和疼痛感，应及时用干布把刺激物擦除，然后用大量清水清洗，但切勿吞咽。

第二，各种漱口水的成分大部分是双氧水，如果没有牙病，最好不要长期使用。虽然它没有很大刺激，但也绝不可吞下去。

有人安的是烤瓷牙，所以要注意以下事项：

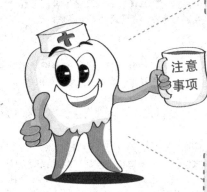

饮食方面，不要咬太硬的食物，以防牙齿断裂

烤瓷牙的贴面容易脱落，制作工艺复杂，孔隙的大小很容易影响色素沉着，很多树脂贴面贴一段时间会变黑，对人体有一定刺激

注意事项

如果烤瓷牙的使用时间太久，烤瓷牙容易氧化，牙龈有可能呈现黑色。这和每个人的体质也有一定关系

牙齿的健康与美白要同步进行，切不可只注重外观美丽而忽略了疾病

耳朵

从耳朵上就能观察出心脏的状况

中医认为："耳主贯聪而通心窍，为心之司，为肾之候也。"《黄帝内经》中也有"视耳好恶，以知其性"的记载，并认为耳与经脉有着十分密切的联系，十二经脉都直接或间接地经过耳朵，所以有"耳者，宗脉之所聚也"的说法。清代张振鋆的《厘正按摩要术》中也有"耳珠属肾，耳轮属脾，耳上轮属心，耳皮肉属肺，耳背玉楼属肝"的说法。现代医学也发现了耳朵与人体器官的对应关系，并确认了八十多种内外科疾病与耳朵的变化有关系。所以，人体有病时，耳朵就会有反应。耳朵的形态、色泽和纹路的变化都能反映人体的健康状况。

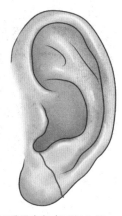

耳部出现冠脉沟，是冠心病向你发出的警告。

冠脉沟：耳垂里有很多毛细血管，这些血管如不能吸收到适量的养分就会凝固成沟纹

关于耳诊，很多中医书籍中都有记载，我们在这里只说一点，就是"冠脉沟"。冠脉沟是耳垂上的一条纹路，是判断冠心病的有效依据。如果耳垂上出现了这条纹路，就说明有患冠心病的可能，纹路越清晰说明问题越严重。

耳朵能够反应肾的盛衰

历代医学专著多有关于"察耳""望耳""观耳""诊耳"的记载。《灵枢·本脏篇》云："高耳者肾高，耳后陷者肾下，耳坚者肾坚，耳薄不坚者肾脆。"王明鉴《证治准绳》曰："凡耳黑，皆为肾败。"人的体内器官组织发生病变时，耳朵上的特定部位就会产生相应的变化和反应。

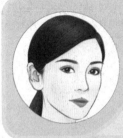

中医认为，耳郭较长，耳垂半满，是肾气盛健的表现，肾气充足者多健康长寿

耳郭出现粗糙不平、有棘突状的结构，常见于腰椎、颈椎骨质增生等疾病

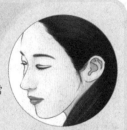

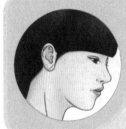

耳垂上有一条自前上至后下的皱褶明显的斜纹线，常见于冠心病、心肌梗死、高血压等疾病

耳垂肉薄呈咖啡色，常见于肾脏病和糖尿病

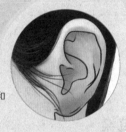

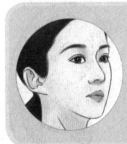

耳轮色白且耳薄面白，多见于突遭寒冷刺激以及病情垂危之人。正常耳朵颜色红润，变成他色必有病因。如果耳薄面白，是严重肾衰的表现，因为中医认为肾开窍于耳。结合其他有关症状，例如毛发枯萎、齿落腰痛等，就构成了病危之征。在此疾病的医治过程中，如耳朵变白，应当提高警惕，以防肾气衰败、生机枯竭

耳朵瘦小，甚至枯萎，多见于严重的体能消耗疾病以及病程的后期阶段。中医认为，这是由于精气不足，其表象多为肾精亏损或者肾阳耗竭。本症如拖延日久，精气消耗殆尽，极易造成衰竭现象，故病情危重者应住院进行治疗

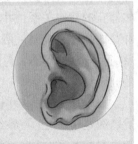

耳朵日常保健有妙招

很多人在年轻时不注意耳朵的保健，年老后就会出现严重的听力减退。耳科专家表示，虽然没有很好的办法避免老年性听力减弱，但经常进行耳朵保健可以延缓耳朵衰老。关于耳朵的保健，日常生活中要注意以下几点：

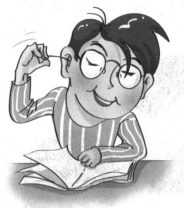

1. 克服不良习惯——掏耳

掏耳容易损伤外耳道皮肤，把细菌带入外耳道，引起发炎，不仅痛苦，而且难治。如果造成了鼓膜穿孔，更易引起感染，导致中耳炎，影响听力。如果耳痒难忍，可以用棉棒蘸酒精擦拭，但不要插入太深。

2. 预防游泳性耳病

硬结成块的耳屎可以形成栓塞，耳朵进水，耳屎变软膨胀，影响听力，刺激耳道，引起发炎。如果耳膜已经穿孔，则不要游泳，以免引起各种疾病的复发。平时游泳时最好用耳塞，头部仰起，高于水面。

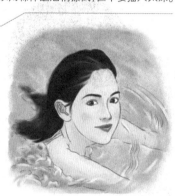

3. 预防药物中毒影响听力

可以致聋的药物主要有：链霉素、卡那霉素、新霉素等。这些药物易损害内耳、耳蜗（听觉感受器）、前庭（平衡感受器），造成耳聋和平衡失调。致聋药物可导致母婴感染，所以怀孕期间应避免使用各种耳毒性药物。

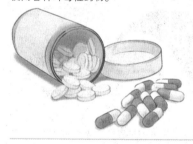

4. 远离噪声

不规律、强刺激噪声，不仅会引起心理不适，而且会损伤听力。噪声损伤听力是缓慢的、进行性的损伤，很难治疗。强烈刺激的音乐也会使听力下降。

5. 养成科学的饮食习惯

多食含锌、铁、钙丰富的食物，可改善微量元素的缺乏，从而有助于扩张微血管，改善内耳的血液供应，防止听力减退。

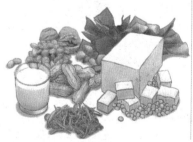

6. 保持良好的精神状态

当人情绪激动时，肾上腺素分泌会增加，可使内耳小动脉血管发生痉挛，小血管内血流缓慢，造成内耳供氧不足，导致突发性耳聋。

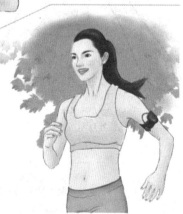

如何防治耳鸣

耳鸣是一种常见的耳朵疾病。

肾开窍于耳，肾的精气充足则会耳聪、听觉灵敏，如果精气不足，则会耳鸣。此外，过度疲劳、睡眠不足、情绪过度紧张时，也可能产生耳鸣。对于前者引起的耳鸣，治疗时应该去补肾精、补元气，后者引起的则只需将这些不良的生活方式戒除即可。

此外，平时生活中坚持进行保健按摩，对耳鸣的防治很有效果。

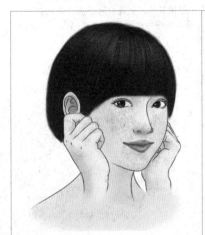

（1）先用示指和大拇指轻柔按摩听会穴（在耳屏的前下方与小豁口平齐，张嘴时的凹窝处）5分钟左右，350~400次。

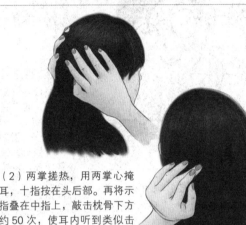

（2）两掌搓热，用两掌心掩耳，十指按在头后部。再将示指叠在中指上，敲击枕骨下方约50次，使耳内听到类似击鼓的声音。

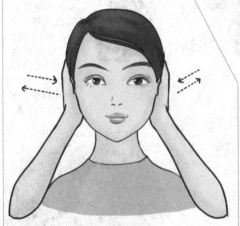

（3）用已搓热的两手掌心捂住两耳，手掌将耳朵完全封闭，然后两掌突然松开。这样重复捂耳30次。

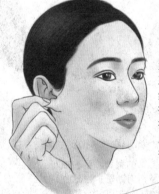

（4）用示指和大拇指先从上至下按捏耳郭，然后从下至下按捏。这样反复按捏至双耳有发热感，共按捏耳郭100次。

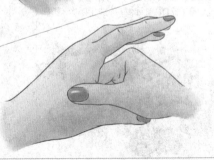

（5）按摩合谷穴（伸掌，大拇指、示指两个手指并拢，在两指间肌肉最高处取穴）80次。

眉毛

眉毛与面貌、健康息息相关

很多人只知道眉毛对外貌的影响非常大，不同的眉形会让一个人的气质发生很大变化，却很少有人知道眉毛对于健康的意义。中医认为，眉毛能反映五脏六腑的盛衰。《黄帝内经》中有这样的记载："美眉者，足太阳之脉，气血多；恶眉者，血气少；其肥而泽者，血气有余；肥而不泽者，气有余，血不足；瘦而无泽者，气血俱不足。"这就是说，眉毛属于足太阳膀胱经，其盛衰受足太阳经血气的影响。

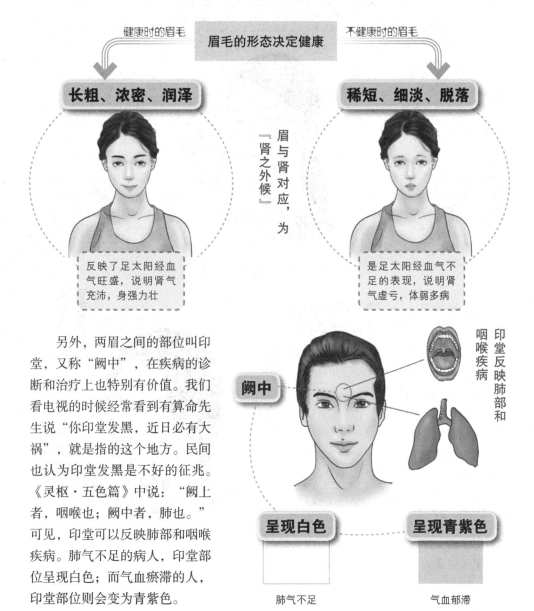

眉毛的形态决定健康

健康时的眉毛
长粗、浓密、润泽
反映了足太阳经血气旺盛，说明肾气充沛，身强力壮

眉与肾对应，为『肾之外候』

不健康时的眉毛
稀短、细淡、脱落
是足太阳经血气不足的表现，说明肾气虚亏，体弱多病

另外，两眉之间的部位叫印堂，又称"阙中"，在疾病的诊断和治疗上也特别有价值。我们看电视的时候经常看到有算命先生说"你印堂发黑，近日必有大祸"，就是指的这个地方。民间也认为印堂发黑是不好的征兆。《灵枢·五色篇》中说："阙上者，咽喉也；阙中者，肺也。"可见，印堂可以反映肺部和咽喉疾病。肺气不足的病人，印堂部位呈现白色；而气血瘀滞的人，印堂部位则会变为青紫色。

阙中

印堂反映肺部和咽喉疾病

呈现白色
肺气不足

呈现青紫色
气血郁滞

美眉一定把对眉毛的伤害降到最小

在女性的面部中，最为简单、最容易改变的，而且在变化时给人的印象最为深刻的地方就是眉毛。很多爱美的女性朋友也都注意到了这点，所以很注重对眉毛的修理，但是修理眉毛是刮还是拔呢？

很多女性不顾疼痛，选择用小镊子拔除多余的眉毛，但是这样做的结果是：

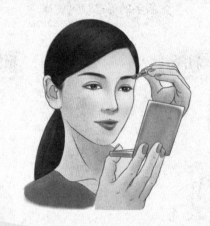

眉毛拔除后，毛囊张开，如果不及时采取收敛护理，很容易感染发炎，造成红肿或暗沉。所以，眉毛最好是用刀子刮，而不是拔

眉毛周围神经血管比较丰富，若常拔眉毛，易对神经血管产生不良刺激，使面部肌肉运动失调，从而出现疼痛、视物模糊或复视等症状，还有引发皮炎、毛囊炎的可能

长出的眉毛更加杂乱，眼皮还会出现松弛的现象。这是因为眉毛多长在靠眼周的位置，这个部位的肌肤本来就很脆弱，拔眉毛时的反复拉扯的动作很容易令肌肤松弛、产生皱纹

还有些女性，为了更彻底地修眉，干脆把眉毛全部剃个精光，然后用眉笔在剃光了眉毛的额头上画出自己喜爱的线条。殊不知，人体是天地生成的一个最完美的仪器，任何一个零部件都有它不可替代的作用，眉毛也是如此。眉毛最重要的作用，就是为眼睛挡风遮雨。如果把眉毛剃光了，我们就失去了一道保护眼睛的防线。所以，女性朋友们千万不要轻易将自己的眉毛去掉。

眉毛为眼睛挡风遮雨，剃光需谨慎

此外，对于那些已经习惯了拔眉，也不想做出改变的女性朋友，我们建议在拔眉时顺着眉毛的生长方向拔，而且拔眉前要先用温水敷一下眉毛，让毛孔张开后再拔，这样对眼部肌肤的伤害最小。

"寿眉"是祸还是福

有很多长寿的老年人，看上去两眉秀美而长，其中有几根特别长，可达4~5厘米，人们称这种长眉为"寿眉"，民间也一贯认为"寿眉"的出现是一种吉兆。但是，经研究发现，"寿眉"不一定是吉兆。出现寿眉主要与调控失衡有关，如在青中年期出现寿眉可能是肿瘤、免疫性疾病等某些处于潜伏阶段疾患的早期外在表现。"寿眉"发生愈早，提示机体调控失衡发生愈早，走向衰老的步伐就愈快，肿瘤发生的概率也愈高。所以，45~50岁以后出现了"寿眉"较符合正常的生理衰老规律，但应以单发为主。如果在青中年时期就出现"寿眉"，尤其是丛状、束状分布，应定期体检，跟踪观察，以期较早发现疾病苗头，早就医治疗。

从眉毛的外形上，还可以看出很多疾病征兆：

1. 眉毛脱落

眉毛淡疏易落，多为气血衰弱、体弱多病者。此类患者容易手脚冰冷，肾气也较弱。甲状腺功

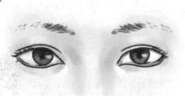

能减退症及脑垂体前叶功能减退症患者，眉毛往往脱落，尤以眉毛外侧1/3处为甚；麻风病患者在病变早期眉外侧皮肤肥厚，眉毛脱落；斑秃患者也可同时出现眉毛脱落症状；癌症、梅毒、严重贫血患者也可能有眉毛脱落，有些抗癌或抗代谢药物也有这种副作用。

2. 眉毛下垂

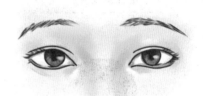

多是面神经麻痹导致。若是某一侧眉下垂，说明是该侧得了面神经麻痹，使眉毛较低，不能向上抬举。有的是单侧上眼睑下垂（如肌无力症），以致另一侧的眉毛显得较高。

3. 眉毛枯燥

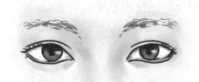

眉毛末梢直而干燥者，如果是女性，可能月经不正常，是男性则多患神经系统疾病。有些小孩或营养不良患者，眉毛黄而枯焦，是肺气虚的征象。

4. 眉毛浓密

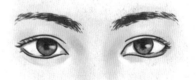

眉毛浓密者体质较强，精力充沛。但如果女性眉毛特别浓黑，有可能与肾上腺皮质功能亢进有关。眉毛粗短者，多性急易怒，应提防患急症。

5. 眉毛冲竖

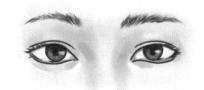

是病情危急的征兆，此类患者应抓紧时间去医院诊治。

6. 眉毛倾倒

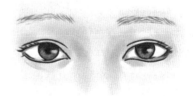

眉毛倾倒表示病重，特别是胆腑可能有严重病变。

脸部

察"颜"观色，看面色知病变

古有"望面色，审苗窍"之说，即从面相可辨疾病。那么，该如何根据自己的面相审视其中透露出的疾病呢？

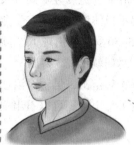

（一）脸色发青　肝在五行当中属木，为青色。面色发青的人，多见肝胆及经络病症，多是阴寒内盛或是血行不畅者。天气寒冷的时候，人的脸色会发青。这是生理反应，只要注意保暖就可以了。如果不是处在寒冷的环境中，脸色还发青，就是肝肾的病了。另外，经常喝酒的人也常会脸色发青

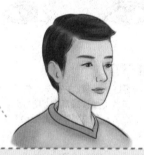

从面相可以看出健康状况，因此我们平时一定要注意观察，关注自己的健康。

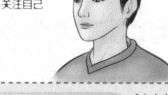

（二）脸色土黄　脸色土黄的人一般有懒动、偏食、大便不调等症状，应注意健脾胃，而捏脊可以督一身之气，调理脏腑，疏通经络，对于改善脾胃有很好的效果

（三）脸色苍白　"心主血脉，其华在面。"脸色苍白是血气不足的表现。另外，体内有寒、手脚冰凉的人也会脸色苍白。这是阳虚在作怪，这样的人需要多运动，因为运动生阳，对改善阳虚很有效果。热水泡脚和按摩脚底的涌泉穴效果也不错，饮食上可多食用红枣、红糖等补血类食物

搓脸——精神焕发的好方法

不知大家注意过没有：在感觉疲劳或者困倦的时候，我们下意识的动作就是去搓搓脸，然后就会感觉精神一些。这是为什么呢？

中医认为，心之华在面，心功能的强弱是通过面色来反映的。中医的望诊可以通过面部征象判断人身体的健康与否。面部聚集着大量穴位，是足三阳经的起点和手三阳经的终点，搓脸就是在无意识中按摩了这些经脉和穴位，使其气血畅通、循环无碍，所以人就会变得精神一些。因此，搓脸也是一种可以促进健康的保健方法，经常搓脸，人就可以变得脸色红润、双眼有神。这也是《如皋长寿方案》中介绍的如皋长寿老人的一种养生方法。

搓脸的方法很简单，不受时间、地点的限制。疲劳时、困倦时、身体不舒服时，都可以搓一搓。如皋老人通常都先把双手搓热，然后用搓热的双手去搓脸，可以从上往下，也可以从下向上，每次都把下巴、嘴巴、鼻子、眼睛、额头、两鬓、面颊全部搓到，过程可快可慢，以自己感觉舒服为宜。

搓脸的同时，一般还应配合搓耳。通过每天搓脸和搓耳，不仅能获得红润的面色和强壮的身体，还能获得对健康生活的信心。如此简单的养生保健方法，适合我们每一个人，也祝愿大家都能像如皋老人那样寿与天齐，拥有快乐安康的生活。

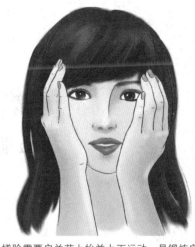

搓脸保健康，方便又简单

搓脸需要肩关节上抬并上下运动，是锻炼肩关节、预防和治疗肩周炎的好方法。但是，搓脸的时间不要过长，特别是老人，应量力而行，以免过度疲劳，造成肩膀酸痛，背离了保健的主旨

面部斑点，影响的不是美丽，是健康

女性脸上有一些色素斑点的话，先别忙着买化妆品试图遮盖，因为这些斑点往往与自身的健康状况密切相关，有些斑点还可能是某些疾病的征兆。

从面部斑点的不同部位来区分，在日常生活中，最常见的面部斑点有以下几种：

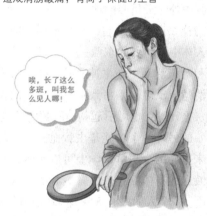

唉，长了这么多斑，叫我怎么见人哪！

发际边斑点	和妇科疾病有关，如女性激素不平衡等
眼部斑点	多见于妊娠与人流次数过多的人及女性激素不平衡者
太阳穴、眼尾部斑点	和甲状腺功能减弱、妊娠、更年期、神经质及心理受到强烈打击等原因相关
鼻下斑点	多见于卵巢疾患
眼周围斑点	多见于子宫疾患、流产次数过多者及激素不平衡引起的情绪不稳定者
面颊的斑点	多见于肝脏疾患，日晒过久者、更年期老人、副肾上腺机能减弱者面部也有显现
嘴巴周围的斑疤	见于进食量过多者
下颌斑点	见于血液酸化、白带过多等疾患
额头斑点	多见于性激素、副肾激素、卵巢激素异常者

第 3 节

五脏六腑

心

心为君主之官

在五脏中，心脏是居于最高位的。岐伯说心是"君主之官"，心是君主，是最高位的皇帝。也就是说，心在五脏中处于最重要的地位。

为什么说心是君主，是最重要的器官呢？因为心掌管着人体中最重要的东西——"神明"。"神明"指精神、思维和意识活动。心主神明的功能正常，则精神健旺，神志清楚；反之，则可致精神异常，出现惊悸、健忘、失眠、癫狂等，也可引起其他脏腑的功能紊乱。

心的另外一个功能是主管血脉。人的血和经脉都是由心来主导的。从解剖学上可以看到，心就像一个泵，把血液送往身体的各个器官。心的正常工作靠的是心气的作用。一个人如果心气旺盛，血液就能流注并营养全身，面色也会变得红润有光泽；一个人如果心气不足，则血行不畅或血脉空虚，就会出现惊悸气短的现象。

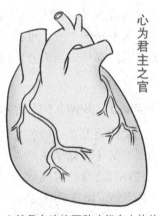

心为君主之官

心就是左边这两种功能在人体的
五脏中发挥重要作用的

养生先养心，心好则命长

现在患心脏病的人越来越多，还有很多人年纪轻轻心脏就不好，不是憋闷，就是疼痛难忍，或者老是心慌。其实，养心贵在坚持。那么，在生活细节中，我们应该注意什么呢？

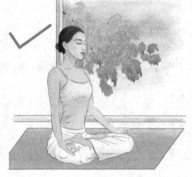

第一，静心、定心、宽心、善心

何谓"养心"？《黄帝内经》认为是"恬虚无"，即平淡宁静、乐观豁达、凝神自娱的心境。生活中我们要做到静心、定心、宽心和善心。

静心就是要心绪宁静，心静如水，不为名利所困扰，不为金钱、地位钩心斗角，更不能为之寝食不安。定心就是要善于自我调整心态，踏实度日，莫为琐事所烦忧。豁达乐观，喜乐无愁，纵有不快，也一笑了之，岂非惬意？宽心就是要心胸开阔。宰相肚里能行船，心底无私天地宽，让宽松、随和、宁静的心境陪伴自己，自然快乐每一天。善心就是要有一颗善良之心，时时处事事都能设身处地为别人着想，好善乐施献爱心，向需要帮助的人伸出热情的援助之手。

第二，通过饮食来保护心脏。

合理的饮食能降低冠心病、心绞痛和心肌梗死等疾病的发病率。平时饮食要清淡，因为盐分过多会加重心脏的负担；不要暴饮暴食，戒烟限酒；多吃一些养心的食物，如杏仁、莲子、黄豆、黑芝麻、木耳、红枣等。

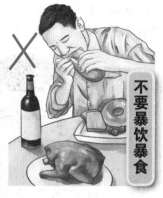

不要暴饮暴食

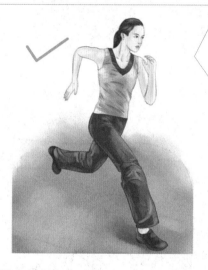

第三，保护心脏的穴位。

一方面，内关穴可调节心律失常。平时既可以边走边按揉，也可以在工作之余，每天花两分钟左右按揉，有酸胀感即可。内关作为冠心病的日常保健穴位之一，经常按揉，可以增加心脏的无氧代谢，增强其功能。另一方面，内关穴可止住打嗝。生活中，很多人都有打嗝不止的经历，一般都会在短时间内停止，也有的长时间不停。这时，你可以用拇指在内关穴上一压一放地按，很快打嗝就能止住。内关穴在前臂内侧，腕横纹上2寸，两筋间。

内关穴

第四，适量运动益养心。

进行适量的运动，如散步、慢跑、太极拳、游泳等，可根据自己身体的具体情况选择运动的方式和运动量。适量的运动有利于心血管系统的健康，可以增强心脏的功能。此外，有一点要提醒大家：不宜清晨锻炼，因为上午6时至9时是冠心病发病和脑出血的危险性最大的时刻，发病率要比上午11时高出3倍多。

暴饮暴食易引发心脏病

与朋友聚会，开开心心、吃吃喝喝是难免的，但如果狂喜加上暴饮暴食，那么你可要注意了，你的心脏未必能承受！

欢喜过度会让人心气涣散，再加上吃了很多东西，结果就会出现中医里讲到的"子盗母气"的状况。"子盗母气"，是用五行相生的母子关系来说明五脏之间的病理关系。"子"在这里是指脾胃，"母"指心，是说脾胃气不足而借调心之气来消化食物，就会伤害到心。因为心也有很多的工作需要做，同样需要很多的心气，被

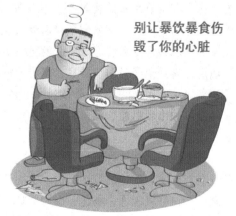

别让暴饮暴食伤毁了你的心脏

不管是在平时，还是在节庆假日里，都要在饮食上有所节制，要管好自己的嘴，千万不要让美食成为生命的威胁

脾胃盗走的心气过多，心一定会有所伤。

如果一个人本来就有心脏病，欢喜过度时心气已经涣散了，又暴饮暴食，脾胃的负担超负荷了，只好"借用"心气来消化这些食物，心气必然亏虚。因此，心脏病患者，特别是老年人，在这个时候往往会突然引发心脏病。这就是乐极生悲了。

舌头是观察心脏的"晴雨表"

中医认为"心开窍于舌""舌为心之苗"，也就是说心与舌的关系密切，心脏的情况可以从舌的色泽及形体表现出来。心的功能正常，舌红润柔软，运动灵活，味觉灵敏，语言流利；心脏气血不足，则舌质淡白，舌体胖嫩；心有瘀血，则舌质呈暗紫色，重者有瘀斑；心火上炎，则舌尖发红或生疮。所以，心的养生保健方法要以保证心脏主血脉和主神志的功能正常为主要原则。

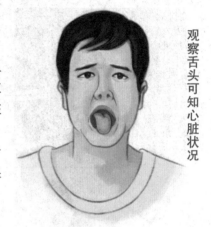

观察舌头可知心脏状况

肝

肝为将军之官

中医理论认为，肝主要有两大功能：主藏血和主疏泄。

肝主藏血一部分是滋养肝脏自身，一部分是调节全身血量。血液分布全身，肝脏自身功能的发挥也要有充足的血液滋养。如果滋养肝脏的血液不足，人就会头晕目眩、视力减退。肝调节血量的功能主要体现在：肝根据人体的不同状态，分配全身血液。当人从安静状态转入活动状态时，肝就会将更多的血液运送到全身各组织器官，以供所需。肝的藏血功能出现问题，则可能导致血液逆流外溢，并出现呕血、衄血、月经过多、崩漏等病症。

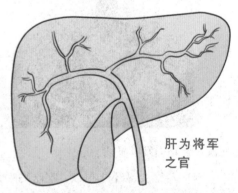

肝为将军之官

一个人怒气冲天，实际上就是肝的功能失调。谋略、理智全没了，全靠情绪去做事，就会造成很严重的后果。所以，在这里要强调的是：要想发挥聪明才智，最重要的是肝的功能正常。要想孩子聪明，就要养他的肝的生机，要让孩子的天性都发挥出来，该学就学，该玩就玩，该睡就睡，别逼着孩子把那点儿生机给毁了

肝主疏泄的功能即肝气宣泄，也就是说肝气具有疏通、条达的特性。这个功能其实与肝主藏血的功能是相辅相成的。"气为血之帅"，肝气疏通、畅达，血就能顺利地流向身体各处，如果肝气瘀滞，则血流肯定不畅，不能供给全身，就会导致全身乏力、四肢冰冷等症状。如果肝气长期瘀滞，全身各组织器官必然长期供血不足，影响其生长和营运功能，这样，体内毒素和产生的废物不能排出，长期堆积在体内，就会发展成恶性肿瘤，也就是我们闻之色变的"癌"。

如此疗养最养肝

现在，我国约有 1300 万慢性乙肝病人，每年约有 30 万人死于肝硬化和肝癌。而且从儿童到老人，各个年龄段都有可能发病。对此，我们必须予以重视。对于肝病尤其是慢性肝病，世界上还没有一种特效药物，各种中西药物也各有利弊。其实与其单纯依靠药物治疗，不如着重进行调养。而要加强自身调养，搞好养生之道，则应遵照《黄帝内经》中"起居有常，饮食有节，不妄作劳"的教导。

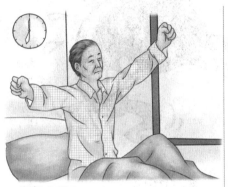

1. 起居有常

日常生活起居要有规律，每天保证足够的休息和睡眠时间，按时睡觉、起床和午休。这是因为休息是肝炎病人最重要的保健治疗基础。实践证明，不注意休息是肝炎转为慢性的最常见原因。当然，休息不是做家务，不是打牌和散步，而是卧床休息。中医认为"人动则血归于诸经，人卧则血归于肝脏"，肝脏供血充足不仅有利于肝细胞的恢复，还会增强肝脏的局部免疫能力。

2. 饮食有节

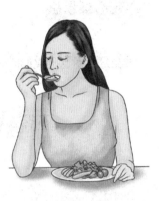

不能暴饮暴食，而要注意食物禁忌，如不能饮酒，忌吃雄鸡、鲤鱼、牛、羊、狗肉等发物；少食油腻辛辣刺激性强的食物，如肥肉、猪油、辣椒、油炸等上火食物。要做到不偏食，注意五谷为养、五果为助、五荤为充，合理均衡地搭配饮食。

3. 不妄作劳

随着人们年龄的增长，肝的重量逐渐减轻，肝细胞的数目逐渐减少，肝的储备、再生、解毒能力下降，若过度劳累或精神紧张，肝很容易受到损害。以前遇到一位徐先生，他在一年中常感浑身无力、没有食欲，晚上看一会儿电视眼睛就会发干。后来我告诉他，他这种情况是劳累过度造成的轻度肝损害，要注意多休息。没过多久，他的状况就有所好转了。所以，我们在工作、学习时不能过于劳累，不宜苦干、加班加点和熬夜，性生活应适当节制。

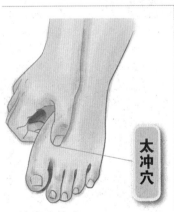

太冲穴

4. 按摩太冲穴

太冲穴是肝经上最重要的穴位，是治疗各种肝病的特效穴位，能够降血压、平肝清热、清利头目，与菊花的功效很相似，而且对女性的月经不调也很有效。它的位置在脚背上大脚趾和第二趾结合的地方，足背最高点前的凹陷处。那些平时容易发火着急、脾气比较暴躁的人要重视这个穴位，每天坚持用手指按摩太冲穴 2 分钟，直到产生明显的酸胀感，用不了一个月就能感觉到体质有明显好转。

要想肝好，千万别动怒

中医认为肝"在志为怒"，所以七情中的"怒"与肝的关系最为密切。肝的疏泄失常可导致情志失常，使人出现急躁易怒、心烦失眠，或抑郁寡欢、情绪低沉等症状。

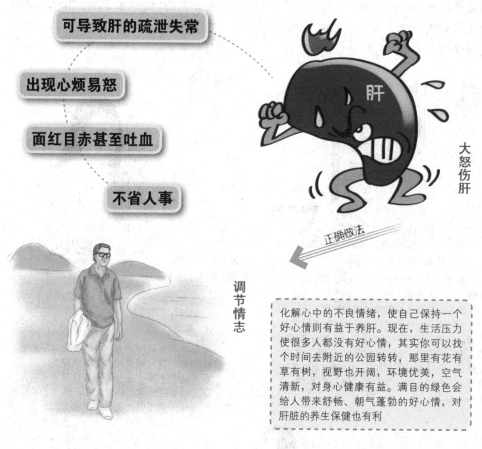

可导致肝的疏泄失常

出现心烦易怒

面红目赤甚至吐血

不省人事

大怒伤肝

正确做法

调节情志

化解心中的不良情绪，使自己保持一个好心情则有益于养肝。现在，生活压力使很多人都没有好心情，其实你可以找个时间去附近的公园转转，那里有花有草有树，视野也开阔，环境优美，空气清新，对身心健康有益。满目的绿色会给人带来舒畅、朝气蓬勃的好心情，对肝脏的养生保健也有利

脾

脾为"后天之本"

脾在人体中的地位非常重要。中医认为"肾是先天之本，脾为后天之本"，怎样理解这个"后天之本"呢？你不妨想一想土地。虽然现在人们的生活水平提高了，有汽车、电脑、高楼等，但这些不是人类生存所必需的，没有这些，人类照样生活了几千年，那么什么才是人类离不开的呢？那就是土地，离开了土地，人类将面临毁灭。在中医理论中，脾属土，它就是人的后天之本，是人体存活下去的根本。

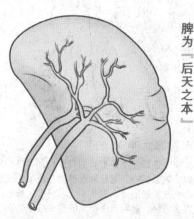

脾为"后天之本"

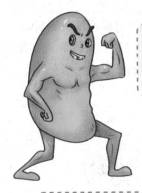

脾有统血的作用，就是统摄、约束血液行于脉内而不外溢。如果脾气虚弱，失去了约束血的力量，就会出现一些出血病症，如皮肤紫癜、产后出血不止、呕血、便血、尿血等。治疗脾虚引发的出血症状重点在于补脾气，中成药"归脾丸"就是治疗这类出血症的有效药物

脾的作用大

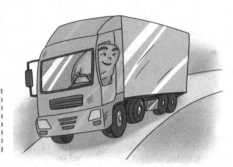

脾主运化，把水谷化成精微并吸收，转换成气血津液，传输至全身，保证人体的正常运行。没有脾的运化作用，人体就不能得到能源，也就不能生存和生活下去

中医认为"脾开窍于口，其华在唇，在液为涎"，因此，要观察脾的运化功能是否正常，很简单，看嘴唇就行了。"在液为涎"也好理解，我们经常见到一些小孩爱流口水，衣服前面总是湿的，还有一些大人，中风后也会流口水，这都是由脾虚导致的。另外，"诸湿肿满，皆属于脾"，也就是说，身体出现莫名的消瘦、流口水、湿肿等症状，都是属于脾病，从脾上治肯定是没错的。

脾的运化功能好

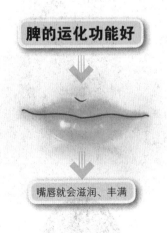

脾脏运化功能的比较

脾的运化功能不好

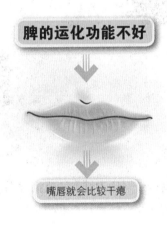

嘴唇就会滋润、丰满

嘴唇就会比较干瘪

夏季是养脾的好时节

中医认为"脾主长夏"，夏季炎热又多雨，湿为阴邪，好伤人阳气，尤其是脾阳。由于脾脏喜燥而恶湿，一旦受损，则会导致脾气不能正常运化，而使气机不畅，表现为消化吸收功能低下，症状表现可见脘腹胀满、食欲不振、口淡无味、胸闷想吐、大便稀溏，甚至水肿。从现代医学观点来看，长夏时节天气闷热，阴雨连绵，空气潮湿，衣物和食品都容易返潮，甚至发霉，人也会感到不适。若穿着返潮的衣物，容易感冒或诱发关节疼痛，吃了霉烂变质食品，就会引起胃肠炎，甚至中毒。所以，在长夏一

定要注意饮食、起居的应时应季变化，以预防疾病发生。

长夏最容易产生胃肠道疾病。中医上说，因为湿困脾，使其升清降浊功能削弱，吃油腻或过甜的东西就容易呕吐。所以，饮食要控制，饮酒也要控制，因为酒亦主湿。在长夏季节里，饮食应以清热祛湿、健脾和中之物为主，所以有"夏天（清）补心，长夏（淡）补脾"之说。

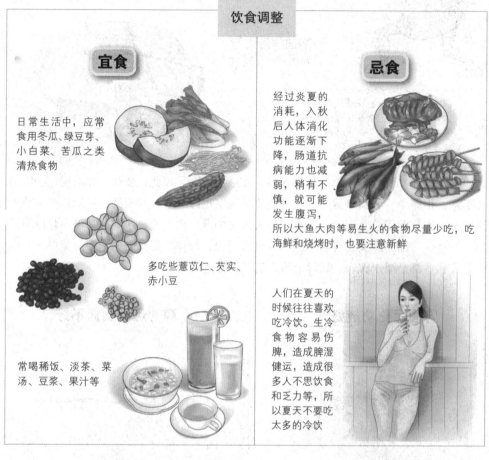

饮食调整

宜食

日常生活中，应常食用冬瓜、绿豆芽、小白菜、苦瓜之类清热食物

多吃些薏苡仁、芡实、赤小豆

常喝稀饭、淡茶、菜汤、豆浆、果汁等

忌食

经过炎夏的消耗，入秋后人体消化功能逐渐下降，肠道抗病能力也减弱，稍有不慎，就可能发生腹泻，所以大鱼大肉等易生火的食物尽量少吃，吃海鲜和烧烤时，也要注意新鲜

人们在夏天的时候往往喜欢吃冷饮。生冷食物容易伤脾，造成脾湿健运，造成很多人不思饮食和乏力等，所以夏天不要吃太多的冷饮

思虑伤脾——压力过大造成消化系统疾病

近年来，随着社会竞争的加剧，职业发展的困惑、上司的期望、管理难题、人际关系、经济压力、家庭矛盾、健康危机等带来的压力，把很多人压得喘不过气来，身体不适也随之而来，肠胃问题更是雪上加霜。

中医有"思虑伤脾"之说。思虑过多就会影响脾的运化功能，导致脾胃呆滞、运化失常、消化吸收功能障碍，而出现食欲不振、脘腹胀闷、头目眩晕等症状。所以，缓解压力就可以健脾。那么，生活中我们应该怎么减压呢？下面几种对策，你不妨试试看。

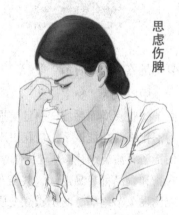

思虑伤脾

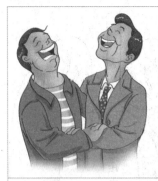

（1）"笑一笑十年少"，"哭一哭也无妨"。当自己感到郁闷时能够"笑一笑"当然是最好的，实在笑不出来就"哭一哭"。在传统观念中男人哭泣被认为是软弱的表现，是被人瞧不起的。但是心理学家研究发现，眼泪能杀菌，"哭"是一种极好的情绪宣泄方式，而且比其他的宣泄方式更有益于身体健康。所以，男人感到压抑时应该尽量放声痛哭，如果怕没面子可以找个没人的地方痛快地大哭一场，等情绪稳定后再树立自己的男子汉形象也不迟。

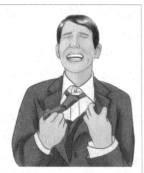

（2）多听悦耳动听的音乐。悦耳动听的音乐会通过人的听觉影响大脑皮层，使内分泌系统增加分泌一些有益于健康的激素和酶，所以当一个人听到自己喜欢的音乐时，他会呼吸加深，神经松弛，疲劳也消除了。

（3）劳逸结合，疲劳时学会放松。每个人都有感到无能为力的时候，在自己情绪低落或精力不足的时候，要给自己充分放松和休闲的时间，不要过分地强迫自己而不顾身体的实际情况拼命蛮干。

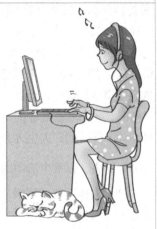

（4）找一个没人的地方自言自语。因为自己声音的音调有一种使人镇静的作用，可以使人产生安全感，所以在感到心情不好的时候，找一个没人的地方自言自语一会儿，可以发泄长年所遭受的思想和感情上的压抑，从而获得精神状态和心理状态的平衡协调。

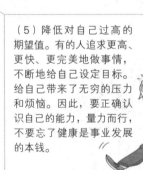

（5）降低对自己过高的期望值。有的人追求更高、更快、更完美地做事情，不断地给自己设定目标。给自己带来了无穷的压力和烦恼。因此，要正确认识自己的能力，量力而行，不要忘了健康是事业发展的本钱。

肺

肺是人体大宰相，脏腑情况它全知

《黄帝内经·素问·宝命全形论篇》中有："夫人生于地，悬命于天，天地合气，命之曰人。""悬命于天"不是封建迷信，不是说命运由上天决定。人不吃东西可以活上十天半月，但是人不呼吸空气，就连十分钟也活不下去，这不就是悬命于天吗？

人体与空气相连的是肺，所以命悬于天，就是命悬于肺。

另外，肺外合皮毛，皮毛是肺的外延。皮肤是由肺经的气机来充养的，如果肺经气机太足，血液循环就会加快，导致皮肤发红、怕热、容易过敏；如果肺经气机长期虚弱，皮肤就会出现血液循环不足，就会失去光泽，肤色比较暗淡。这时，只用化妆品并不能达到美容目的，首先要将肺经的气机养起来。这样内外兼修，才有效果。

肺为宰相之官

在情志方面，肺主悲，很多时候我们悲伤过度会有喘不过气来的感觉，就是太过悲伤使肺气受损了。反过来，肺气虚时，人也会变得多愁善感，而肺气太盛时，人容易骄傲自大。所以说，过犹不及，凡事处于平衡时，状态才是最好的，身体也是一样，只有各个器官之间、器官内部平衡、和谐，身体才是舒适的，人也才是健康的。

好肺好健康，日常生活中的护肺良方

肺是人体重要的呼吸器官，负责体内外气体的交换。通过肺的呼吸作用，我们可以吸入自然界的清气，呼出体内的浊气，从而进行吐故纳新，实现体内外气的交换，维持人体正常的新陈代谢。那么，在生活中，我们应该如何养肺呢？我们要坚持以下三个原则。

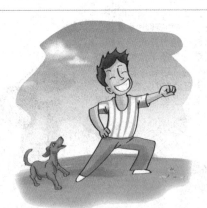

1. 情绪要开朗

这点非常重要。因为肺气虚容易引起悲伤，而悲伤又会直接影响到肺，所以要戒忧。林黛玉就是悲悲凄凄伤到肺才早逝的。到了深秋时节，面对草枯叶落花零的景象，在外游子与老人最易伤感，使抗病能力下降，导致哮喘等病复发或加重。因此，秋天应特别注意保持内心平静，以保养肺气。

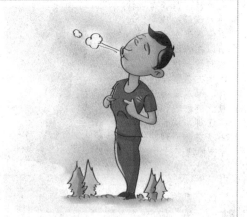

2. 注意呼吸

肺是主全身呼吸的一个器官，肺主全身之气，其中一个就是呼吸之气。要通过呼吸吐纳的方法来养肺，怎么呼吸呢？有一种方法：使呼吸节律与宇宙运行、真气运行的节律相符，也就是放慢呼吸，尽量使一呼一吸的时间达到6.4秒。要经常做深呼吸，把呼吸放慢，这样可以养肺。

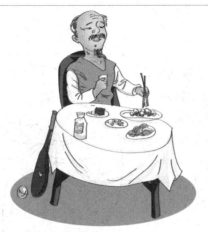

3. 注意饮食的调养

多吃一些玉米、黄豆、大豆以及水果，有助于养肺。
秋令养肺最重要，肺喜润而恶燥，燥邪会伤肺。
秋天气候干燥，空气湿度小，尤其是中秋过后，
风大，人们常有皮肤干燥、口干鼻燥、咽痒咳嗽、
大便秘结等症。因此秋季饮食应"少辛增酸""防
燥护阴"，适当多吃些蜂蜜、核桃、乳品、百合、
银耳、萝卜、秋梨、香蕉、藕等，少吃辛辣燥热
与助火的食物。同时，饮食要清淡。
此外，中秋后室内要保持一定湿度，以防止秋燥
伤肺，还要避免剧烈运动使人大汗淋漓，耗津伤液。

4. 主动咳嗽能排出肺内毒素

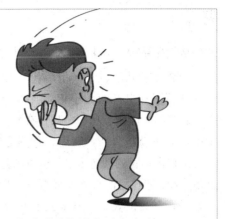

自然界中的粉尘、金属微粒及废气中的毒性
物质，通过呼吸进入肺脏，既损害肺脏，又
通过血液循环而"株连"全身。主动咳嗽
可以"清扫"肺脏。每天到室外空气清新处
做深呼吸运动，有益肺部健康。另外，可以
吹口哨清肺。在玩具店买一个口哨，用力地
吹口哨，其有力的吹动将吸走肺中的灰尘，
有毒废物和灰尘可以有效地清除掉。

5. 冷水浴对肺脏健康有很好的作用

冷水浴：即用低于20℃的冷水擦洗全身。中老年
人开始进行冷水浴锻炼时，最好选择在夏季，先用
低于体温的35℃的水进行锻炼，随着机体的适应
逐渐降低水温至20℃以下。身体条件较好者亦可
参加冬泳运动。

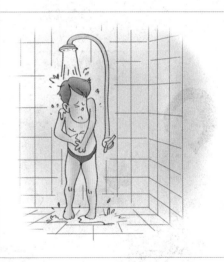

6. 克服忧悲情绪，减少对肺的伤害

忧和悲是与肺有密切牵连的情志，人在悲哀
时，可伤及肺，出现干咳、气短、咯血、音
哑及呼吸频率改变，消化功能也会严重减退。
所以，在生活中尽量不要让自己有忧或悲的
情绪，如果出现了这种情绪，自己就去找一
些能让自己快乐起来的事情做，用喜的情绪
来战胜忧伤的情绪。

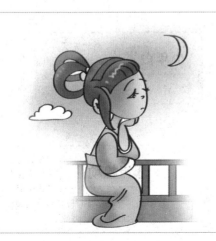

肾

藏精纳气都靠肾，给生命提供源源动力

　　肾最大的功能就是繁衍后代。每一个孩子最初都是父亲的精子和母亲的卵子相遇、结合而形成，然后慢慢成长起来的，而精子和卵子与肾有非常密切的关系。《黄帝内经》中就说过："肾者，作强之官，技巧出焉。"这就是在肯定肾的创造力。"作强之官"，"强"，从弓，就是弓箭，要拉弓箭首先要有力气。"强"就是特别有力，也就是肾气足的表现。其实我们的力量都是从肾来的，肾气足是人体力量的来源。"技巧出焉"的技巧，就是父精母血运化胎儿。这个技巧是你无法想象的，是由父精母血来决定的，是天地造化而来的。

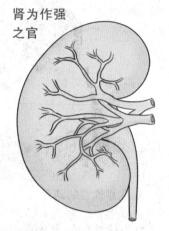

肾为作强
之官

　　肾开窍于耳及二阴，其华在发，在志为恐。一个人肾气开始衰弱了，最先表现在头发，其次是耳朵和牙齿。

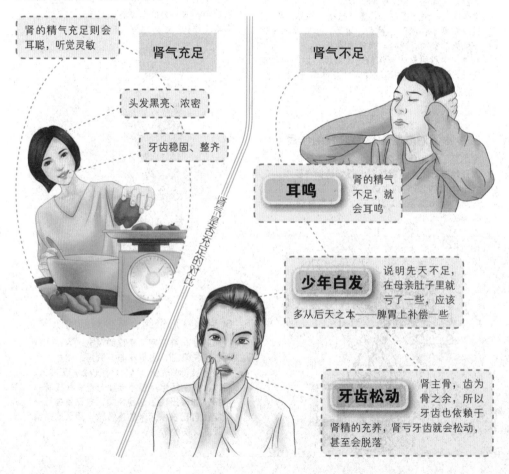

肾的精气充足则会
耳聪，听觉灵敏

肾气充足

肾气不足

头发黑亮、浓密

牙齿稳固、整齐

耳鸣　肾的精气不足，就会耳鸣

少年白发　说明先天不足，在母亲肚子里就亏了一些，应该多从后天之本——脾胃上补偿一些

牙齿松动　肾主骨，齿为骨之余，所以牙齿也依赖于肾精的充养，肾亏牙齿就会松动，甚至会脱落

肾的另一个功能就是主纳气。这个气就是元气，元气是天生的，有的人先天元气充足，身体就比较壮，但是如果倚仗自己出生时带来的那点儿元气，不知保养，肆意挥霍，也不一定能长寿；相反，有的人先天元气不是非常充足，自小身体就比较弱，各种病痛不断，但是注意调养，不随意耗费元气，反而会长命百岁。所以，元气虽是先天带来的，但是后天的养护也非常重要。元气足了，我们的五脏六腑才能够平安健康。

源自于生活中的补肾秘方

中国人对肾的话题非常敏感，因为它涉及传宗接代的重大问题，同时也很注重补肾。现在市场上有很多补肾的药品、保健品，看得人眼花缭乱。但是，补肾也要有讲究，不要盲目。大家都知道"亡羊补牢"的故事，羊丢了，首先应该想到的是把羊圈补好，而不是再买几只羊回来。补肾也是一样，首先要保住现存的，然后再想怎么去补，不要一边补，一边继续大量地消耗，这样是没有用的。所以，补肾首先是固摄元气，每天吃好、睡好，心情愉快，也是一种保护。

补肾最主要的是从以下4个方面着手：

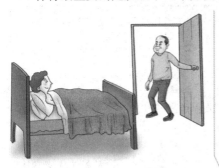

2. 调畅情志

"恐则伤肾。"只要心情舒畅，则肾气不伤。肾气健旺，五脏六腑得以温煦，身体才能健康。

1. 节制性生活

在中医抗衰老、保健康的理论中，常把保护肾精作为一项基本措施。对此，前人早有定论："二十者，四日一泄；三十者，八日一泄；四十者，十六日一泄；五十者，二十日一泄；六十者，当闭固而勿泄。"意思是对房事要有节制，既要节而少，又要宜和。只要做到节欲保精，就会阴精盈满，肾气不伤，精力充沛，从而有利健康，收到延年益寿的效果。

4. 起居有常

古人曾提出"春夏养阳，秋冬养阴"的护肾法则。阳者肾气也，阴者肾精也，所以在春季，应该"夜卧早起，广庭于步"，以畅养阳气；在夏季应该"夜卧早起，无厌于日"，以温养阳气；在秋季，应该"早卧早起，与鸡俱兴"，以收敛阴气；在冬季，应该"早卧晚起，必待正光"，以护养阴气。若能做到起居有常，自然精气盛。肾气旺，就能够达到抗衰老、保健康的目的。

3. 爱护脾胃

养肾一定要重视对脾胃的调养，平时应当对食物进行合理调配，烹调有方，饮食有节，食宜清淡，荤素搭配，忌食秽物，食后调养。只要脾胃不衰，化源有继，肾精得充，精化肾气，自然健康长寿。

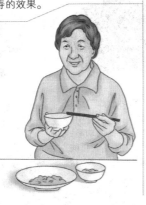

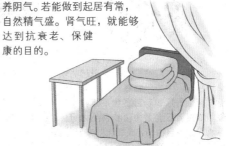

按摩涌泉穴、太溪穴、三阴交穴不但可以调养肾脏，还可以调节血糖。

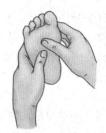

（1）揉涌泉穴。盘腿端坐，赤足，用左手拇指按压右足涌泉穴（足底前1/3凹陷处），左旋按压30次，右旋按压30次，然后用右手拇指按压左足涌泉穴，手法同前

（2）揉太溪穴。盘腿端坐，用左手拇指按压右踝太溪穴（内踝尖与跟腱的中点），左旋按压15次，右旋按压15次，然后用右手拇指按压左踝太溪穴，手法同前

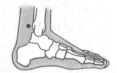

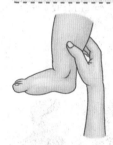

（3）揉三阴交穴。盘腿端坐，用左手拇指按压右三阴交穴，左旋按压20次，右旋按压20次，然后用右手按压左三阴交穴，手法同前

此外，我们平常所说的"黑五类"，个个都是养肾的"好手"。这五种食物一起熬粥，更是难得的养肾佳品。

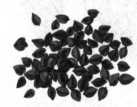

黑荞麦。药用有消食、化积滞、止汗之效。除富含油酸、亚油酸外，还含有叶绿素、卢丁以及烟酸，可降低体内胆固醇含量，降血脂和血压，保护血管功能。黑荞麦适宜糖尿病人、代谢综合征病人食用。

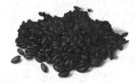

黑米。又称"黑珍珠"，含有丰富的蛋白质、氨基酸以及铁、钙、锰、锌等微量元素，有开胃益中、滑涩补精、健脾暖肝、舒筋活血等功效。其维生素 B_1 和铁的含量是普通大米的7倍。冬季食用黑米对补充人体微量元素大有帮助。

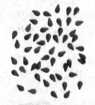

黑芝麻。性平味甘，有补肝肾、润五脏的作用，对肝肾精血不足引起的眩晕、白发、脱发、腰膝酸软、肠燥便秘等有较好疗效。它富含不饱和脂肪酸，维生素E含量为植物食品之冠，可清除体内自由基，抗氧化效果显著。可延缓衰老，治疗消化不良和白发。

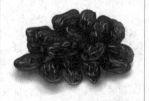

黑枣。有"营养仓库"之称的黑枣性温味甘，有补中益气、补肾养胃补血的功能；含有蛋白质、糖类、有机酸、维生素和磷、钙、铁等营养成分。

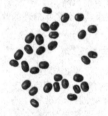

黑豆。有"肾之谷"之称，味甘性平，有补肾强身、活血利水、解毒、润肤的功效，特别适合肾虚患者。黑豆还含有核黄素、黑色素，有防老抗衰、增强活力、美容养颜之效。

此外，李子、乌鸡、乌梅、紫菜、板栗、海参、香菇、海带、黑葡萄等，都是营养十分丰富的食物。肾不好的人，可以每周吃一次葱烧海参。将黑木耳和香菇配合在一起炒，或炖肉时放点儿板栗，都是补肾的好方法。

肾病综合征，降"三高"升"一低"

"三高一低"是肾病综合征的主要症状，即高蛋白尿、水肿、高脂血症和低蛋白血症。尤其是严重蛋白尿者，每天从尿排出的蛋白质在 10g 以上的任何肾疾病，都可能引起肾病综合征的发生。每天尿蛋白排出量 >3.5g，血清血蛋白 <30g/L，可确诊为肾病综合征。

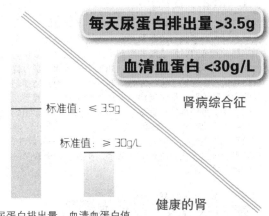

每天尿蛋白排出量 >3.5g

血清血蛋白 <30g/L

肾病综合征

标准值：≤ 3.5g

标准值：≥ 30g/L

健康的肾

尿蛋白排出量　血清血蛋白值

高血脂、高胆固醇饮食的摄入是肾病综合征发病的重要原因。要预防肾病综合征，人们平时的饮食要控制脂肪和胆固醇的摄入量，多吃萝卜、玉米、黄豆、大枣、海带、山楂、牛奶、花生、芹菜、黄瓜等食物，有效降低体内血脂含量，预防肾病综合征发作。

纠正"三高一低"，是肾病综合征患者食疗的主要目的。这主要通过采用高能量、高生物价、高蛋白质饮食，限制钠摄入量，控制脂肪和胆固醇的饮食方式来实现。肾病综合征患者饮食宜清淡，适当饮水，多食含维生素多的蔬菜和水果，维生素及矿物质的补充也利于缓解肾病综合征患者的病情，宜选择富含铁及 B 族维生素、维生素 A 和维生素 C 的食物。长期大量蛋白尿，使钙磷缺乏，导致骨质疏松，发生低钙血症，故必须注意钙的补充，多喝牛奶。明显水肿者还应限制进水量，也要多增加膳食纤维，以辅助降低血氮，减轻酸中毒。

肾病综合征患者忌食酱豆腐、咸菜、咸蛋、松花蛋等含钠食物；应禁食含碱主食及含钠多的蔬菜，如白萝卜、菠菜、小白菜、油菜等。

下面是两道适宜肾病综合征患者食用的食谱。

1. 茯苓赤小豆粥

材料：茯苓 25 克，赤小豆 30 克，大枣 10 枚，粳米 100 克。

做法：将赤小豆冷水浸泡半日后，同茯苓、大枣、粳米煮为粥。早晚餐温服食。

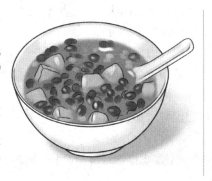

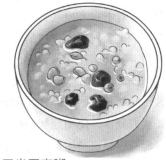

2. 玉米豆枣粥

材料：玉米 50 克，白扁豆 25 克，大枣 50 克。

做法：将上以上的材料共煮成粥，日食 1 次。

胆

胆，保护人体阳气生发的起点和动力

胆有两大功能：一个是主决断，调情志；一个是藏精汁，主疏泄。

1. 胆主决断，调情志

中医认为，胆的生理功能，与人体情志活动密切相关，主要表现为对事物的决断及勇怯方面。胆气豪壮者，剧烈的精神刺激对其所造成的影响不大，且恢复也较快。所以说，气以胆壮，邪不可干。如果胆的功能失常，就会出现情志方面的变化。胆气虚弱的人，在受到精神刺激的不良影响时，易生疾病，表现为胆怯易惊、善恐、失眠、多梦等精神情志病变。一般来说，人们对事物的判断和对行动的决心，都是从胆发出来的。俗话说："胆有多清，脑有多清。"如果胆不清了，头脑自然一片混乱，头脑不清自然无法做决断；胆清了，头脑也就清醒了，决断也容易下了。

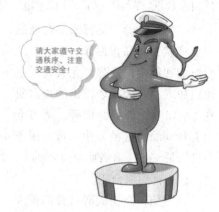

请大家遵守交通秩序、注意交通安全！

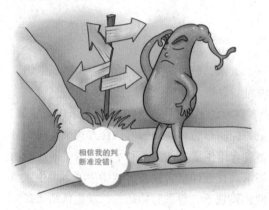

相信我的判断准没错！

2. 胆藏精汁，主疏泄

胆汁在肝的疏泄作用下进入胆囊、浓缩；同时，又在肝胆二气的疏泄作用下流入小肠，对食物作进一步的消化吸收。因此，胆汁疏泄正常，对脾胃、小肠的功能活动都十分有益。相反，如果胆失疏泄，胆汁藏泄功能发生障碍，就会影响到脾胃，使小肠的消化吸收功能失常。如胆汁上逆，会出现口苦，呕吐黄绿苦水等；如果胆汁外溢，巩膜和肌肤就会发黄，就会产生黄疸等症。人在子时前入睡最宜养胆，而且子时阳气开始生发，此时入睡，有利于协调平衡人体的阴阳。

小心坏习惯酿造胆病变

胆病主要是指胆囊炎和胆结石，致病的原因大多是不良的生活习惯。经常不吃早餐，会使胆汁中胆酸含量减少，胆汁浓缩，胆囊中形成结石。另外，晚饭后常躺着看电视、报刊，饭后立即睡觉，晚餐摄入高脂肪等，也会使胃内食物消化和排空缓慢，食物的不断刺激又引起胆汁大量分泌，这时如果体位处于仰卧或半仰卧，便会发生胆汁引流不畅，在胆管内淤积，导致形成结石。如果经常吃甜食，过量的糖分会刺激胰岛素的分泌，使糖原和脂肪合成增加，同时，胆固醇合成与积累也会增加，造成胆汁内胆固醇增加，易导致胆结石。

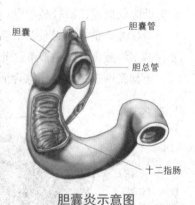

胆囊 — 胆囊管

胆总管

十二指肠

胆囊炎示意图

因此，日常饮食应限制高胆固醇食物，多吃植物纤维类食物、富含维生素的食物；

饮食以温热为宜，以利胆管平滑肌松弛，胆汁排泄；少量多次喝水可加快血液循环，促进胆汁排出，预防胆汁瘀滞，利于消炎排石。

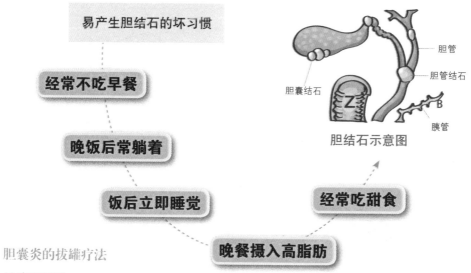

胆结石示意图

胆囊炎的拔罐疗法

按摩拔罐法

取穴：胆俞

治疗方法：先在胆俞穴上拔罐，留罐 10~15 分钟。起罐后，用右手拇指在胆俞上用力按摩 15 分钟。

疗程：每天 1 次，6 次为 1 个疗程。

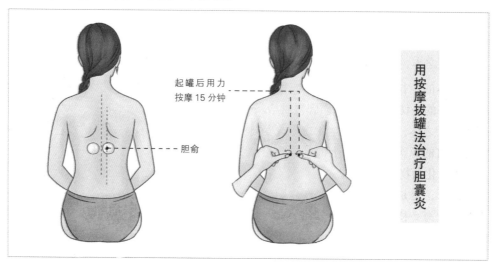

自我调理

在胆囊炎发作时，禁吃固体食物数天，仅喝蒸馏水或矿泉水。接着再喝果汁 3 天，可喝梨子汁、甜菜根汁、苹果汁等。然后才开始恢复固体食物，用生甜菜切碎加 2 汤匙橄榄油、新鲜柠檬汁、新鲜的苹果酱食用。这个饮食计划对患者很有帮助。

胆绞痛，要人命——胆结石的食疗方法

下面推荐两道预防胆结石的食谱。

清蒸鲑鱼

材料：鲑鱼1片（300克），葱60克，蒜、辣椒各20克，酒、生粉各1大匙，盐1/2小匙、蚝油、胡椒粉、糖各1小匙，酒、水各1大匙。

做法：鲑鱼洗净用调味料腌15分钟。葱切丝、蒜切片、辣椒切丝，取一半的量铺盘底，再把腌好的鱼放上。鱼表面淋上调匀的蚝油、胡椒粉、糖、酒、水等调味料，将剩余的葱丝等铺上，送入蒸笼大火蒸10分钟，用筷子刺鱼肉、不沾筷即可食用。

功效：清蒸鲑鱼能降低胆固醇，对胆结石也能起到预防作用。

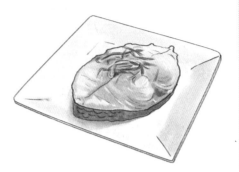

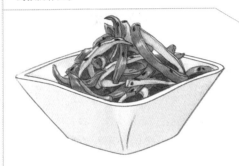

豆薯拌番茄

豆薯（又称凉薯）200克，大番茄100克，金橘酱3大匙，黑芝麻少许。

做法：将番茄、豆薯洗净切条状，放入容器里头。加入金橘酱、黑芝麻拌匀，凉拌2小时后即可食用。

功效：清清凉凉的凉拌食谱，不但消暑，还能预防胆结石，减少胆固醇。

胃

胃为后天之本，为仓廪之官

人体的生长发育、维持身体正常运行所需要的一切营养物质都靠脾胃供给。胃为后天之本，也是气血生化之源，是制造精血的源头。我们身上的精血全是通过胃消化食物而来的。

胃为仓廪之官

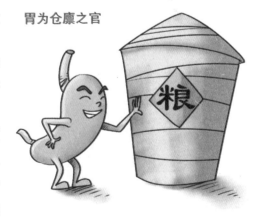

同时，胃是六腑之海，胃在六腑之中就像大海一样，六腑的运化全在于胃能否消化吸收。胃的好坏以及运化正常与否都对人体有着巨大的影响。那么胃的好坏跟什么有关呢？实际上跟吃、睡和情绪等都有关。

胃以降为顺，就是胃在人体中具有肃降的功能。胃气是应该往下行、往下降的，胃气如果不往下降，就会影响睡眠，导致失眠。这就叫作"胃不和则卧不安"。

胃口不佳就多吃点儿香菜

香菜是一种人们经常食用的香料类蔬菜，具有增强食欲、促进消化等功能。

《本草纲目》中有："性味辛温香窜，内通心脾，外达四肢。"香菜中含有许多挥发油，其特殊的香气就是挥发油散发出来的。它能祛除肉类的腥膻味，因此在一些菜肴中加些香菜，能起到去腥膻、增味道的独特功效。香菜提取液具有显著的发汗、清热、透疹的功能，其特殊香味能刺激汗腺分泌，促使机体发汗、透疹。香菜还具有和胃调中的功效，因为香菜辛香升散，能促进胃肠蠕动，具有开胃醒脾的作用。

香菜虽好但应分人食用

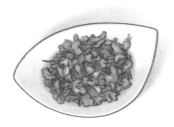

宜食人群 一般人均可食用香菜。患风寒外感者、脱肛及食欲不振者、小儿出麻疹者尤其适合。

禁食人群 患口臭、狐臭、严重龋齿、胃溃疡、生疮、感冒者要少吃香菜，麻疹已透或虽未透出而热毒壅滞者不宜食用。

加强胃肠功能的小方法

胃是一个特殊的器官，酸甜苦辣、荤素五谷都要在胃里消化，而胃又是一个颇为娇嫩的器官，不注意保养便可能出现问题。

摇摆运动通过脊柱的轻度活动，能减轻局部疼痛、肌肉麻痹，还可以带动胃肠的活动，从而加强胃肠功能，对防治便秘、肠粘连、腹胀、腹痛等有良好效果。

仰卧式

去掉枕头，平躺在硬床上，身体伸成一条直线；脚尖并拢，尽力向膝盖方向钩起；双手十指交叉，掌心向上，放于颈后；两肘部支撑床面。身体模仿金鱼游泳的动作，快速地向左右两侧做水平摆摆。如果身体难以协调，可以用双肘与足跟支撑，帮助用力。练习协调之后，可以逐渐加快速度。每次练3~5分钟，每天练习2次。

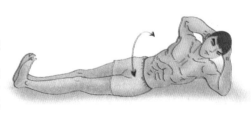

俯卧式

身体俯卧，伸成直线。两手十指交叉，掌心向上，垫于前额下。以双肘尖支撑，做迅速而协调的左右水平摆动。

屈膝式

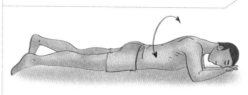

仰卧，双手十指交叉，垫在颈后，掌心向上。两腿并拢屈膝，脚跟靠近臀部。摆动时以双膝的左右摇动来带动身体的活动，向左右两侧交替扭转。开始时幅度可小，熟练后可加大幅度，加快频率。

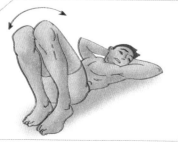

胃溃疡患者的自我保健和治疗

胃溃疡是一种多发病、慢性病，容易反复发作，因此要想治愈胃溃疡，需要一个较为艰难持久的历程。这就需要患者在日常生活中做好自我保健了。

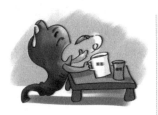 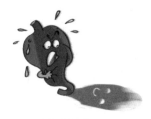 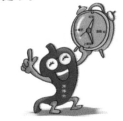

1. 注意饮食卫生

不注意饮食卫生、偏食、挑食、饥饱失度或过量进食冷饮冷食，或嗜好辣椒、浓茶、咖啡等刺激性食物，均可导致胃肠消化功能紊乱，不利于溃疡的愈合。注意饮食卫生，做到一日三餐定时定量，饥饱适中，细嚼慢咽，是促进溃疡愈合的良好习惯。

2. 避免精神紧张

胃溃疡是一种典型的心身疾病，心理因素对胃溃疡影响很大。精神紧张、情绪激动，或过分忧虑对大脑皮层产生不良的刺激，使得下丘脑的调节作用减弱或丧失，引起自主神经功能紊乱，不利于食物的消化和溃疡的愈合，因此，保持轻松愉快的心境，是治愈胃溃疡的关键。

3. 讲究生活规律，注意气候变化

胃溃疡病人生活要有规律，不可过分疲劳。劳累过度不但会影响食物的消化，还会妨碍溃疡的愈合。溃疡病人一定要注意休息，生活起居要有规律。溃疡病发作与气候变化有一定的关系，因此溃疡病人必须注意气候变化，根据节气冷暖，及时添减衣被。

4. 针刺拔罐法（胃溃疡）

取穴：A. 风池、大杼、膈俞、脾俞、足三里；B. 天柱、肩井、肝俞、胃俞、三焦俞、上巨虚。

治疗方法：每次选1组，先用毫针做轻轻针刺，然后拔罐，留罐10~15分钟。

疗程：每日1次，10次为1个疗程。

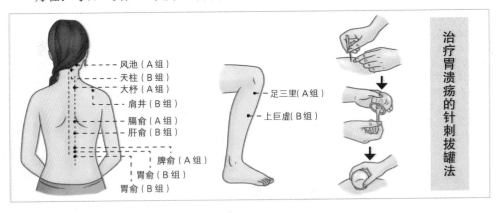

风池（A组）
天柱（B组）
大杼（A组）
肩井（B组）
膈俞（A组）
肝俞（B组）
脾俞（A组）
胃俞（B组）
胃俞（B组）
足三里（A组）
上巨虚（B组）

治疗胃溃疡的针刺拔罐法

胃炎的拔罐疗法

胃炎是指胃黏膜的炎症，分急性和慢性两类。急性胃炎系由不同病因引起的胃黏膜急性炎症。凡致病因子经口进入胃内引起的胃炎，称外因性急性胃炎；凡有害因子通过血循环到达胃黏膜而引起的胃炎，称内因性胃炎。

单纯拔罐法（胃脘痛）

取穴：中脘、神阙。

治疗方法：采用单纯拔罐法，留罐 10~15 分钟。

疗程：每日 1 次。

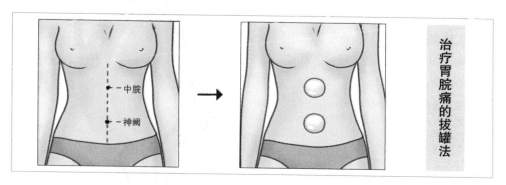

治疗胃脘痛的拔罐法

大、小肠

大肠为传道之官，小肠为受盛之官

中医认为小肠为受盛之官，大肠为传导之官。受盛就是"承受和兴盛"。小肠接受由胃传送下来的水谷，将其解析变化成精微物质，并大量吸收，使体内的精微物质非常富足，故称"受盛"。大肠是主传导的，水谷被小肠吸收后，那些糟粕和少量没有被吸收的水谷精微仍然是清浊混杂的，但是浊的多清的少。这时就需要大肠的道路来传输。传输的过程就是要在大肠中进行最后的过滤以分别清浊。清者，包括一些营养和水，最后被彻底吸收和利用；浊者，也就是那些糟粕会被传送到魄门，也就是肛门，最后被排出体外。

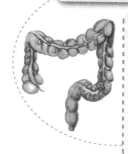

大肠为传道之官

大肠经值班是在卯时，也就是早晨 5 点到 7 点之间。这个时候，人体的气血也已到达大肠，身体已将废物输送到大肠。这时如果不把废物排出体外，人体又会重新代谢吸收它们，所以，在这个时候起床排便是最好的

小肠为受盛之官

在下午的 13~15 点，此时是小肠经当令，也就是保养小肠的最佳时段。13 点之前，一定要把中午饭吃完，这样到了小肠经当令的时候就可以最大化地吸收食物的营养

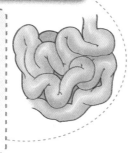

膀胱

呵护膀胱，驱除体内毒素

膀胱是一个储存尿液的器官。它的主要功能就是储尿和排尿。中医认为肾与膀胱相表里，《黄帝内经》上说"肾开窍于二阴"，说的就是这个道理。肾是作强之官，肾精充盛则身体强壮，精力旺盛；膀胱是州都之官，负责储藏水液和排尿。它们一阴

一阳，一表一里，相互影响。所以说，如果撒尿有问题，就是肾的毛病。另外，生活中我们经常会说有的人因为惊吓，小便失禁，其实这就是"恐伤肾"，恐惧对肾脏造成了伤害，而肾脏受到的伤害又通过膀胱经表现出来了。

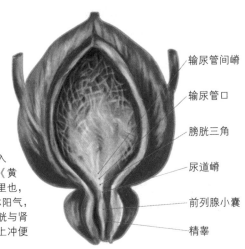

输尿管间嵴

输尿管口

膀胱三角

尿道嵴

前列腺小囊

精阜

肾的病变也会导致膀胱的气化失调，引起尿量、排尿次数及排尿时间的改变，而膀胱经的病变也常常会转入肾经。"风厥"多是膀胱经的病症转入了肾经所致。《黄帝内经》中说："巨阳主气，故先受邪，少阴与其表里也，得热则上从之，从之则厥也。"足太阳膀胱经统领人体阳气，为一身之表，外界的风邪首先侵袭足太阳膀胱经，膀胱与肾相表里，膀胱经的热邪影响到肾经，肾经的气机逆而上冲便形成了风厥

从生活细节之处养护膀胱

膀胱需要我们在日常生活中做好养护，方法如下：

1. 男士排尿时的注意事项

男士排尿时，尽量把裤子脱得足够低，以免压迫尿道，阻碍尿流。阴囊处是尿道最宽也最有可能积存尿液的地方，所以在排尿结束之前，最好在阴囊下面轻轻地压一压，使可能残存的尿液都排出来。否则，在排尿完毕后，有可能会有尿液流到内裤上。

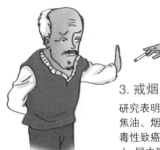

2. 这样避孕损害膀胱

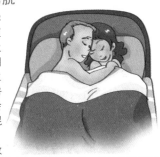

有的男士为了达到避孕效果，射精前用手指压住会阴部的尿道，不让精液射出。那精液流到哪里去了呢？精液发生倒流进入膀胱了。在房事后第一次排尿时你会在尿液中发现有白色混浊物，它们就是精液。经常这样做除了会导致性功能障碍外，还容易发生逆行射精现象，就是即使不压迫尿道，也无精液射出。精液经常流入膀胱，会使尿道和膀胱产生憋胀和灼热等不适感，并容易引起尿道炎症。

注意生活细节，好好养护膀胱

3. 戒烟

研究表明，香烟中含有尼古丁、焦油、烟草特异性亚硝胺等多种毒性致癌物质，经常大量吸烟的人，尿中致癌物质的浓度比较高。

4. 多饮水

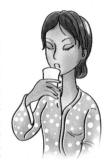

饮水量的多少，直接影响膀胱内尿液的浓度，对膀胱癌的发生有重要影响。饮水量少者膀胱中的尿液必然少，而致癌物质从肾脏排泄到膀胱后，在尿液中的浓度也相对较高。这些高浓度的致癌物质会对膀胱黏膜造成强烈的刺激。同时，饮水量少者，排尿间隔时间必然延长，这就给细菌（如大肠杆菌）在膀胱内繁殖创造了有利条件。膀胱癌患者，大多数是平时不喜欢饮水、饮茶的人。

第 4 节
腹部、腰部

腹部

腹部是脏腑的宫城

在中医看来，人体的腹部为"五脏六腑之宫城，阴阳气血之发源"。脾胃为人体后天之本，胃所受纳的水谷精微，能维持人体正常的生理功能。脾胃又是人体气机升降的枢纽，只有升清降浊，方能气化正常，健康长寿。

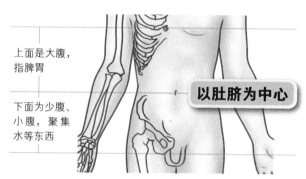

上面是大腹，指脾胃

下面为少腹、小腹，聚集水等东西

以肚脐为中心

腹部为阴，所以绝不能受凉，尤其是夏天的时候，即使再热，睡觉时也要把腹部保护好，盖上薄被

神阙穴是身体的命蒂

"神阙"，就是我们常说的肚脐眼儿。为什么神阙有"命蒂"之称呢？首先，脐是胎儿从母体吸收营养的途径，向内连着人身的真气真阳，能大补阳气。另外，神阙穴发生异常变化，都可以借刺激神阙穴来调整，达到"阴平阳秘，精神乃治"的状态。中医认为脐腹属脾，所以本穴能治疗脾阳不振引起的消化不良、全身性的阳气不足，包括四肢发凉怕冷、男科妇科等多种生殖系统疾病。

指压保健

中指隔衣压在肚脐上，力度最好能使肚脐有一定压迫感，又不太难受，然后排除杂念，集中思想在"脐上"，自然呼吸 100 次以上，每天睡前指压一次，有补脾虚、振食欲的作用，特别适合老年朋友。

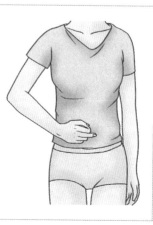

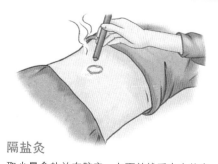

隔盐灸

取少量食盐放在脐窝，上面放钱币大小的生姜片，再拿艾条灸。此法有温脾胃、补肾阳的作用。

按揉腹部可以延年益寿

揉腹部可通和上下，分理阴阳，去旧生新，充实五脏，祛外感之诸邪，清内生之百症。现代医学认为，揉腹可增加腹肌和肠平滑肌的血流量，增大胃肠内壁肌肉的张力及淋巴系统功能，使胃肠等脏器的分泌功能活跃，从而加强对食物的消化、吸收和排泄，明显地改善大小肠的蠕动功能，可起到排泄作用，防止和消除便秘，老年人尤其需要。

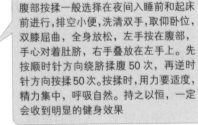

经常巧妙地按揉腹部，还可以使胃肠道黏膜产生足量的前列腺素，能有效地防止胃酸分泌过多，并能预防消化性溃疡的发生。揉腹还可以减少腹部脂肪的堆积。这是因为按揉能刺激末梢神经，通过轻重快慢不同力度的按摩，使腹壁毛细血管畅通，促进脂肪消耗，防止人体大腹便便，从而收到满意的减肥效果

腹部按揉一般选择在夜间入睡前和起床前进行，排空小便，洗清双手，取仰卧位，双膝屈曲，全身放松，左手按在腹部，手心对着肚脐，右手叠放在左手上。先按顺时针方向绕脐揉腹 50 次，再逆时针方向按揉 50 次。按揉时，用力要适度，精力集中，呼吸自然。持之以恒，一定会收到明显的健身效果

经常按揉腹部，还可使人精神愉悦。睡觉前按揉腹部，有助于入睡，防止失眠。对于患有动脉硬化、高血压、脑血管疾病的患者，按揉腹部能平息肝火，使人心平气和、血脉通畅，起到辅助治疗的良好作用

腰部

腰为肾之府，力气的主要来源

腰是身体躯干胸腔底部和骨盆间的部分，对于一般人来说，更通俗的解释是系腰带的部位。健康人的腰围必须比臀围小，腰围与臀围比值越大，说明腰部积油越多，越容易得糖尿病、高血压、胆固醇过高症、乳腺癌和子宫内膜癌等慢性病。在中国，如果女性腰围尺寸超过 80 厘米，男性超过 90 厘米，就意味着较高的危险。

腰部构成虽然简单，但极为重要。唐朝王冰注云："两肾在于腰内，故腰为肾之外腑。"人的两肾在腰部之内，而由于肾在人生命活动中的重要性，腰也便有了重要意义。所以，养生家都重视腰部的保护和运动，如果腰部活动不灵，肾脏功能也就要产生问题了。

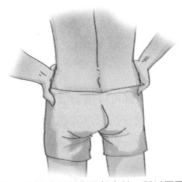

腰为肾之府

男人的性功能更跟腰部有关，所以更要护腰，把两手搓热，捂在腰眼上，非常有益

千万别让腰受寒

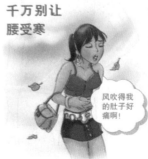

风吹得我的肚子好痛啊！

女孩子腰部受寒和腹部受寒一样严重，也会引起月经疾患和不育的问题。腰部是不可以受寒的。现在的女性流行穿露脐装，可以肯定的是，穿露脐装的女性患妇科疾病的概率远远大于不穿露脐装的女性

腰部保健五部曲

我国传统的养生防病理论，历来非常重视腰部的保健和锻炼，素有"腰为肾之府"的说法。自古以来，锻炼腰部的方法不少，大多是通过松胯、转腰、俯仰等运动，来疏通腰部的气血运行，起到健肾强腰的作用。下面介绍几种效果好、简便易行的锻炼方法。

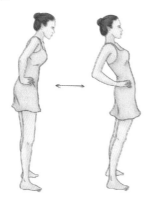

前屈后伸 两腿开立，与肩同宽，双手叉腰，然后稳健地做腰部充分的前屈和后伸各 5~10 次。运动时要尽量使腰部肌肉放松

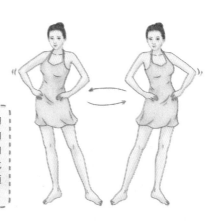

转胯回旋 两腿开立，稍宽于肩，双手叉腰，调匀呼吸。以腰为中轴，胯先按顺时针方向做水平旋转运动，然后再按逆时针方向做同样的转动。速度由慢到快，旋转的幅度由小到大，如此反复各做 10~20 次。注意上身要基本保持直立状态，腰随胯的旋转而动，身体不要过分地前仰后合

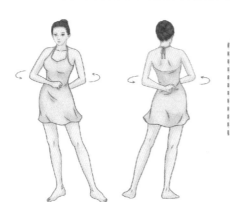

交替叩击 两腿开立，与肩同宽，两腿微弯曲，两臂自然下垂，双手半握拳。先向左转腰，再向右转腰。与此同时，两臂随腰部的左右转动而前后自然摆动，并借摆动之力，双手一前一后，交替叩击腰背部和小腹，力量大小可酌情而定，如此连续做 30 次左右

双手攀足 全身直立放松，两腿可微微分开，先两臂上举，身体随之后仰，尽量达到后仰的最大限度。稍停片刻，随即身体前屈，双手下移，让手尽可能触及双脚，再稍停，恢复原来体位。可连续做 10~15 次。注意身体前屈时，两腿不可弯曲，否则效果不好。老年人或高血压患者，弯腰时动作要慢些

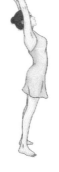
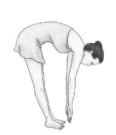

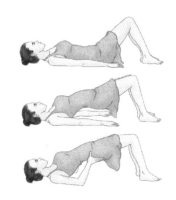

拱桥式 仰卧床上，双腿屈曲，以双足、双肘和后头部为支点（5点支撑），用力将臀部抬高，如拱桥状。随着锻炼的进展，可将双臂放于胸前，仅以双足和后头部为支点（3点支撑）来进行锻炼，每次可锻炼 10~20 次

腰椎间盘突出的食疗方

椎间盘是含水分很高的胶状体和富于弹性的软骨组织。人到中年，椎间盘的纤维就会逐渐失去弹性，还会发生退行性改变，再加上外力因素的损伤，很容易导致椎间盘突出症的发生。

在饮食上，预防和治疗腰椎间盘突出都要保证足够的营养物质。多摄入一些能增强骨骼强度、肌肉力量的营养成分，如钙、磷、蛋白质、B 族维生素、维生素 C、维生素 E 含量较高的食品，有利于病情的好转。

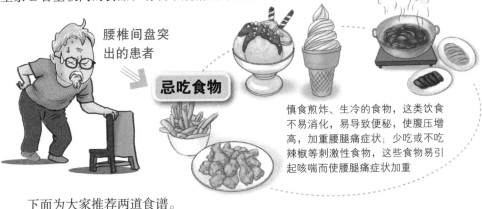

腰椎间盘突出的患者

忌吃食物

慎食煎炸、生冷的食物，这类饮食不易消化，易导致便秘，使腹压增高，加重腰腿痛症状；少吃或不吃辣椒等刺激性食物，这些食物易引起咳喘而使腰腿痛症状加重

下面为大家推荐两道食谱。

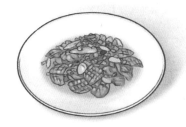

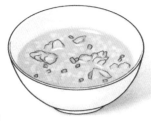

1. 羊肾杜仲

材料：新鲜羊肾 1 对，杜仲 30 克，精盐适量。
做法：将羊肾剖开，洗净，把杜仲夹于剖开的羊肾内，用细线将羊肾缠紧，放入碗内。碗内加少量水及精盐，置锅内隔水慢火蒸 2 小时取出。分次食用羊肾，可连续食用。
功效：补肾强腰，养精益髓。

2. 腰花粥

材料：猪腰子 1 副，粳米 65 克，葱白、姜片、料酒、精盐、鸡精各适量。
做法：将猪腰子洗净，去筋膜，切成小块，放入沸水中烫一下。将粳米洗净，放入锅中，加清水适量，用小火熬成粥，调入腰花、精盐、料酒、葱白、姜片、鸡精、煮沸后即可食用。
功效：适用于腰椎间盘突出兼有腰膝软弱，酸痛，行路艰难的患者。

第5节

躯干和四肢

两肩

性感的锁骨

　　脖子之下，双峰之上，两根凸起的横骨，让颈间妩媚流转。只要一吸气，风情锁骨就会展现无遗，在两肩前部形成两个窝。这个窝的中间有一个重要的穴位就是缺盆穴，五脏六腑的经络都要经过这里。这个地方也是心统领五脏六腑的通路。心这个即使君主能发布政令，假如通路受阻，也无法管好五脏六腑这些百姓，所以人体必须保证缺盆穴这条道路的畅通。那么，如何保证它畅通呢？按摩缺盆穴，下面我们会讲到按摩的方法。

性感的锁骨让女人妩媚无限！

日常生活中要保护好我们的双肩

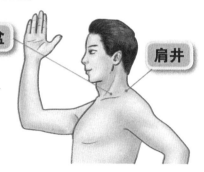

缺盆 肩井

1. 按摩缺盆穴

把手心贴在缺盆处，慢慢地提捏，提捏的劲道采取"落雁劲"，就好像是大雁落沙滩那样，看似轻柔，但内带劲力。没事的时候多做这个动作，就可缓解肩膀疼痛。

2. 点肩井穴 3~5 分钟

肩井（肩井穴的位置在大椎与肩峰连线中点，肩部筋肉处，肩的最高处，前直乳中）在人体胆经上，是非常重要的强身穴。点按它对人体非常有益。如果感冒背痛，就抓揉提拿肩井穴三次，然后拍拍全身，会很有效。

3. 睡觉时护住肩膀

晚上睡觉的时候，一定要盖住肩膀。很多年轻的妈妈为了照顾孩子，跟孩子一起睡，盖一床被子。这样容易导致孩子的缺盆处受风，引起肩背痛，所以家长要注意这个问题。在家休息的时候，随时按摩一下肩部可以舒缓肩部的紧张。平时要加强肩部的锻炼，避免剧烈运动，避免高强度、长时间的肩部肌肉紧张。

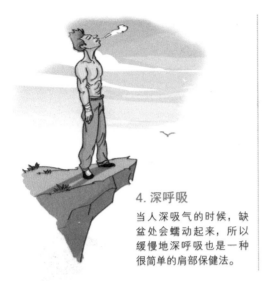

4. 深呼吸

当人深吸气的时候，缺盆处会蠕动起来，所以缓慢地深呼吸也是一种很简单的肩部保健法。

5. 滋润肩部皮肤

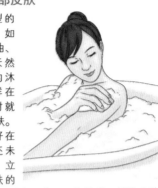

选择滋润型的沐浴用品，如含有棕榈油、橄榄油等天然滋养成分的沐浴液。这样在洗澡的同时就能滋润肌肤。洗澡后最好在皮肤水分还未挥发之前，立即涂上润肤的护肤品，让皮肤表层多一层保护膜。锁住皮肤水分，皮肤就不再感觉干燥紧绷了。洗澡会令肌肤及身体内的水分流失，洗澡后慢慢喝1~2杯温水，可及时补充体内水分。

养血通络，和肩周炎说"Byebye"

肩周炎，俗称"凝肩"，又称漏肩风、五十肩、冻结肩，全称肩关节周围炎，是肩周肌、肌腱、滑囊及关节囊的慢性损伤性炎症，主要的病因是增生、粗糙及关节内、外粘连，导致肩关节疼痛和活动不便。本病的高发年龄在 50 岁左右，女性发病率略高于男性，多见于体力劳动者。

在饮食上，预防和治疗肩周炎都要多吃具有理气、活血、通络作用的食品和强壮筋骨的食物。肩周炎患者的饮食宜温，不宜生冷。可少量饮低度酒或黄酒。

下面为大家推荐两道有助于缓解肩周炎食谱。

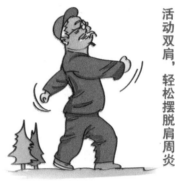

活动双肩，轻松摆脱肩周炎

肩周炎患者应选择玉米、粳米等为主食，副食则可选择山楂、丝瓜、油菜、西瓜子、芝麻、羊肉、猪腰、韭菜、虾、核桃、黑芝麻、木瓜、当归等可调理气血、舒筋活络的食物

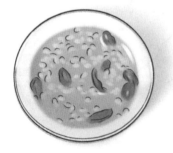

1. 川乌粥

材料：生川乌头约5g，粳米50g，姜汁约10滴，蜂蜜适量。

做法：把川乌头捣碎，研为极细粉末。先煮粳米，粥快成时加入川乌末，改用小火慢煎，待熟后加入姜汁及蜂蜜，搅匀，稍煮即可。

功效：具有祛散寒湿、通利关节、温经止痛之效。适用于肩周炎风湿寒侵袭所致者。

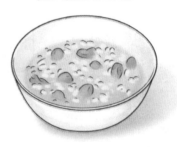

2. 白芍桃仁粥

材料：白芍 20g，桃仁 15g，粳米 60g。

做法：先将白芍水煎取液，约 500ml；再把桃仁去皮尖，捣烂如泥，加水研汁，去渣；用二味汁液同粳米煮为稀粥，即可食用。

功效：具有养血化瘀、通络止痛之效。适用于肩周炎晚期瘀血阻络者。

两腋

按捏腋窝延缓衰老

按捏腋窝可舒筋活络，调和气血，延缓衰老。

按捏腋窝的好处

首先，按捏腋窝可大大增加肺活量，使全身血液回流畅通，促使呼吸系统进行气体交换

其次，可使体内代谢物中的尿酸、尿素、无机盐及多余水分能顺利排出，增强泌尿功能，并能使生殖器官和生殖细胞更健康

最后，可使眼耳鼻舌和皮肤感官在接受外界刺激时更加灵敏

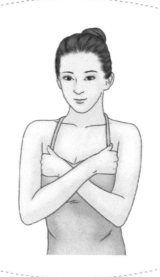

按捏腋窝的方法

按捏腋窝简单易行。自我按捏时，左右臂交叉于胸前，左手按右腋窝，右手按左腋窝，运用腕力，带动中、食、无名指有节律地轻轻捏拿腋下肌肉3~5分钟，早晚各1次，切忌用力过分。夫妻间可同时按捏对方腋窝，或由一方按捏，3分钟对换角色，不仅可帮助消化、健脾开胃、增强食欲，还能防治阳痿阴冷

双手

手的日常养护方法

爱美的女孩子在日常生活中，要给双手做好防御措施，避免形成"主妇手"。倘若待双手出现毛病时才抢救，可能为时已晚，所以在生活中一定要保护好自己的双手。

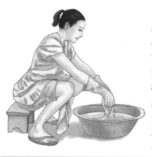

（1）别把手当作清洁布。在清洗碗盘锅灶时不妨使用长柄的刷子，这样可以减少手与化学清洁剂的接触；或是在洗刷碗盘时，将碗盘放在热水或清洁液内先浸泡30分钟左右，然后再用冷水冲洗，这样可以比较省力地除去污渍油垢。

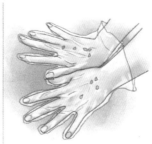

（2）戴副手套。做清洁工作时，不论是否会碰到水，戴上手套可以有效避免接触清洁剂。手套应宽松些，这样不容易引起刺激。

（3）仔细阅读清洁剂说明书。有的清洁剂虽然价格较贵，去污作用较强，但是对手部皮肤的脱脂能力和刺激性很大。所以，在购买此类产品时，应细读说明书，最好选择以植物表面活性剂为原料的中性配方的清洁剂。

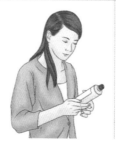

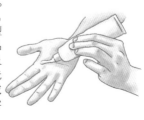

（4）给手抹点保湿霜。在完成了清理工作后，不要忘了抹上防护型的护手霜，这类产品一般含有天然胶原及维生素E等修复性元素，其中的果酸等成分对碱性物质的侵害有较强的修复能力。

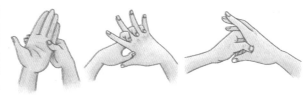

（5）经常进行手部活动。手的美观关键是要使手指灵活柔软，做好手部运动是必要的，可以利用坐车或看电视的时间做一做这种简单的指部运动。从指尖开始按摩到手指底部，动作要坚定而柔和，按摩时先涂上润肤霜，以增加柔润感。

双腿

简易小动作呵护腿部健康

其实，生活中只要你用心做做运动，就能保证腿部的健康。

1."干洗"腿

用双手紧抱一侧大腿根，稍用力从大腿根向下按摩直至足踝，再从足踝往回按摩至大腿根。用同样的方法再按摩另一条腿，重复10~20遍。这样可使关节灵活，使腿部肌力增强，也可预防小腿静脉曲张、下肢水肿及肌肉萎缩等。

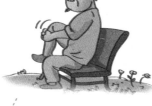

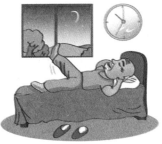

5. 蹬腿

晚上入睡前，可平躺在床上，双手紧抱后脑勺，由缓到急进行蹬腿运动，每次可做3分钟，然后再换另一条腿，反复8次。这样可使腿部血液畅通，尽快入睡。

2. 甩腿

手扶树或扶墙先向前甩动小腿，使脚尖向前向上翘起，然后向后甩动，将脚尖用力向后，脚面绷直，腿亦伸直。两条腿轮换甩动，每次甩80~100下为宜。此法可防半身不遂、下肢萎缩、小腿抽筋等。

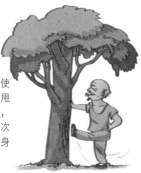

4. 扭膝

两足平行靠拢，屈膝微向下蹲，双手放在膝盖上，顺时针扭动数10次，然后再逆时针扭动。此法能疏通血脉，治下肢乏力、膝关节疼痛等症。

3. 揉腿肚

以两手掌紧扶小腿，旋转揉动，每次揉动20~30次，两腿交换揉动6次。此法能疏通血脉，增加腿的力量，防止腿脚酸痛和乏力。

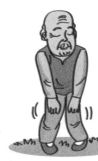

"春捂"的关键就是腿和脚

古代医家都强调"春捂"，就是"春不忙减衣"。从中医理论讲，"春捂"既是顺应阳气生发的养生需要，也是预防疾病的自我保健良方。那么，"春捂"应该捂哪里呢？重点就是腿和脚。北方屋子里有暖气，所以很多人习惯减衣服时先减掉几条裤子。然而，因为人体下半部的血液循环状况要比上身差，容易遭到风寒侵袭，尤其是老弱病残者，极易导致关节病、心血管疾病等。

近年来，医疗气象学家对"春捂"有了更科学、更具体的研究，提出了一些供人们在实践中便于"操作"的数据。

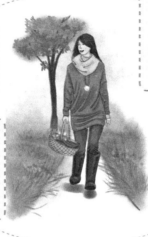

（1）把握时机：冷空气到来前一两天预备。气象学家发现，许多疾病的发病高峰与冷空气南下和降温持续的时间密切相关

（2）把握气温：15℃是"春捂"的临界温度。研究表明，对多数老年人或体弱多病而需要"春捂"的人来说，15℃可以视为捂与不捂的临界温度

（3）注意温差：日夜温差大于8℃是捂的信号。春天的气温变化无常，前一天还是春风和煦、春暖花开，刹那间则可能寒流涌动，日夜温差大于8℃时是捂的信号

（4）持续时间：1~2周恰到好处。捂着的衣衫，随着气温回升总要减下来。但减得太快，就可能"一向单衫耐得冻，乍脱棉衣冻成病"。医学家发现，气温回升后，得再捂7天左右，体弱者或高龄老人得捂14天以上，身体才能适应

跷二郎腿小心会患疾病

检查一下，生活中的自己有跷二郎腿的习惯吗？如果有的话，要小心了，跷二郎腿会让你罹患四种疾病。

（1）可能引发腿部静脉曲张或血栓塞。跷二郎腿时，被垫压的膝盖受到压迫，容易影响下肢血液循环。两腿长时间保持一个姿势不动，容易麻木，如果血液循环再受阻，很可能造成腿部静脉曲张或血栓塞。特别是患高血压、糖尿病、心脏病的老人，长时间跷二郎腿会使病情加重

（2）影响男性生殖健康。跷二郎腿时，两腿通常会夹得过紧，使大腿内侧及生殖器周围温度升高。对男性来说，这种高温会损伤精子，长期如此，可能会影响生育

（3）导致脊椎变形，引起下背疼。人体正常脊椎从侧面看应呈S形，而跷二郎腿时容易弯腰驼背，久而久之，脊椎便成C字形，造成腰椎与胸椎压力分布不均。长此以往，还会压迫脊神经，引起下背疼痛

（4）出现骨骼病变或肌肉劳损。跷二郎腿时，骨盆和髋关节由于长期受压，容易酸疼，时间长了可能会出现骨骼病变或肌肉劳损

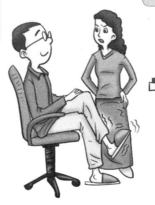

跷二郎腿最好别超过10分钟，两腿切忌交叉过紧，如果感觉大腿内侧有汗渍渗出，最好在通风处走一会儿，以尽快散热。特别是坐公车时，如果遇到急刹车，交叉的两腿来不及放平，容易导致骨关节肌肉受损脱臼。

双脚

手心搓脚心的养生智慧

《五言真经》中说："竹从叶上枯，人从脚上老。天天千步走，药铺不用找。"说明人的健康长寿始于脚。同时，脚心是肾经涌泉穴的部位，而手心是心包经劳宫穴的部位，如果经常用手掌搓脚心，既疏通了肾经，又活络了心包经，可谓一举两得，有健肾、理气、益智的功效。

另外，可以常做下肢操：

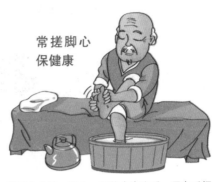

常搓脚心
保健康

搓脚心方法：晚上，用热水泡脚后，用左手握住左脚趾，用右手心搓左脚心，来回搓100次，然后再换右脚搓

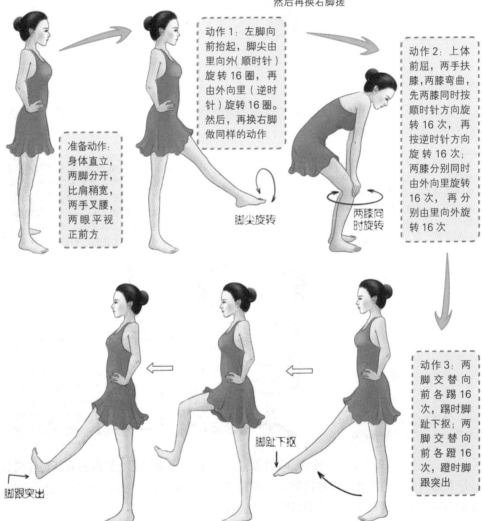

准备动作：身体直立，两脚分开，比肩稍宽，两手叉腰，两眼平视正前方

动作1：左脚向前抬起，脚尖由里向外（顺时针）旋转16圈，再由外向里（逆时针）旋转16圈。然后，再换右脚做同样的动作

脚尖旋转

动作2：上体前屈，两手扶膝，两膝弯曲，先两膝同时按顺时针方向旋转16次，再按逆时针方向旋转16次；两膝分别同时由外向里旋转16次，再分别由里向外旋转16次

两膝同时旋转

动作3：两脚交替向前各踢16次，踢时脚趾下抠；两脚交替向前各蹬16次，蹬时脚跟突出

脚趾下抠

脚跟突出

脚跟突出

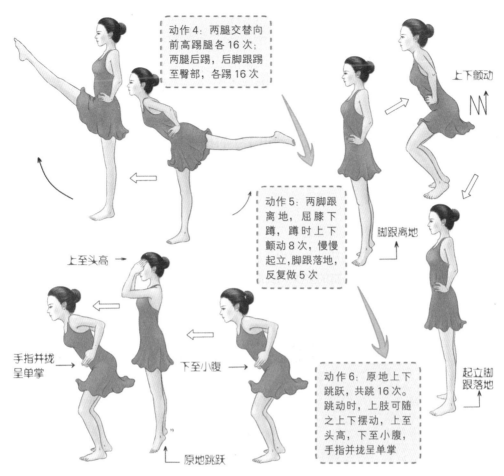

动作4：两腿交替向前高踢腿各16次；两腿后踢，后脚跟踢至臀部，各踢16次

动作5：两脚跟离地，屈膝下蹲，蹲时上下颤动8次，慢慢起立，脚跟落地，反复做5次

上下颤动

脚跟离地

起立脚跟落地

上至头高

手指并拢呈单掌

下至小腹

动作6：原地上下跳跃，共跳16次。跳动时，上肢可随之上下摆动，上至头高，下至小腹，手指并拢呈单掌

原地跳跃

经常用手心搓脚心，再加上常做下肢操，坚持下去，对身体健康大有帮助。

治好脚臭，不再做臭男人

不要误会，这里的"臭男人"与品质无关，而是特指"脚臭"的男人。这应该是男人的通病，很多人上一天班回到家，一脱鞋，那脚简直臭不可闻。这些人通常认为脚臭并不算什么缺点，更不是病，而是天生的"汗脚"，就算每天坚持洗脚也不会有什么改变。其实，这种想法是错误的，汗脚和臭脚多是由脾湿造成的，只要将脾调养好，脚臭的问题也就解决了。

中医讲，"诸湿肿满，皆属于脾"，汗脚就属于"湿"的范畴，脚特别臭是因为脾肿大，而脾肿大则是由于脾脏积湿。脾湿热的时候，人会出又黄又臭的汗，就形成了"汗臭脚"。

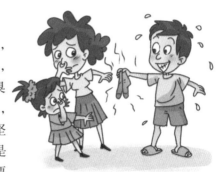

想告别"汗臭脚"，就应该吃一些清热祛湿的药，然后每晚都用热水或者明矾水泡脚。明矾具有收敛作用，可以燥湿止痒。还可以适当多吃些健脾祛湿的扁豆。另外，民间有一些土方子治疗脚臭的效果也不错，如把土霉素药片压碎成末，抹在脚趾缝里，就能在一定程度上防止出汗和脚臭，因为土霉素有收敛、祛湿的作用

第6节

皮肤、肌肉和骨骼

皮肤

护肤第一步，辨清自己的皮肤类型

每个人都想拥有完美的肌肤，但由于肤质不同，每个人也都会遇到各种各样的皮肤问题。根据皮脂腺分泌油脂的多少，我们将皮肤分为5种类型：中性、油性、干性、混合性以及敏感性肌肤。不同的皮肤类型有不同的特点。

1. 中性皮肤

特征：清洁面部后6~8小时出现面油，皮肤细腻有弹性，不发干，天热时可能出现少许油光，很少长痘痘，比较耐晒，也不易过敏。中性皮肤可以说是比较好的皮肤类型。

护理方法：中性皮肤的养护以保湿为主，如果处理不得当，也很容易因缺水、缺养分而转为干性肤质。应该使用锁水保湿效果好的护肤品，好好保养。

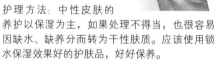

2. 油性皮肤

特征：清洁面部1小时后开始出现面油，平时肌肤较为粗糙，泛油光，天气转冷时易缺水，很容易生暗疮、青春痘、粉刺等。

护理方法：油性皮肤的日常养护以清洁、控油、补水为主。要定期做深层清洁，去掉附着在毛孔中的污物。特别是在炎热的夏天，油性肌肤的人每天应该多洗几次脸，洗脸后以收敛水收敛粗大的毛孔。不偏食油腻、辛辣的食物，多吃蔬菜、水果和含B族维生素的食物。另外，少用手触摸脸部，如果有痘痘，就更不能经常用手触碰，以免感染。

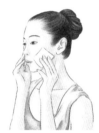

3. 干性皮肤

特征：清洁面部后12小时内不出现面油，面部显得干燥缺水，换季时更有紧绷、脱皮等现象出现，容易被晒伤，也容易长皱纹。

护理方法：干性肤质的保养以补水、营养为主，防止肌肤干燥缺水、脱皮或皲裂，延缓衰老。洗脸时动作要轻柔，选用高保湿的乳液。另外，冬季室内因为暖气的关系，湿度较小，干性肌肤更容易因失水而变得粗糙，因此室内宜使用加湿器。日常饮食可增加一些脂肪类的食物。

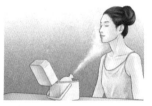

4. 混合性皮肤

特征：清洁面部后2~4小时后T形部位（额头、鼻子、下巴）出现面油，其他部位则更晚才会出现。T形部位易生粉刺、痘痘等。其他部位却因缺水而显得干涩，比较耐晒，缺水时易过敏。所谓混合性，就是T形部位油性和其他部位干性的混合。

护理方法：混合性皮肤的日常护理以控制T形区分泌过多的油脂为主，而干燥部位则要滋润，所以护理上要分开。选用性质较温和的洁面用品，定期深层清洁T形部位，洁面后以收敛水帮助收敛毛孔，干燥部位则以一般化妆水滋润。

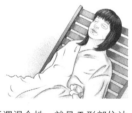

5. 敏感性皮肤

特征：皮肤较薄，面部容易出现红血丝，换季或遇冷热时皮肤容易发红，易起小丘疹，使用洁肤化妆用品很容易因为过敏而产生丘疹、红肿，易晒伤。护理方法：这类皮肤最需要小心呵护，在保养品的选择上避免使用含有香料、酒精的产品，尽量选用配方清爽柔和、不含香精的护肤品，注意避免日晒、风沙、骤冷骤热等外界刺激。涂抹护肤品时动作要轻柔，不要用力揉搓面部肌肤。值得注意的是，这类皮肤的人在选用护肤品时，应先做个敏感测试：在耳朵后、手腕内侧等地方试用，确定有没有过敏现象。一旦发现过敏症状，应立即停用所有的护肤品，情况严重者最好到医院寻求专业帮助。

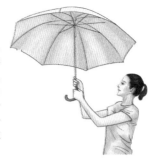

在做皮肤护理之前，每个人都应该先认清自己的肤质属于哪种皮肤类型，然后针对自己皮肤的特点采取对应的护理措施。这样才能收到事半功倍的效果。

从皮肤的颜色来辨别疾病

中医讲究"病在里必形之于表"，就是说身体内部的疾病会在外表有所显现。对人体来说，皮肤是人体的护卫屏障，也是人们进行健康自查自测的一面镜子。

皮肤的颜色因年龄、日晒程度以及部位的不同而有所区别，主要由三种色调构成：黑色有深浅，由皮肤中黑色素颗粒的多少决定；黄色有浓淡，取决于角质层的厚薄；红色的隐现与皮肤中毛细血管分布的疏密及其血流量的大小有关。

观察皮肤颜色的变化，对判断疾病有很大帮助。一般正常的人，皮肤是红润的。如果一个人的肤色在短期内变化较大，并排除了正常的外来影响，就要考虑疾病发生的可能性。下面就让我们一起从皮肤的颜色开始，看看我们身体中可能存在着哪些危机。

1. 皮肤苍白

贫血者往往有不同程度的皮肤黏膜苍白。寒冷、惊恐、休克或主动脉瓣关闭不全等，通常会导致末梢毛细血管痉挛或充盈不足，引起皮肤苍白。雷诺氏病、血栓闭塞性脉管炎等疾病因肢体动脉痉挛或阻塞，也会表现为肢端苍白。

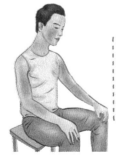

2. 皮肤发红

皮肤发红是毛细血管扩张充血、血流加速以及红细胞数量增多所致。在生理情况下见于运动、饮酒时。患病情况下见于发热性疾病，如大叶性肺炎、肺结核、猩红热等；某些中毒，如阿托品等药物中毒也是皮肤发红的一个原因；红细胞数量增多，如真性红细胞增多症等也可引起皮肤发红。

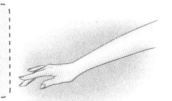

3. 皮肤呈樱桃红色

多是煤气或氰化物中毒。煤气中毒者体内的血红蛋白与一氧化碳结合成碳氧血红蛋白，失去了携氧能力，造成机体低氧。当碳氧血红蛋白数量达到血红蛋白总量的 30%～40%时，皮肤就会呈樱桃红色。

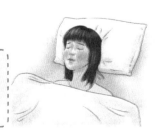

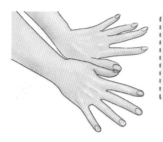

4. 皮肤暗紫

由于低氧，血液氧合血红蛋白含量升高。当还原血红蛋白升高到每100毫升血液5克以上时，血液就会变成暗紫色，此时病人的皮肤、黏膜就会出现发绀。皮肤出现暗紫的情况常见于重度肺气肿、肺源性心脏病、发绀型先天性心脏病等。

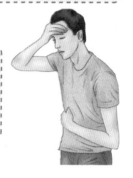

5. 棕色或紫黑色

多半为亚硝酸盐中毒。大量食用富含硝酸盐的蔬菜后，肠道细菌能将硝酸盐还原为亚硝酸盐，亚硝酸盐是氧化剂，能夺取血液中的氧气，使血红蛋白失去携氧能力，从而造成组织低氧，使低铁血红蛋白变成高铁血红蛋白，血液就变为棕色或紫黑色，患者的皮肤黏膜就会出现发绀。

6. 皮肤发黄

当血液中胆红素浓度超过 34.2 微摩尔 / 升，皮肤、巩膜、黏膜就会发黄。过多食用胡萝卜、南瓜、橘子汁等食品饮料，也可使血中胡萝卜素含量增多，当其超过 2500 毫克 / 升时，即导致皮肤黄染。长期服用带有黄色素的药物如米帕林、呋喃类药物等，亦可导致皮肤黄染。

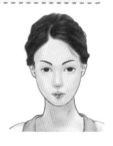

7. 色素沉着

肝硬化、肝癌晚期、黑热病、疟疾以及服用某些药物如砷剂、抗癌药等亦可引起程度不同的皮肤色素沉着。若仅在口唇、口腔黏膜和指、趾端的掌面出现小斑点状的色素沉着，往往见于胃肠息肉病。

肌肉

肌肉对于人体的重要作用

　　肌肉是人体运动系统的重要组成部分，起着支撑人体、协调人体动作的作用。人体的肌肉有三种：长在骨骼上的骨骼肌、分布在内脏组织上的平滑肌和组成心脏的心肌。人体的各种生命活动以及心脏的跳动都是在这些肌肉的收缩中完成的。如果肌肉坏死或者发生萎缩，人的活动就会受限。

　　肌肉还能保护人体的健康。人在生病时，

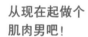

从现在起做个肌肉男吧！

当人生病时，肌肉越多，战胜疾病也就越容易。而且，一般来说，肌肉越多的人，身体也越健康强壮，患病的概率也相应较低如果外界能量供应不足，肌肉就可以充当储备能量的角色，人体可以通过分解肌肉中的蛋白来提供机体运转所需要的能量。

肌肉的日常保养方法

徐文兵先生在《字里藏医》一书中提到了几种比较常见的肌肉问题：

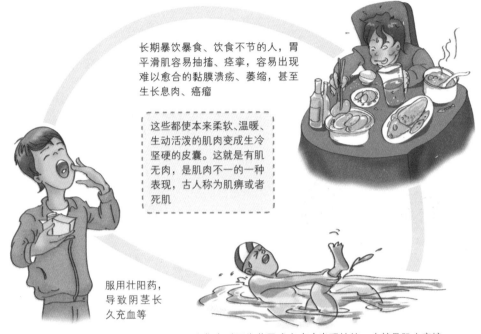

长期暴饮暴食、饮食不节的人，胃平滑肌容易抽搐、痉挛，容易出现难以愈合的黏膜溃疡、萎缩，甚至生长息肉、癌瘤

这些都使本来柔软、温暖、生动活泼的肌肉变成生冷坚硬的皮囊。这就是有肌无肉，是肌肉不一的一种表现，古人称为肌痹或者死肌

服用壮阳药，导致阴茎长久充血等

人们有时因为劳累或者冰冷出现抽筋，也就是肌肉挛缩

针对这些肌肉方面的问题，《伤寒论》中专设了桂枝汤、葛根汤、芍药甘草汤、干姜甘草汤等"解肌"的方剂来治疗。对于肌痹、死肌，一般采取活血化瘀、通络散结的方法治疗。《神农本草经》也记载了很多"去死肌"的药物，比如白术、乌梅、蛇，等等。针刺、艾灸、按摩的效果比内服中药更好一些，静坐、站桩也是辅助缓解紧张的有效方法。

骨骼

骨骼，人体血液的制造厂

骨骼是人体血液的制造工厂。一个生命诞生以后，骨骼就成为其体内最大的造血机构，可以制造出红细胞、白细胞、血小板等各种血细胞。脾脏和淋巴组织也会协助造血，但它们制造的只是少量的单核细胞和淋巴细胞。随着年龄的增长，人体内的骨骼会逐渐分化成两种：

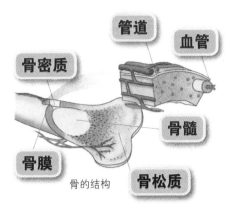

骨的结构

骨密质　管道　血管　骨髓　骨膜　骨松质

99

一种是红髓，负责全身造血；另一种是黄髓，由脂肪组织组成，不能造血，但依然保留着潜在的造血功能，是红髓不足时的替补队员。在人衰老的过程中，红髓是慢慢减少的，黄髓是慢慢增多的，也就是说，人体自身的造血功能会逐渐下降。

为了更好地提供新鲜的血液细胞，骨髓中有非常复杂的血管网络。各种造血物质和刺激物质都要经过血管进入骨髓中，才能实现造血功能。所以，骨髓能不能造血，血管的因素也很重要。

养护骨骼关节的"四大基石"

骨骼关节的健康与"四大基石"有密切联系，正确而合理地运用这"四大基石"，才能为骨骼奠定坚实的健康基础。

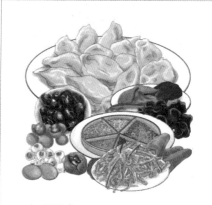

1. 合理膳食

痛风是一种与饮食习惯密切相关的疾病；女性的骨骼关节痛多与摄入过量的所谓"优质蛋白"有关；低钙食品可能造成骨质疏松；控食减肥会严重地伤骨；女性的血液黏稠会造成骨骼代谢功能障碍等。

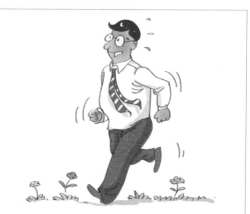

2. 适量参加体力劳动和运动

社会的进步造成了骨骼关节的质量问题的低龄化。现在的生活发展模式省时、省力、便捷、舒适，人们本应承受的体力支出大幅度缩减，而运动又被很多人视为可有可无之物。因此，骨骼问题正在向年轻人靠拢。

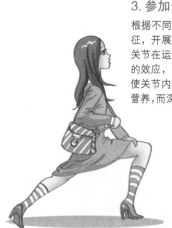

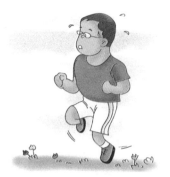

3. 参加合理的骨负荷锻炼

根据不同的人群、不同的体质特征，开展专门的骨负荷锻炼。骨关节在运动负荷中会产生"泵"的效应，使关节滑液渗透加速，使关节内软组织表面获得充足的营养，而深层营养则会滋养骨骼。

4. 控制致病因素

控制疾病对于降低骨骼关节的发病率十分重要。如糖尿病是骨骼关节的一大"杀手"，许多与代谢功能有关的疾病都会伤害骨骼。另外，人体激素水平也是一个重要的问题，如女性的雌激素、男性的雄性激素的变化，都会影响到骨骼的健康。

第7节

女人的特殊部位及保养

如何让乳房发育得更完美

中医学认为，女子进入青春期后，由于肾气逐渐充盛，从而"天癸至，任脉通，太冲脉盛，月事以时下"。"肾气"在这里主要是指人体的生长发育和主生殖的生理功能；"天癸"是一种类似西医所说的性激素的物质；任脉和冲脉则是两条下与内生殖器官相接，上与乳房相连的经脉。同时，冲脉还有存贮血液的作用，因而被称为"血海"。血海满溢的时候，上可化为乳汁，下可形成月经，并按时来潮。

懂得了女性长乳房的原理，也就懂得了如何才能使乳房发育好。现在市场上的丰胸产品五花八门，令人目眩，但大多治标不治本，并不能从根本上解决女性乳房发育的问题。其实，要让自己的乳房发育得更好、更美，方法很简单，就三条：

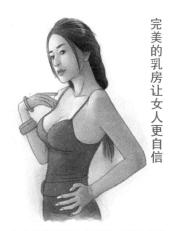

完美的乳房让女人更自信

乳房的发育是与肾气和血是否充足密切相关的。如果肾气不充沛，天癸不足，则任脉不得通，冲脉不能盛，最终导致气血不足，乳房便不能充分发育，以致停留在青春期前的幼稚状态

第一，补肾。根据中医理论，白色食品润肺，黄色食品益脾，红色食品补心，青色食品补肝，黑色食品补肾。而"肾为人先天之本"，通过以"黑补肾"，即可达到强身健体、补脑益精、防老抗衰的作用。"黑色食品"包含两方面的内容：一是黑颜色的食品；二是粗纤维含量较高的食品。常见的黑色食品有黑芝麻、黑豆、黑米、黑荞麦、黑枣、黑葡萄、黑松子、黑香菇、黑木耳、海带、乌鸡、黑鱼等

第二，补血。根据女性乳房发育的原理，可以知道血对于乳房发育的重要性，而血又依赖于脾胃。脾胃为人的后天之本，人体能否健康发育是由脾胃来决定的。如果脾胃的消化吸收功能强，吃了食物之后，生化出的营养物质就多，血也就多

第三，好好睡觉。良好的生活习惯是人体发育健康的保障。只有休息好了，血气才能充足，元气才能充足，乳房才可以良性发育

自我检测乳房的方法

进行乳房自检，是保障乳房健康的第一步。你可以选择有镜子的、温暖的、光线柔和的洗浴间，脱去上身的衣服，站在镜子前面，仔细打量乳房并触摸。

在自我检查的过程中，应当仔细观察每一侧乳房的外观，大小、皮肤颜色或者乳

头颜色的变化，乳房是否有湿疹，或者皮肤是否出现了凸痕，两个乳头高度的差别，乳头有无液体或者血液流出。如果乳房有明显变化，你就要注意了。

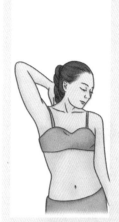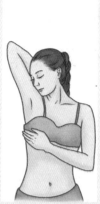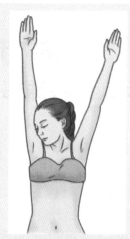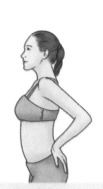

抬起一侧手臂，看另一侧乳房是否像正常一样随之抬起 ｜ 检查乳房上部与腋下结合部有无异常 ｜ 双手举过头顶，身体转向一侧反复观察乳房的侧面。用同样的方法观察另一侧 ｜ 双手平稳地放在臀部，用力按压观察，看乳房是否有不同以往的线条（如有异物突起）

上身前倾，继续寻找皮肤的凸痕或皱纹、乳房轮廓的变化或者乳头的回缩。先摸乳房，再摸腋下，用中指和示指的指腹，顺着一个方向全面检查乳房。

将右臂放在头底下，胳膊下面的乳腺组织会移向胸部的中央，用左手检查右侧的乳房是否有肿块，触摸时稍微用力，这样你的手将更接近乳腺组织并更容易进行触摸。用同样的方法检查左侧的乳房。如果你的乳房过大，可在左肩下垫一个枕头。

乳房自我检查的时间应在月经来潮后的第9~11天，淋浴时也可进行，因皮肤湿润时更容易发现乳房问题。初学乳房自我检查的女性，可在一个月内几个不同的时间进行检查。这样你就会了解乳房的硬度，以及皮肤肌理会发生怎样的周期性变化。之后再改为每月一次例行检查。如果发现两侧乳房不对称，乳房有肿块或硬结，或质地变硬，乳房皮肤有水肿、凹陷、乳晕有湿疹样改变，应立即去医院请专科医生检查

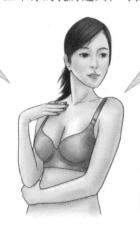

除自检外，30岁以上的妇女，最好每年请专科医生检查一次；40岁以上的妇女，每半年请医生检查一次，以便及早发现病变，防患于未然。乳房自检常存在两个极端，有的女性自检出肿块后，就异常紧张，容易造成紧张情绪，反而对自身健康不利。另有一些女性，发现肿块后没有及时就医，最终延误治疗，造成遗憾。所以，女性应重视乳房自检，发现异常肿块后应立即到医院进行检查

日常生活中保护乳房的方法

健康源于日常的保养，乳房的健康源自每天的呵护。要想乳房健康，避免乳房疾病，就要做到以下几点。

1. 保持愉悦的心情，避免抑郁

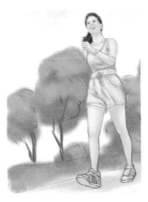

第一，女人要性格开朗。"药补不如食补，食补不如神补。"所谓的神补就是调神，关键点就是要"调理神明"，使五脏的神变得更好。调神就要求女人的心要宽一点儿，尽可能不生气或者少生气。

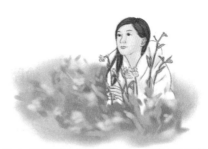

第二，培养爱好，加强修养。女人要有点儿事做，如果丧失了自我追求，很容易在小事情上想不开，从而影响情志，患乳房疾病。所以，要多培养爱好，让自己有事情做。

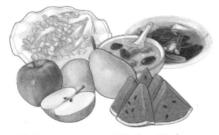

2. 营养要充足，不要挑食、偏食

遵循"低脂高纤"饮食原则，多吃全麦食品、豆类和蔬菜，控制动物蛋白的摄入，同时注意补充适当的微量元素。不要挑食和偏食，否则你的乳房将会"缩水"。

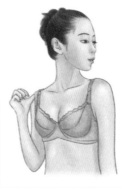

3. 合适的胸罩很重要

根据自己乳房的情况戴质地柔软、大小合适的胸罩，使乳房在呈现优美外形的同时，还能得到很好的固定和支撑作用。

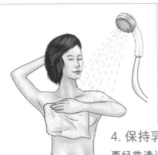

5. 保持正确的身姿

坐与行时，注意自己的姿势，哪怕仅仅是出于体形的考虑，也是值得的。况且，这还会带来额外的好处：胸部组织的负重明显减轻，伸直的上身使胸部的一部分重量落在了肋骨上。如果想以弯腰驼背的姿势去掩盖过大或过小的胸部，那就大错特错了。

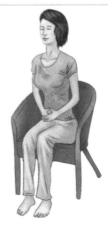

4. 保持乳房的清洁

要经常清洗乳房，特别是乳头、乳晕部位，对于先天性乳头凹陷者来说尤为重要，因为如果内藏污物，久而久之就会产生炎症。

保养卵巢，让女人更年轻、更健康

卵巢虽然给女人带来一些烦恼，但如果好好保养，它还能给女人带来年轻和漂亮，因为卵巢有分泌雌激素的功能，能促进女性生殖器官、第二性征的发育和保持。可以说，女性能焕发青春活力，卵巢功不可没。如果卵巢功能衰退，女人很快就会沦为"黄脸婆"。所以，要想保持年轻和美丽，女人一定要好好保养卵巢。

首先我们来看一下导致卵巢"早衰"的原因，以便有针对性地进行保养。

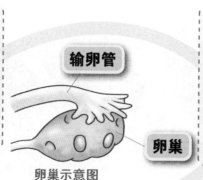

（1）卵巢与月经初潮年龄。民间的说法是，女人的月经会持续30年，也就是说，如果果月经初潮的时间是在15岁，那么绝经的时间就是45岁。女子绝经就代表卵巢已经衰老

（2）卵巢与生育状况。第一次怀孕的年龄越大，绝经就越早；哺乳时间越长，绝经越晚。这也是现代人多见卵巢早衰的原因。现代女性忙工作、忙事业，经常把婚姻大事和生孩子的事推得很晚，30多岁才生第一胎的大有人在，而且生完孩子后为了保持体形和尽快工作，拒绝给孩子母乳喂养的人也越来越多。这都是造成卵巢早衰的原因

卵巢示意图

（3）卵巢与生活习惯。每周吃2~3次鱼、虾的妇女，绝经年龄较晚；常年坚持喝牛奶的妇女，喝牛奶量越多，坚持时间越长，绝经越晚；从不锻炼身体的妇女，绝经年龄早；受到被动吸烟侵害越多，时间越长，绝经越早

由此可见

卵巢保养是女性不能忽视的生活内容。卵巢保养得好，可使皮肤细腻光滑，白里透红，永葆韧性和弹性；还能调节并分泌雌性荷尔蒙，使胸部丰满、紧实、圆润，有利于身体健康

从上述导致卵巢早衰的原因来看，我们得出结论：保养卵巢要从生活方式上多下功夫。比如产后提倡母乳喂养，哺乳时间尽量延长；在生活习惯方面，女性要坚持经常喝牛奶，摄入鱼、虾等食物，以及经常锻炼身体，要注意在公共场所、家庭减少被动吸烟，从而避免早绝经给女性健康带来的危害。另外，应合理安排生活节奏，做到起居有常、睡眠充足、劳逸结合。培养广泛的兴趣爱好，养花植树、欣赏音乐、练习书法、绘画、打球等，都可以怡养情志、调和气血，对健康是很有好处的。

子宫：女人生命的全部

女性的子宫是孕育生命的摇篮，我们每个人都曾是母亲子宫里的一粒种子，慢慢长大，最后伴随着一声啼哭，降临到人世间……子宫如此重要，却非常脆弱。据统计：与子宫有关的疾病竟占妇科病的1/2，即每两个妇科病人中，就有一人的子宫在遭难！

子宫疾病的信号如下：

（1）伴有下腹或腰背痛的月经量多、出血时间延长或不规则出血。这些症状提示子宫肌瘤的发生（良性子宫肌瘤）

（2）大、小便困难，当大笑、咳嗽、腰背痛时出现尿外溢。这可能提示子宫脱垂

（3）月经周期间出血或者绝经后出血。这些症状有时提示有子宫癌

（4）慢性、不正常的绝经前出血，被称为功能失调性子宫出血

（5）下腹急性或慢性疼痛，可能有子宫肌瘤或者其他严重的盆腔疾病，例如急性盆腔炎或子宫内膜异位症，应立即去看医生

（6）月经量过多，导致贫血，可能是子宫肌瘤、功能失调性子宫出血、子宫癌或其他子宫疾病的症状

子宫的重要意义已经不言而喻，所以女性朋友一定要把子宫的保健纳入日常保健的内容中，精心呵护。

1. 切忌早婚早育

女性过早婚育，由于子宫发育尚未完全成熟，不但难以担负起孕育胎儿的重任，不利于优生，而且易使子宫不堪重负，进而罹患多种疾病。比如少女生育比成年女性更易发生难产，子宫破裂的概率明显较大，产后也更易出现子宫脱垂。

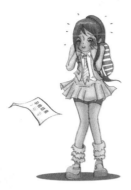

2. 注意性生活的卫生

不洁的性交，最容易引起子宫内膜炎、宫颈糜烂。女性性生活放纵或未婚先孕、早孕，将会对自己的身心健康造成损害，常是宫内感染、宫颈糜烂以及

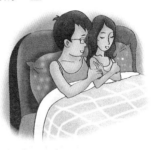

子宫癌发病的直接原因。不洁的性生活，还包括男性龟头包皮垢对宫颈的刺激。这也是导致子宫疾病的因素之一。此外，在妊娠初期的三个月和临产的两个月，最好禁止性生活，否则易引起流产或早产，对子宫将造成很大的损害。

3. 选择健康科学的分娩方式

子宫的受损与分娩不当有着密切的关系，因此，必须做到"三不"，即：一不要私自堕胎或找江湖医生进行手术，这样做的严重后果是，子宫破损或继发感染甚多；

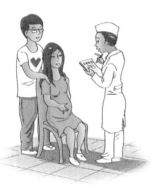

二不要滥用催产素药，在一些偏远农村，当孕妇分娩发生困难时，滥用催产素的情况时有发生，这相当危险，可导致子宫破裂等；三不要用旧法接生，少数农村仍沿用旧法接生，这对产妇和胎儿是严重的威胁。

4. 绝经期的子宫保健

女性进入绝经期，表明子宫已经退役，但此时的保健工作依然不可松懈。一般说来，老年期遭受癌症之害的可能性会大大增

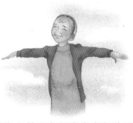

加，表现在老年女性身上就是宫颈癌发病危险系数增大。故老年女性仍需注意观察来自生殖系统的癌症信号，如"老来红"、性交出血等。同时，更年期妇女要注意合理进餐，坚持适度的体育锻炼，戒烟忌酒，防止肥胖，肥胖与吸烟也可增加子宫颈癌的发病危险。

阴道：关乎女人一生的幸福

阴道是女人体内一个很重要的器官。它是女性的性交器官及月经血排出与胎儿娩出的通道，关系着女人一生的幸福。所以，女人要给自己的阴道最贴心的关怀，保证它的健康。

（1）注意保暖

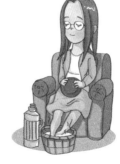

很多阴道及宫颈疾病都是受寒导致的，特别是下半身的寒凉会直接导致女性宫寒，不仅会造成手脚冰凉、痛经，还会引起性欲淡薄。而宫寒造成的瘀血，也会导致白带增多，阴道内卫生状况下降，从而引发盆腔炎、子宫内膜异位症等。另外，中医还常说"暖宫孕子"，很多女人的不孕症就是宫寒造成的，只要子宫、盆腔气血通了，炎症消除一，自然能怀上宝宝

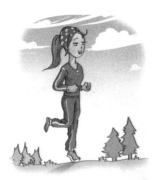

（2）不要久坐 下半身缺乏运动会导致盆腔瘀血，对心脏和血管也没有好处，还会导致女性乳房下垂。坚持锻炼，加强腰腹肌力量，对保持身材、预防盆腔炎等各种妇科病都有很好的作用，还可以提高性生活质量

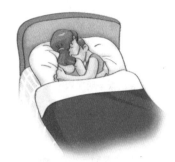

（3）适度的性生活 适度的性生活能适当滋润阴道，可以看作给私处最好的 SPA

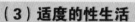

（4）健康饮食 女人在饮食上要当个"杂食动物"。每天4种以上水果和蔬菜，每星期吃两次鱼。另外，应当在早餐时摄取各类谷物和奶制品，适当补充纤维素、叶酸、维生素C和维生素E

（5）保持下半身血液循环畅通 紧身的塑身衣和太紧的牛仔裤会让下半身的血液循环不畅，也不利于女性私处的干爽和透气，而私处湿气太重，则容易导致霉菌性阴道炎

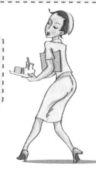

月经不调，不容忽视的女人问题

月经不调是女性的一种常见疾病，多见于青春期女性或绝经期妇女，是指月经周期、经量、经色、经质等方面出现异常等一系列病症。卵巢功能失调、全身性疾病或其他内分泌腺体疾病影响卵巢功能都能引起月经不调。此外，外感寒凉和压力过大更是导致月经不调的两个重要原因。

因此，女性在经期要注意防寒避湿，避免淋雨、涉水、游泳、喝冷饮等，尤其要防止下半身受凉，注意保暖。注重睡"子午觉"，因为子午时，也就是晚上11点到凌晨1点的时候，是阴阳交替的过程，如果这个时候不能很好地睡眠休息，身体始终处于兴奋状态，就很容易出现阴阳失衡，日久则会出现身体多方面的失调，而女性往往表现为月经方面的异常。

月经不调——女性的难言之痛！

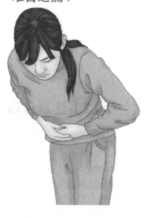

第8节
男人的特殊部位及保养

男人，保护好你的"弹丸之地"

男人的睾丸主要有两个功能，一是产生精子，二是产生性欲，这是大家都了解的。这里我们要讲的是：男人应该怎样保养自己的睾丸。

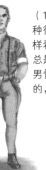

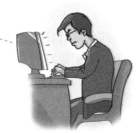

（1）内裤要宽松透气。现在很多男性朋友都爱穿那种很小很紧的内裤，外面的牛仔裤也是瘦瘦的，这样看起来很酷，但是包裹过紧，会使睾丸透不过气来，总是处于潮湿闷热的状态，不利于睾丸的健康。所以，男性在选择内衣和裤子时，最好选择比较宽松舒适的，而且平角裤比三角裤更适合男性穿着

总之，男性朋友应养成健康的生活习惯，多运动，尽量不要吸烟喝酒，少熬夜，更要注意保持身体的清洁，这些都是睾丸的保养之道

（2）"坐"班族要加强体育锻炼。上班时间总是坐着会使睾丸经常处于被挤压的状态。研究表明：每天坐着超过10小时的男人更容易得睾丸癌

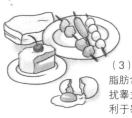

（3）减少脂肪性食物。脂肪含量高的饮食会干扰睾丸激素的产生，不利于睾丸的正常发育

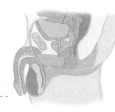

（4）自查睾丸。健康的睾丸摸起来应该像一个坚实的煮鸡蛋，光滑而结实，但不坚硬，任何肿块和坚硬区都可能意味着疾病的发生，一旦发现，绝对不可忽视

遗精，一个值得关注的问题

遗精就是指在没有性交或手淫情况下的射精。在入睡后做梦时遗精为梦遗，不在做梦时遗精称为无梦遗精，清醒状态下遗精则为滑精。据统计，约80%的男子有过遗精现象。

（1）注意生活起居，衣裤应稍宽松些，夜晚不要过饱进食。睡前用温水洗脚，被褥不宜过重，脚部不宜盖得太暖。养成侧卧睡眠的习惯

（2）节制性欲，戒除手淫。不能迷恋色情淫秽书刊和影视音像制品，逐渐戒除手淫，减轻思想负担

（3）注意心理卫生和精神调摄。经常保持轻松、愉快的情绪，排除杂念，清心寡欲，调养一段时间，这种情况自可减轻

（4）若因包皮过长引起了遗精，应采用手术切除包皮过长的部分。另外，还要养成良好的卫生习惯，经常清洗阴茎包皮处，以免包皮垢积聚；若患有包皮龟头炎，应及时治疗

（5）洗冷水浴。每晚临睡前用冷水冲洗阴囊2~3分钟

（6）按摩会阴（阴囊与肛门之间），睡前用右手的示、中、无名指在会阴部按摩10分钟，直至有热感，可缓解遗精症状

（7）提肛锻炼。每晚临睡前，坐在床上收缩肛门（动作如忍大便），反复进行20~30次，收缩时吸气，放松时呼气

遗精没有规律性。一般来讲，一个月遗精5~6次属于正常现象。如果遗精次数过多，或在有正常性生活的情况下仍有遗精，或在清醒状态下遗精，均属于不正常现象。不正常遗精常见于遗精者思想过分集中在性问题上，或有手淫的不良习惯。另外，包皮过长、尿道炎、前列腺炎以及身体虚弱、劳累过度也会引起遗精。如果遗精过于频繁，就会损伤身体，因此，一定要注意保养。

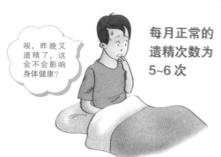

唉，昨晚又遗精了，这会不会影响身体健康？

每月正常的遗精次数为5~6次

民间有"十滴血一滴精"之说，认为遗精会耗损人的元气，使人体虚弱，所以有些男性尤其是青少年遗精以后常忧心忡忡，其实，这是完全没必要的。精液并没有那么珍贵，它的主要成分是水、蛋白质和一些糖分，而且，蛋白质、糖分占的比例很小

前列腺的日常养护

前列腺是男性特有的性腺器官，可以说它是人体最小的器官之一，重量仅约20克。前列腺腺体的中间有尿道穿过，就是说，前列腺扼守着尿道上口，如果前列腺有病，排尿首先受影响。此外，前列腺方面的疾病还会导致性功能障碍，甚至可能成为癌症的帮凶。所以，男性朋友一定要注意前列腺的保养。

下面有几个实用的保健小秘方，可供参考。

（1）远离咖啡因、辛辣食物与酒精

（2）多排尿：无论男女，这都是不变的道理，同时也是肾脏保健的好方法

（3）洗温水澡：洗温水澡可以缓解肌肉与前列腺的紧张

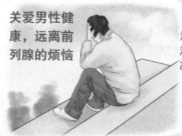

关爱男性健康，远离前列腺的烦恼

（4）多喝水：浓度高的尿液会对前列腺产生较多的刺激，多喝水可以稀释尿液，减少对前列腺的刺激

（5）规律的性生活：临床显示，每周三次或更多的规律性生活可以缓解前列腺疾患，而让前列腺排空的最佳方法莫过于规律的性生活。许多中年夫妻通常会慢慢失去性生活，这对于前列腺保健十分不利

（6）多放松：生活压力可能会增加前列腺肿大的机会，临床显示，生活压力减轻，通常前列腺症状也会减轻

第三章

骨正筋柔而握固

——养好筋骨寿命长

第 1 节

筋长一寸，寿延十年

"老筋长，寿命长"——练筋才能更长寿

在中国传统养生文化中，筋占据了重要的地位，古人修炼的很多武功都与筋有关，比如我们经常在影视剧里看到的分筋错骨手、分筋擒拿法、收筋缩骨法等，甚至还有一本专门的书是用来练筋的，那就是我们非常熟悉的《易筋经》。

为什么筋这样重要？我们还是先来了解一下什么是筋。《易经》云："筋乃人之经络，骨节之外，肌肉之内，四肢百骸，无处非筋，无处非络，联络周身，通行血脉而为精神之辅。"可见，最初的"筋"是指分布于身体各部分的经络。后来，经过时代的演变，筋的定义也发生了改变，逐渐成了韧带和肌腱的俗称，也就是我们现在所说的筋。

筋附着在骨头上，起到收缩肌肉，活动关节和固定的作用，人体的活动全靠它来支配。筋的最基本功能是伸缩，牵引关节做出各种动作。筋只有经常活动，也就是抻拉，才能保持伸缩力和弹性。这就是我们通常所说的练筋，也就是《易筋经》里面的"易筋"。

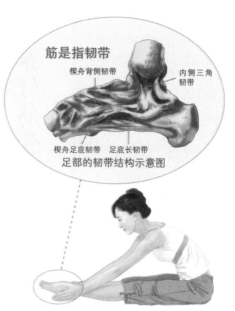

筋是指韧带

楔舟背侧韧带　　内侧三角韧带

楔舟足底韧带　足底长韧带
足部的韧带结构示意图

可以说，如果人体没了筋，就会成为一堆毫无活力的骨头和肉。经常抻筋能让我们保持机体的活力

筋缩，让你不能弯腰下蹲的祸根

筋，是中医的称呼，在现代西医常将称之为肌腱、韧带、腱膜等。缩，有收缩和痉挛的意思。简单地说，筋缩就是筋的缩短，会导致活动功能受到限制。筋受伤了，会产生反射性的收缩和痉挛；像领导们成天坐在办公室里也容易造成筋缩；还有些人，先天就不能弯腰，也是筋缩。

一般，年轻人或成年人即使有筋缩，对生活一般没有多大影响，但他们感到腰、

背痛时，也不会认为是筋缩。其实，这是不容忽视的，正是筋缩的前兆。

筋缩可能会带来 15 种症状。

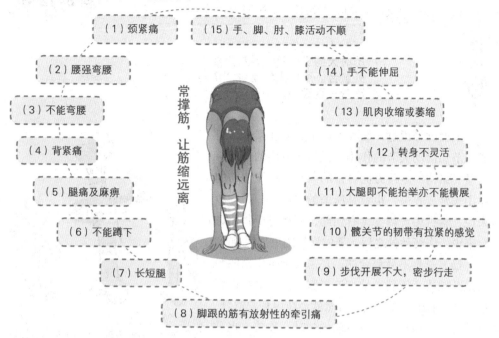

常撑筋，让筋缩远离

（1）颈紧痛

（2）腰强弯腰

（3）不能弯腰

（4）背紧痛

（5）腿痛及麻痹

（6）不能蹲下

（7）长短腿

（8）脚跟的筋有放射性的牵引痛

（15）手、脚、肘、膝活动不顺

（14）手不能伸屈

（13）肌肉收缩或萎缩

（12）转身不灵活

（11）大腿即不能抬举亦不能横展

（10）髋关节的韧带有拉紧的感觉

（9）步伐开展不大，密步行走

伤筋动骨，把筋养好才能活动自如

"伤筋动骨一百天"是中国民间的一种传统说法，意思是说，患者伤筋断骨后愈合起来大概需要一百天的时间，在这个时间内患者应该好好疗养，不能着急，更不能乱动。关于这种说法，自古以来就有很多争论，而争论的焦点则主要是骨折之后是否真的需要 100 天才能够痊愈。

有人认为，骨折愈合是一个连续不断的过程：

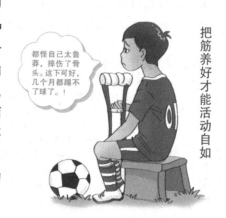

把筋养好才能活动自如

都怪自己太鲁莽，摔伤了骨头。这下可好，几个月都踢不了球了。！

骨折愈合过程

**第一期
血肿机化期**

指骨折后 6~8 小时内血肿开始形成凝血块，随后毛细血管及各相关组织、细胞等经过一系列的变化，使骨折断端初步连接在一起

耗时 2~3 周

**第二期
原始骨痂形成期**

所谓骨痂，指骨头受伤后的伤痂，即皮肤愈合初的血痂。这一时期，骨折断端的纤维结缔组织，经过软骨细胞的增生、变性、钙化而骨化

共需要 4~8 周

骨折愈合过程

**第三期
骨痂改造期**

指原始骨痂进行改造，成骨细胞增生，相关骨组织也逐步完善，使骨折断端形成骨性连接

需 8~12 周

就这样

历时大约三个月，骨折完成伤处愈合。所以人们常说"伤筋动骨一百天"，是有道理的

前面已经说过，筋在人体中起到联系骨，组成关节和活动关节的作用，任何导致筋的位置、顺序、结构、走行方向异常的因素，均能使筋的作用失常或丧失，也就是所谓的"伤筋"。一般来说，骨折患者都会伴有伤筋，而相对于骨骼愈合来说，伤筋动骨之后，筋的修复则更加困难。

筋本身是不会愈合的，是需要增生出来的瘢痕把断裂或者撕裂的地方连接起来的。这叫作瘢痕愈合。筋出现了问题，自然就会减缓骨的愈合。即使骨完全愈合了，没有筋的拉动、连接，也是不能自由活动的。

那么，伤筋动骨之后怎样养筋，才能让它在这一百天左右的时间里顺利恢复呢？这里我们给大家几点建议：

所谓"肾主骨生髓"，只要一个人的肾没有问题，那么骨头自己就可以愈合，可以生长，并且骨折的地方如果愈合得好，是会和原来一样的

1. 在 4~6 周内固定患肢

在医学上，人体韧带等软组织损伤的修复时间一般为4~6 周。这段时间内患者应该固定患肢以促进损伤的修复，很多伤筋患者之所以留下后遗症，大都是在规定时间内没有严格固定患肢而导致的。另外，患肢在 4~6 周后应该逐渐恢复正常活动，否则容易引起筋缩。

2. 息怒养筋

中医认为："肝主筋，其华在爪"。肝的精气充足，方能养筋。反之，肝虚则筋气不舒，筋自然得不到滋养。另外，中医还认为，"怒伤肝"，所以我们在伤筋之后，一定要注意调节情志，不要动不动就发怒，这对身体的恢复极为不利。

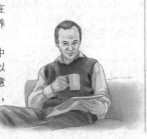

3. 合理膳食

强筋健骨首先需要合理膳食的保证。中医认为，"辛养筋"，伤筋之后，多吃一些姜是有好处的。另外，再给大家推荐一种"酒蟹"。它在古代是皇帝的御用养筋方，养筋效果非常棒。方法为：用清酒和盐把蟹浸一夜，拿掉螃蟹排出的脏物，再加上花椒和盐，另外在干净的器皿里加一些酒，倒入原来浸蟹的汁，一起烧开，冷却后倒入蟹中，汁必须将蟹完全浸没。这种酒蟹可以佐餐食用，每次酌量。

卧位拉筋与立位拉筋——专家推荐的两种拉筋法

在现代社会，科技进步使生活舒适多了，多数人使用电梯、汽车，从而使运动量大大减少，筋缩也因此增加。那些长期坐着工作的白领们，尤其是老板，连一杯水都要职员送到手上，所以筋缩的可能性大增。

如果你觉得自己筋缩了，就应该拉一拉筋了。那么，究竟应该怎样拉筋呢？下面，就给大家介绍香港名医朱增祥先生推荐的两种简易拉筋法。

1. 卧位拉筋法

这种拉筋法共分为四个步骤，比较适合你在家里使用。

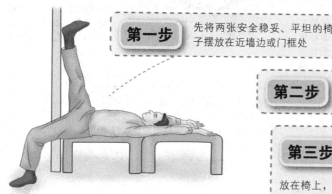

第一步 先将两张安全稳妥、平坦的椅子摆放在近墙边或门框处

第二步 坐在靠墙处或门框的椅边上，臀部尽量移至椅边

第三步 躺下仰卧，左脚伸直倚在墙柱或门框上，右脚屈膝落地，尽量触及地面，双手举起平放在椅上，保持 10 分钟（这期间，右脚也可做踏单车姿势摆动，有利于放松髋部的关节）

第四步 移动椅子至另一面，依上述方法，左、右脚转换，再做 10 分钟

这种方法不仅可以拉松腰至大腿膝后的筋腱，还有助于拉松髋部的关节，并且对大腿内侧韧带及大腿背侧韧带也有拉动作用，是一种高效的拉筋法。但是，高血压、心脏病、骨质疏松症、长期体弱的患者，在拉筋时必须有专业医生的配合，否则可能会发生危险

2. 立位拉筋法

这套方法非常方便，随时都可以使用，方法也分四步：

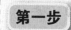

第一步 找到一个门框，双手上举扶住两边门框，尽量伸展开双臂

第二步 一脚在前，站弓步，另一脚在后，腿尽量伸直

第三步 体与门框平行，头直立，双目向前平视

第四步 以此姿势站立 3 分钟，再换一条腿站弓步，也站立 3 分钟

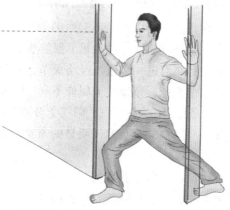

这种方法可拉肩胛部、肩周围、背部及其相部分的筋腱、韧带。大家可以用此法自己在家治疗肩颈痛、肩周炎、背痛等症

拉筋方法大荟萃，让寿命在简单中延长

上面我们讲了拉筋的方法。人们肯定想，拉筋必须有医师指导才可以吗？自己能不能学会，或者在家里就能进行呢？其实，拉筋有很多简单的小方法，不只是在家里，在办公室、公园里都能拉筋。拉筋可以随处随地进行。

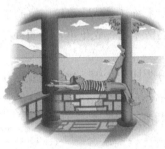

2. 公园亭主拉筋

公园里有些亭子，亭柱和座位是连在一起的，这样就可以拉筋了，而且公园里绿化较好，是拉筋的最佳选择。提醒的是还是要注意保护背部和脊椎。千万不要半身悬空。

1. 窗台拉筋法

我们现在居住的房子，大多数都有飘窗，飘窗呈矩形或梯形向室外凸起，三面都有玻璃。窗台干净整洁，空气清新，适合拉筋。在飘窗内拉筋，注意背部，脊椎要躺平躺好，不宜半个身体悬空。

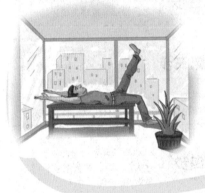

我们介绍的这三种拉筋方法，都比较简单易行。刚开始拉筋可能会有些疼痛，要循序渐进，坚持不懈。慢慢地筋就被撑开了。

3. 吊树拉筋法

选择一枝较直的树枝，树枝一定要有足够的承受力，小心折断。双手将身体吊起来，可以防止肩周炎。年老体弱者，旁边一定要有人保护。与吊树拉筋法相似的就是单杠运动，比较安全。

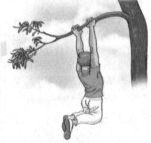

拉筋治好了腰酸背痛腿抽筋

抽筋在医学术语上叫痉挛，在寒的属性里叫收引。收引，就是收缩拘急的意思。肌肤表面遇寒，毛孔就会收缩；寒邪进一步侵入经络关节，经脉便会拘急，筋肉就会痉挛，导致关节屈伸不利。因为寒是阴气的表现，最易损伤人体阳气，阳气受损失去温煦的功用，人体全身或局部就会出现明显的寒象，如畏寒怕冷、手脚发凉等。

因此，我们在养生的时候，特别要注意冬季、春季和夏季的防护，冬天要注意防寒，注意保暖，避免受风，出门要戴上棉帽，围上围巾，以避免风寒。春天要特别注意着装，以春捂为主，别忙着脱下厚重的

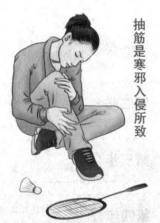

抽筋是寒邪入侵所致

若寒气侵入人体内部，经脉气血失去阳气的温煦，就会出现气血凝结阻滞，不畅通

棉衣，以避伤寒。夏天应少吃凉的食物和饮料，如冰镇西瓜、冰镇啤酒、冰激凌、冰棍等，以避免寒邪入侵。

如果你真的腰酸背痛腿抽筋了，也不要急着补钙，这里先教给大家两个小窍门，试一试再说。

1. 芍药甘草汤

腰酸背痛其实是肌肉酸痛，腿抽筋是筋脉痉挛。脾主肌肉，肝主筋脉，肌肉和筋脉有了问题，就要找准主因，调和肝脾。芍药性酸，酸味入肝，甘草性甘，甘味入脾，因而这味芍药甘草汤被誉为止痛的良药，并且一点儿都不苦口。芍药甘草汤配制容易，芍药和甘草这两味药在一般的中药店都能买到。取白芍 20 克，甘草 10 克，或用开水冲泡，或用温火煮，可当茶水饮用。注意，这里说的芍药、甘草一定要是生白芍、生甘草，不要炙过的，炙过的药性就变了。

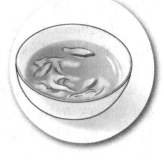

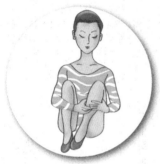

2. 按揉小腿

小腿抽筋的时候，以大拇指稍用力按住患腿的承山穴，按顺、反时针方向旋转揉按各 60 圈；然后，大拇指在承山穴的直线上下擦动数下，令局部皮肤有热感；最后，以手掌拍打小腿部位，使小腿部位的肌肉松弛。几分钟甚至几秒钟后，小腿抽筋症状即可消失。不过，这个标虽然暂时除了，病根还在，由表及里，本还没有痊愈。敲打按揉一些经络穴位，固然可以散结瘀阻、活络气血，但从病因根本上来论，还是要把寒彻底地从体内祛除，你才能身轻如燕，健步如飞。

肩周炎、腰间盘突出病根在筋上

我们常听到"筋骨相连""筋为骨用，筋能束骨"，这是因为筋出问题了，不能"束骨"了，骨头才会出问题。肩周炎正是正气不足，肝肾虚损，最终导致筋脉失养所引起的。另外，腰椎间盘突出也是一样，由于筋的弹力减弱，不能把腰间盘里的骨头束统起来了，它们才相互错位。中医一贯讲究辨证诊治，所以这两种病从根本上来看，还是要从"筋"论治。

首先，对于肩周炎，可以用以下几种传统疗法。

1. 罐疗法

常用的拔罐穴位有肩井、肩贞、天宗等穴位。每次选两个穴位，交替使用。

2. 痧疗法

刮痧疗法采用的工具——刮痧板，有许多种，传统的方法是使用牛角板，因其消毒时，

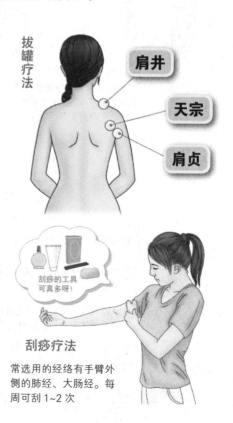

拔罐疗法

肩井

天宗

肩贞

刮痧的工具可真多呀！

刮痧疗法

常选用的经络有手臂外侧的肺经、大肠经。每周可刮 1~2 次

易断裂，多不使用。主要使用玉制板，易于消毒，可反复使用。

刮痧时，应在施术部位涂抹刮痧油，减少刮痧时对皮肤的损伤，并加强活血化瘀、疏通经络的作用。

3. 中药热熨、热敷

可以选用活血化瘀、舒筋活络、消肿散结的中药热熨、热敷，同时也可服用养血荣筋丸、活血止痛散等中成药。

4. 自我功能锻炼

功能锻炼对肩周炎患者来说十分重要，特别是适当做大幅度肩关节的运动，对预防肩关节的粘连，肩部软组织的拘紧、挛缩，大有好处。

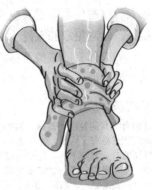

中药热熨、热敷可活血化瘀

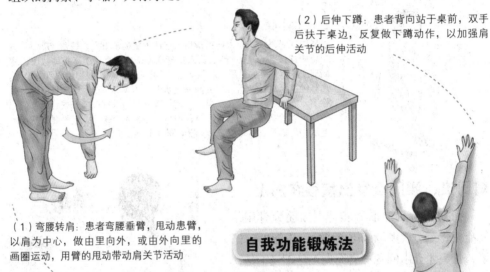

（2）后伸下蹲：患者背向站于桌前，双手后扶于桌边，反复做下蹲动作，以加强肩关节的后伸活动

（1）弯腰转肩：患者弯腰垂臂，甩动患臂，以肩为中心，做由里向外，或由外向里的画圈运动，用臂的甩动带动肩关节活动

自我功能锻炼法

（3）爬墙：患者面向墙站于墙前，双手上抬，扶于墙上，努力向上爬，要每天比前一天爬得高

另外，对于腰椎间盘突出，可以通过体位、姿势自我调理。

卧位	腰椎间盘突出症病人应睡较硬的床垫，仰卧时膝微屈，腘窝下垫一小枕头，全身放松，腰部自然落在床上。侧卧时屈膝屈髋，一侧上肢自然放在枕头上
下床	从卧位改为俯卧位，双上肢用力撑起，腰部伸直，身体重心慢慢移向床边，一侧下肢先着地，然后另一下肢再移下，手扶床头站起
坐位	坐在椅子上，腰部挺直，椅子要有较硬的靠背，椅子腿高度与病人膝的高度相等。坐位时，膝部略高于髋部，若椅面太高，可在足下垫一踏板
站起	从座位上站起时，一侧下肢从椅子侧面移向后方，腰部挺直，调整好重心后起立

第2节

铮铮铁骨，疑难杂症的克星

骨气即正气，一身骨气健康天年

骨骼对一个人健康长寿的重要意义，绝不亚于身体上的任何一个器官。在我们的身体里，全部的骨和它们的相关结构组成了一个庞大的骨骼系统，包括200多块骨头和300多个连接骨头的关节。这个强大的骨骼系统，像身着盔甲的战士一样，保护着我们的脑、内脏及体内器官，不仅使我们的身体可以储存矿物质，还帮助我们的身体进行造血。骨头出了问题，不仅会将其他器官暴露出来，很容易造成损害，还会影响人体的造血功能，导致人体气血不足，阴阳失衡，直接危及我们的生命。

由此可知，养骨对于一个人的长寿是至关重要的。至于如何养骨，在下面的章节我会详细介绍，这里只提醒大家"久立伤骨"。一个姿势站立久了，要寻找机会活动活动，或者找个地方坐下来休息一会儿，尤其是长期从事站立工作的人，如纺织女工、售货员、理发师等，更要注意身体调节，否则每天都要站立数小时，下班后筋疲力尽、腰酸腿痛，容易发生驼背、腰肌劳损、下肢静脉曲张等。这里，我给大家一些建议：

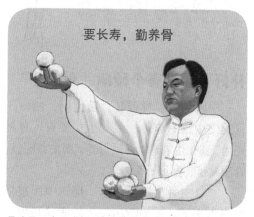

要长寿，勤养骨

骨头是一个人成长、生存的基础，是我们的"主心骨"，所以一个人要想健康长寿，首先就要养护骨骼。可以说，养骨是养生的头等大事

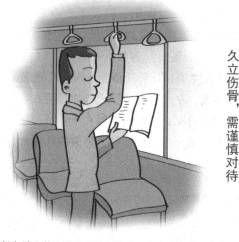

久立伤骨，需谨慎对待

长久站立的人群需要特别注意，久立会损伤人体骨骼的功能，所以需要引起人们的重视

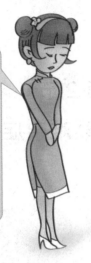

首先，根据条件和可能，调节工作时间，或与其他体位的工作穿插进行，比如站立2小时，其他体位工作2小时，也可以工作2小时后休息几分钟。不能离开站立工作岗位时，可用左右两只脚轮换承受身体重心的办法进行休息，或者每隔半小时至1小时，活动一下颈、背、腰等部位，至少要让这些部位的肌肉做绷紧——放松——绷紧的动作，每次几分钟

不要让久站毁了你的骨骼健康

其次，长期站立工作应穿矮跟或中跟鞋，以便使全脚掌平均受力，减轻疲劳。平跟鞋脚掌用不上劲，高跟鞋腿部用力过大，都会很快引起疲劳不适

最后，长期站立工作时应做工间操，方法如下：原地踏步3分钟，提起双足跟，放下，再提起，或者左右足跟轮流提起，放下，每次3分钟。提起脚尖，让脚跟着地，双脚轮流进行，每次3分钟。轮流屈伸膝关节，也可同时屈膝下蹲，双上臂向前抬平，然后复原，每次3分钟左右

补好肾，拥有个硬朗"骨架子"

中医认为，肾藏精，精生髓，髓藏于骨腔之中，髓养骨，促其生长发育。肾精充足，髓化生有源，骨质得养，则发育旺盛，骨质致密，坚固有力。

"肾主骨生髓"，这一理念中医很早就提出来了。《黄帝内经》就明确指出，骨骼起着支持人体的作用，是人身的支架，骨之所以有这样的作用，主要依赖于骨髓的营养，而骨髓则由肾精所化生。也就是说，肾藏精，精生髓，髓藏于骨腔之中，髓养骨，促其生长发育。因此，肾、精、髓、骨组成一个系统，有其内在联系。肾精充足，髓化生有源，骨质得养，则发育旺盛，骨质致密，坚固有力。反之，如肾精亏虚，骨髓化生无源，骨骼则将失其滋养。

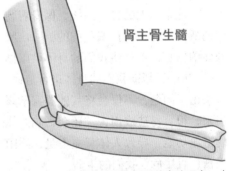

肾主骨生髓

肾主骨这一理论，通过现代医学的实验研究，也进一步得到了证实。例如研究发现，某些补肾药物，能增加骨的坚韧度，对于某些骨折的病人，采用补肾的药治疗，多能加速骨质愈合。近年来，根据肾主骨的理论，从治肾入手，治疗多种骨的病变，都取得了满意疗效

由此可见，壮骨的根源在于养肾，所以我们说健康的骨骼实际上是补出来的。下面我给大家介绍几种常见又易做的壮骨食疗方，仅供参考：

1. 桑葚牛骨汤

材料：桑葚25克，牛骨500克，黄酒、白糖、生姜、葱各适量。
做法：将桑葚洗净，加黄酒、白糖少许蒸制；另将牛骨置锅中，水煮开锅后去浮沫，加入姜、葱再煮。见牛骨发白时，加入已蒸制的桑葚。开锅后去浮沫，调味后即可饮用。
功效：滋阴补血，益肾强筋。适用于骨质疏松症、更年期综合征，对肝肾阴亏引起的失眠、头晕、耳聋、神经衰弱等也有疗效。

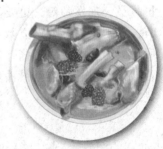

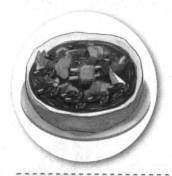

2. 乌豆猪骨汤

材料：乌豆 30 克，猪排骨 300 克。
做法：将乌豆洗净、泡软，与猪骨同置锅中，加水煮沸，改小火慢熬至乌豆烂熟，调味后饮用。
功效：补肾活血，祛风利湿。适用于老年性骨质疏松、风湿痹痛等。

3. 鲤鱼汤

材料：500~750 克活鲤鱼 1 条，葱末、姜末、黄酒、精盐各适量。
做法：将鲤鱼去鳞、鳃及内脏，加入葱末、姜末、黄酒、精盐，稍腌片刻；加水煮至汤白鱼烂即可，分次饮用。
功效：补肾活血，祛风利湿。适用于老年骨质疏松、肾炎水肿、黄疸性肝炎、肝硬化腹水、老年慢性支气管炎、哮喘、糖尿病等。

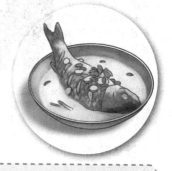

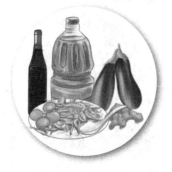

4. 茄虾饼

材料：茄子 250 克，虾皮 50 克，面粉 500 克，鸡蛋 100 克，生姜、酱油、麻油、白糖、味精、植物油各适量。
做法：将茄子切丝用盐渍 15 分钟后挤去水分，加入酒浸泡的虾皮，并加姜丝、酱油、白糖、麻油、味精，拌成馅；面粉加蛋液、水调成面浆。植物油六成热时舀入面浆，转锅摊成饼，中间放馅，再盖上半勺面浆，两面煎黄即可。
功效：补肾活血，止痛解毒。经常食用可活血补钙，防治骨质疏松症。

与地心引力"作战"，防止肌肤下垂

健康，实际上就是一个人整体达到了平衡的状态，骨骼平衡是一个重要方面。然而，由于地心引力的作用，要想保持骨骼平衡，你必须要做出一定的努力。

对于骨骼来说，地心引力的确是一个重要的杀手，它虽然不像车祸那样将骨骼瞬间摧毁，但是无时无刻不在影响着骨骼的平衡。骨骼作为整个身体的支架，一旦失去平衡，整个身体的健康也就失去了平衡。尤其是脊

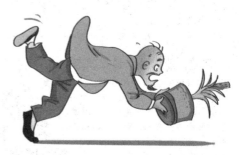

一般来说，骨骼在地心引力作用下失衡，除了自身的重量之外，主要还是肌肤下垂造成的。所谓"骨肉相连"，正是由于机体重量对骨骼的拉扯，才出现了骨骼的失衡

椎骨，由于全身神经都从脊椎骨中央穿行而过，脊椎如果弯了，就会压迫到大动脉与神经。如果动脉与神经不通畅，各种疾病就会找上门来，从而缩短人的寿命。

因此，我们在养骨的过程中，一定要注意自己的体重，不要使其过重。除此之外，还可以从以下几点做起：

1. 维持一个好体态

现在越来越多的人从事脑力劳动，长时间坐着办公，坐姿不良成为许多人骨骼不平衡的根本原因。如果我们必须长时间坐着，最好选择一张带有靠背的椅子坐，并且注意椅背向后的角度不可大于115°，臀部和椅背必须紧靠。如果是椅子比较深的"老板椅"，则务必在腰部和椅背之间放置一个腰垫，不能斜躺或者使后背悬空。

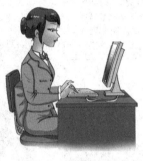

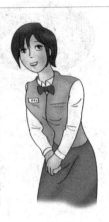

另外，站立时须两脚平行，为了避免骨盆倾斜，造成长短腿，最好不要养成"稍息"的站立习惯；但是长时间站立引起腿脚酸痛时，可以暂时稍息缓解疲劳，只是务必注意轮换双腿支撑。走路时，尽可能轻松自然地摆动双臂，抬头挺胸，避免挺着肚子走路，因为这样容易造成腰椎前突，使腰椎神经受到压迫。

2. 睡觉时也要养骨

在睡眠时，为了保持颈椎的正常曲度，最好能够将枕头换成符合人体颈椎曲度的健康枕头，避免睡过高、过低、过软、过硬的枕头；睡眠姿势以仰睡为主；侧睡的话，要注意避免长时间单侧睡，要常常变换

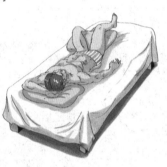

侧躺的方向。趴着睡觉是最不可取的姿势，因为它很可能导致严重的颈椎神经压迫。睡觉的时候，为了维护正常的生理曲度，还可以在膝盖和腰椎下面垫上高度合适的垫子。这是缓解骨骼压力，让全身得到彻底放松的一个"小秘诀"。

3. 选择适当的运动方式

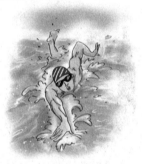

虽然运动有益于身心健康，但是从身体平衡的角度来说，一些运动是不够好的，如打羽毛球、网球等，只是利用到单侧力量的运动，长期只进行这些运动，容易导致骨骼偏歪。相比之下，游泳则是一项非常安全且平衡性很好的运动。

4. 尽量让肌肉处于放松状态

全身的骨骼都由肌肉所包裹，肌肉僵硬不但会引起疼痛，还会造成对骨骼的不平衡拉扯，导致骨骼歪斜。可以说，要想骨骼得到滋养，第一件事就是放松肌肉，给骨骼松绑。我认为，最有效的放松肌肉的方式则是按摩。通过按摩，不但肌肉能够得到很好的放松，还能够将更多新鲜能量带入到深层的骨骼里。

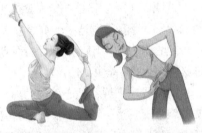

另外，一些骨骼已经出现了不正常偏斜的人，要更加慎重地选择适合自己的运动。如骨盆前倾、腰椎过分前突的人，最好不要做一些过分伸展腰椎的动作；而骨盆后倾、腰椎曲度变小的人，则要少做弯腰俯背的动作。

养好骨质，轻轻松松治疗骨质疏松

现代医学研究发现，一般老年人都有不同程度的骨质疏松症。那么，为什么人老之后，骨质会疏松呢？《黄帝内经》中说，五脏之中，肾主藏精，主骨生髓。肾精可以生化成骨髓，而骨髓是濡养我们骨骼重要的物质基础，人过了五六十岁，肾气开始减弱。肾精不足，骨头中的骨髓就相对减弱，进入一种空虚的状态；骨髓空虚了，周围的骨质就得不到足够的养分，就退化了，疏松了。

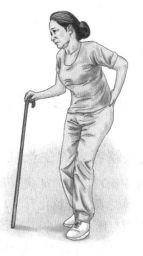

骨质疏松，老年人的常患疾病

尽管骨质疏松是人体一种正常的生理过程，但并不是说它是不可避免的。如果我们从少年开始，特别是在进入骨骼发育并逐渐定型的成人阶段，每天保证足够的身体锻炼，并至少坚持饮用1200克的牛奶或食用富含钙质的乳制品，那么当我们步入老年后，骨质疏松大多是能够预防的。

当然，对于那些已经出现骨质疏松的老年人，也并非不能挽救。从以下几个方面进行调理，骨质疏松症是完全可以缓解乃至根治的：

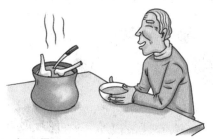

1. 多喝骨头汤，注重养肾

平时多喝点儿骨头汤，最好是牛骨汤，因牛骨中含大量的类黏朊。熬汤时，要把骨头砸碎，以一份骨头五份水的比例用文火煮，煮1~2小时，使骨中的类黏朊和骨胶原的髓液溶解在汤中。另外，还可以多吃一些坚果。像核桃仁、花生仁、腰果这些果子都是果实，植物为了延续后代，把所有精华都集中到它们那儿了，有很强的补肾作用。"肾主骨生髓，脑为髓之海"，肾精充盈了，骨髓、脑子就得到补充了。

2. 多参加体育活动，以走路为主

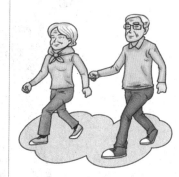

随着年龄的增长，运动减少也是老年人易患骨质疏松症的重要原因。适当地锻炼，肌肉对骨组织有一种机械应力的影响，肌肉发达则骨骼粗壮。因此，在青壮年期，应尽量参加多种体育活动，到了老年，最好的锻炼是每天走路，走到什么时候呢？走到身上微微有汗，气血开始运动起来就行了。这时内在的废弃物已经排出了，就达到目的了，不要大汗淋漓。

骨质疏松调整法

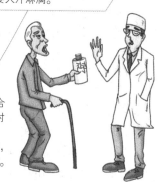

3. 补钙要科学

骨量的维持在很大程度上与营养及合理摄入的矿物盐密不可分。养成合理饮食的良好习惯，多吃含钙食物，对骨的发育和骨峰值十分重要。对于饮食钙低者，应给予补钙。一般来说，口服是大家主要的补钙方式，但每次服用的量不要过多，可分多次服用。依据我国营养学会的推荐标准，成年人每日补钙要达到800毫克，50岁以上的人最好能达到1000毫克。最佳服用时间是饭后半小时，晚上服用效果更佳。

第3节

养肾，就是养人的命根子

肾气控制着人的生长壮老

在中医理论中，肾藏先天之精，为人体的生命之源，肾精化肾气，肾气又分阴阳，肾阴与肾阳能促进和协调全身脏腑的阴阳平衡，所以肾又称为"五脏阴阳之本"。人体的生长、强盛、衰老都是由肾中精气来决定的。

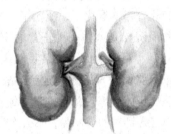

肾乃天生之本，决定着人的生长

中医认为，阴阳平衡是健康的基础，阴阳失衡就会生病。人的健康，需要身体和心理的各个层面都保持平衡。而决定人体阴阳平衡的则是人体的先天之本——肾

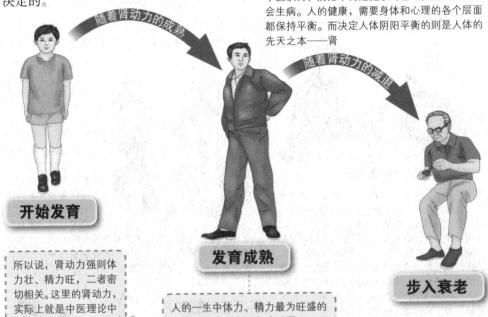

随着肾动力的成熟

随着肾动力的减退

开始发育

所以说，肾动力强则体力壮、精力旺，二者密切相关。这里的肾动力，实际上就是中医理论中所讲的肾气

发育成熟

人的一生中体力、精力最为旺盛的时期也是肾动力的充沛时期

步入衰老

现代医学研究认为，肾动力由肾力活性因子构成，决定着人的体力、精力及整体健康状况。它分为两类：一是人体通过自我生理过程产生肾力活性因子，二是从外界摄入从而增强肾动力的化学因子。

那么，如何预防和避免这种情况的发生呢？及时科学地从外界摄取相应的、能迅速持久地产生肾动力的物质，即肾力活性因子，提高人体肾动力，以维持人体阴阳平

衡，长久保持旺盛的精力、体力及免疫力，就可以抗击衰老，延年益寿。

日常生活中的护肾小妙方

保护肾气需注意运动要适度。适度的运动能改善体质，活跃思维，强壮筋骨，促进营养物质的消化吸收，从而使肾气得到巩固。那么，肾虚患者应该做哪些运动呢？经过广泛的研究、求证，我认为可以从以下几种方法做起：

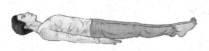

1. 缩肛功

平卧或直立，全身放松，自然呼吸。呼气时，做排便时的缩肛动作，吸气时放松，反复进行 30 次左右。早晚均可进行。本功能能增快盆腔周围的血液循环，促进性器官的康复，对防治肾气不足引起的男性阳痿早泄、女性性欲低下有较好的功效。

2. 强肾操

两足平行，足距同肩宽，目视前方。两臂自然下垂，两掌贴于裤缝，手指自然张开。脚跟提起，连续呼吸 9 次不落地。再吸气，慢慢屈膝下蹲，两手背逐渐转前，虎口对脚踝。手接近地面时，稍用力抓成拳（有抓物之意），吸足气。憋气，身体逐渐起立，两手下垂，逐渐握紧。呼气，身体立正，两臂外拧，拳心向前，两肘从两侧挤压软肋，同时身体和脚跟部用力上提，并提肛，呼吸。以上步骤可连续做多次。

3. 刺激脚心

中医认为，脚心的涌泉穴是浊气下降的地方。经常按摩涌泉穴，可益精补肾。按摩脚心对大脑皮层能够产生良性刺激，调节中枢神经的兴奋与抑制过程，对治疗性神经衰弱有良好的作用。方法是：两手对掌搓热后，以左手擦右脚心，以右手擦左脚心。每日早晚各 1 次，每次 300 下。

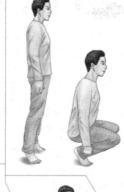

4. 自我按摩腰部

两手掌对搓至手心热后，分别放至腰部，手掌向皮肤，上下按摩腰部，至有热感为止。早晚各一次，每次约 200 下。这些运动可以健运命门，补肾纳气。

自我检测：人体肾气不足的八种表现

"肾气"，是指肾精所化之气。它反映了肾的功能活动，对人体的生命活动尤为重要。若肾气不足，不仅促衰损寿，而且还会引发各种病症，对健康极为不利。

在中医理论中，"肾气"是肾精生化之气，反映了肾脏的功能活动，并且决定了人的生老病死，一个人要想健康、长寿，必须懂得补充肾气。不过，补肾气也要讲方法，只有在肾气不足的时候补充才最有用，否则容易引出肾火，对健康也极为不利。可通过以下 8 个方面来判断肾气是否充足，只要符合一条您便需要补肾了：

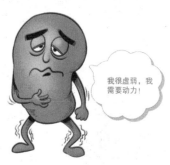

我很虚弱，我需要动力！

中医认为，肾气的盛衰与人体的生长发育及衰老有着密切关系，《黄帝内经》中就曾用肾气来阐释人体由生长发育而转向衰老死亡的过程

1. 爱吃味道浓的东西

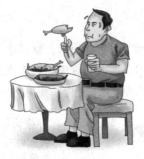

现在社会上有越来越多的"吃辣一族"，很多人没有辣椒就吃不下饭。这在中医上怎么解释呢？这主要是人的脾胃功能越来越弱了，对味道的感觉也越来越弱，要用味道厚重的东西使自己调元气上来帮助运化。这说明肾气已经不足。

3. 每天 17~19 点发低热

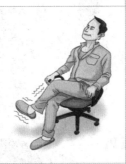

有些人认为发高热不好，实际上发高热反而是气血充足的表现。小孩子动不动可以达到很高的热度，因为小孩子的气血特别足。人到成年之后，发高热的可能性就不大了，甚至经常出现低热的状况，特别在下午 17~19 点的时候，很容易发低热。这实际上是气血水平很低的表现，表示肾气已经大伤了。

5. 坐着时总是不自觉地抖腿

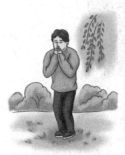

有些人坐着的时候总是不自觉地抖腿，你也许会认为这是个很不好的毛病，是没有修养的表现，但其实说明这个人的肾精不足了。

7. 春天手脚冰凉

有很多人到了春季手脚还是冰凉的。这主要是人体在冬天精气养得不足造成的。我们知道，如果冬天肾精藏得不够，供给身体生发的力量就少了，精气就到不了四肢，所以就出现了四肢冰冷的症状。这时候，就需要补肾了。

2. 老年人小便时头部打激灵

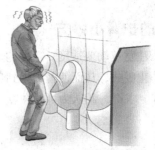

小孩和老人小便时有一个现象，就是有时头部会打一个激灵。但是老人的打激灵和小孩的打激灵是不一样的。小孩子是肾气不足以用，肾气、肾精还没有完全调出来，所以小便时气一往下走，下边一用力上边就有点儿空，就会激灵一下；而老人是肾气不足了，气血虚，所以下边一使劲上边就空了。所以，老年人小便时一定要咬住后槽牙，以收敛住自己的肾气，不让它外泄。

4. 成年人胸无大志，容易满足现状

在日常生活中，有些人刚刚三四十岁就没有什么远大的志向了，只想多赚钱维持生计，比别人过得好一点儿可以了。这实际上是肾精不足的表现。小孩子肾精充足，所以他们的志气就特别高远。而人到老年，很多人会说："我活着就行了，什么也不求了。"这其实就表明他的肾气不足了。

6. 年纪轻轻头发就白了好多

走在大街上我们会发现，好多年轻人已经有了白头发，这是怎么回事呢？中医认为，发为肾之华。头发是肾的外现，是肾的花朵。而头发的根在肾，如果你的头发花白了，就说明你的肾精不足了，这时候就要补肾气了。

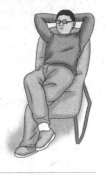

8. 睡觉时总出汗

睡觉爱出汗在医学上称为"盗汗"。中医认为，汗为心液，盗汗多由气阴两虚，不能收敛固摄汗液引起，若盗汗日久不愈，则更加耗伤气阴而危害身体健康。

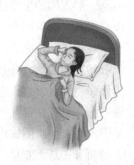

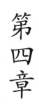

第四章

细节决定健康

——关注细节，健康一生

第 1 节

呵护一生的健康细节

叩齿咽津——延缓衰老，滋养皮肤

中医认为，牙齿的好坏是由肾气的盛衰决定的。"齿为肾之余"，肾气足则牙齿坚固，肾气衰落则牙齿也会慢慢脱落。而叩齿时，牙齿和面部肌肉的不断活动，能改善牙周和面部肌肉的血液循环，改善供血状态，提高细胞的代谢功能，使牙齿坚固，肾精强健，面部肌肤红润光泽。

同时，祖国医学还有"肾液为唾"之说，认为肾的盛衰关系到唾液的盈亏，而唾液能起到滋补肾精的作用，肾精充足，则能内养五脏，外润肌肤。

**坚持叩齿
保长寿**

不少长寿老人还有在解大小便时咬紧牙根的固齿法。的确，当你咬牙时，牙根部位受到按摩，血运通畅，营养充足，牙齿当然会健壮。而牙齿是人体"后勤"部门营养补给第一关，长年牙坚齿固，全身受益。这就是坚持叩齿得以长寿的秘诀

长期做叩齿咽津练习，能防治或减少皮肤皱纹、暗疮、黄褐斑及雀斑等皮肤病，使皮肤红润有光泽；可健脾和胃，改善消化功能，促进营养物质的吸收，有助于胃炎及溃疡病的痊愈；可强肾固齿，防止牙齿提早脱落，治疗牙龈痛、牙龈出血等牙周病；对治疗阴虚火旺所致失眠多梦、牙痛、便秘等均有良效。临床实践也证明，经常练习叩齿咽津对人体的健康长寿、护肤美颜有着毋庸置疑的功效。

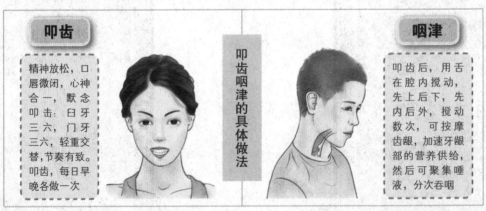

叩齿

精神放松，口唇微闭，心神合一，默念叩击：臼牙三六，门牙三六，轻重交替，节奏有致。叩齿，每日早晚各做一次

叩齿咽津的具体做法

咽津

叩齿后，用舌在腔内搅动，先上后下，先内后外，搅动数次，可按摩齿龈，加速牙龈部的营养供给，然后可聚集唾液，分次吞咽

念"六字诀"，为懒人量身定做的强身健体功

"六字诀"是我国古代流传下来的一种养生方法，它最大的特点是原地不动就能轻松调埋五脏六腑。大家不妨都来看看。

首先做好预备功：头顶如悬，双目凝神，舌抵上腭，沉肩垂肘，含胸拔背，松腰坐胯，双膝微屈，双脚分开，周身放松，大脑入静，顺其自然，切忌用力。

1. 念"嘘"字治肝病

操作方法：练功时，两手相叠于丹田，男左手在下，女相反；两瞳着力，足大拇指稍用力，提肛缩肾。当念"嘘"字时，上下唇微合，舌向前伸而内抽，牙齿横着用力。呼吸勿令耳闻。当用口向外喷气时，横膈膜上升，小腹后收，逼出脏腑之浊气，大凡与肝经有关之脏器，均将其陈腐之气全部呼出；轻闭口唇，用鼻吸入新鲜空气。吸气尽后，稍事休息，再念"嘘"字，并连做6次。

功效：本功法对肝郁或肝阳上亢所致的目疾、头痛以及肝风内动引起的面肌抽搐、口眼歪斜等有一定疗效。

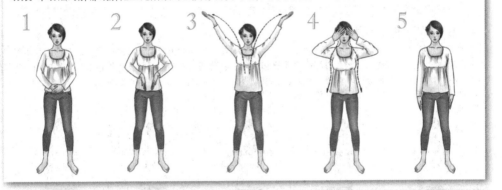

2. 念"呵"字治心病

操作方法：练功时，加添两臂动作，因为心经与心包经之脉都由胸走手。念"呵"字时，两臂随吸气抬起，呼气时两臂由胸前向下按，随手势之导引直入心经，沿心经运行，使中指与小指尖都有热胀之感。应注意念"呵"字之口形为口半张，腮用力，舌抵下颌，舌边顶齿，亦要连做6次。

功效：本功法对心神不宁、心悸怔忡、失眠多梦等症有一定疗效。

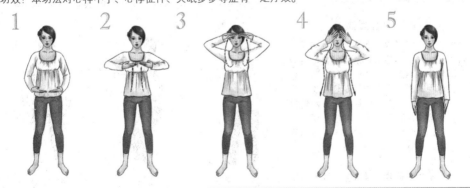

3. 念"呼"字治脾病

操作方法：练"呼"字功时，撮口如管状，唇圆如筒，舌放平，向上微卷，用力前伸。此口形动作，可牵引冲脉上行之气喷出口外，而洋溢之微波侵入心经，并顺手势达于小指之少冲穴。循十二经之常轨气血充满周身。需注意的是，当念"呼"字时，手势未动之前，足大趾稍用力，则脉气由腿内侧入腹里，

循脾入心，进而到小指尖端。右手高举，手心向上，左手心向下按的同时呼气；再换左手高举，手心向上，右手心下按。呼气尽则闭口用鼻吸气，吸气尽稍休息，进行一个自然的短呼吸，再念"呼"字，共连续6次。

功效：本功法对脾虚下陷及脾虚所致消化不良有效。

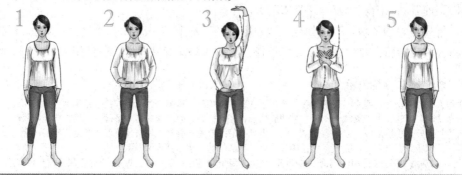

4. 念"呬"字治肺病

操作方法：练"呬"字功时，两唇微向后收，上下齿相对，舌尖微出，由齿缝向外发音。意念由足大趾之尖端领气上升，两臂循肺经之道路由中焦健起，向左右展开，沿肺的经脉直达拇指端的少商穴内。当呼气尽时，即闭口用鼻吸气。休息一会儿，自然呼吸一次，再念"呬"字，连续6次。

功效：本功法对于肺病咳嗽、喘息等症有一定疗效。

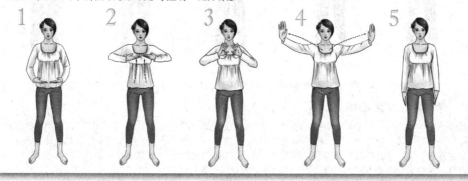

5. 念"吹"字治肾病

操作方法：练"吹"字功时，舌向里，微上翘，气由两边出。足跟着力，足心之涌泉穴，随上行之脉气提起，两足如行泥泞中，则肾经之脉气随念"吹"字之呼气上升，并入心包经。同时两臂撑圆如抱重物，躯干下蹲，并虚抱两膝。呼气尽，吸气之时，横膈膜下降，小腹鼓起，如上述四个字吸气时之动作，连续做6次。

功效：本功法补肾，对肾虚、早泄、滑精等症有效。

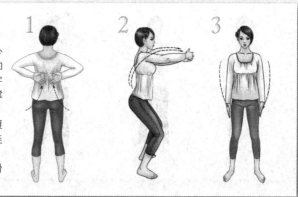

6. 念"嘻"字理三焦之气

操作方法：练"嘻"字功时，两唇微启，稍向里扣，上下唇相对不闭合。舌平伸而微有缩意，舌尖向下，用力向外呼气。两手心向上经由膻中向上托，过头顶，一边托一边呼气后，再由面前顺势下降至丹田。

当念"嘻"字之时，四肢稍用力，少阳之气随呼气而上升，与冲脉并而悬通上下，则三焦之气获理，脏腑之气血通调。

功效：本功法对由于三焦气机失调所致耳鸣、耳聋、腋下肿痛、齿痛、喉痹症有效。

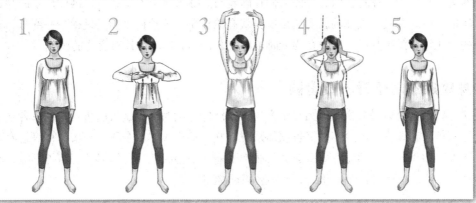

女人莫用香皂洗乳房

现代医学认为，乳房上有皮脂腺及大汗腺，乳房皮肤表面的油脂就是乳晕下的皮脂腺分泌的。尤其在妇女怀孕期间，皮脂腺的分泌增加，乳晕上的汗腺也随之肥大，乳头变得柔软，而汗腺与皮脂腺分泌物的增加也使皮肤表面酸化，导致角质层被软化。

经常使用香皂类的清洁物品，会通过机械与化学作用洗去皮肤表面的角化层细胞，促使细胞分裂增生，并导致乳房局部皮肤碱化。香皂在不断使皮肤表面碱化的同时，还能促进皮肤上碱性菌丛增生，使乳房局部酸化变得困难。此外，用香皂清洗，会失去保护乳房局部皮肤润滑的物质——油脂。

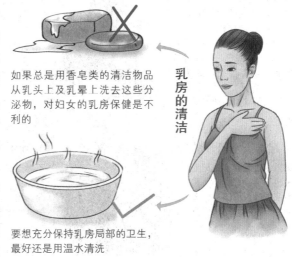

如果总是用香皂类的清洁物品从乳头上及乳晕上洗去这些分泌物，对妇女的乳房保健是不利的

乳房的清洁

要想充分保持乳房局部的卫生，最好还是用温水清洗

起床后先刷牙后喝水

早晨起来喝白开水是一种健康的生活习惯，但是，喝水之前，我们要做的第一件事应该是刷牙。因为夜晚睡觉时，牙齿上容易残存一些食物残渣或污垢，当它们与唾液中的钙盐结合、沉积，就容易形成菌斑及牙石。如果直接喝水，会把这些细菌和污物带入人体。

不过，有些人可能会说，如果先刷牙，就会把唾液

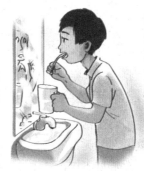

起床第一件事刷牙

里的消化酶刷走，岂不可惜？

其实，唾液里的消化酶只有在吃东西的时候，才有分解消化食物的作用；不吃东西时，它处于"休息"状态。而人们在睡觉时，唾液分泌本就很少，因此产生的消化酶也很少。并且，人体的肠胃道里本身就有消化酶，唾液产生的只是很少一部分，它的消化作用微乎其微，即使在刷牙时被刷去，也不会影响人体对食物的消化。

身体疲惫时千万不要逞能

疲劳是身体需要恢复体力和精力的正常反应，同时，也是人们所具有的一种自动控制信号和警告。如果不按警告立即采取措施，那么人体就会积劳成疾，百病缠身。所以，中年人自我感觉有周身乏力、肌肉酸痛、头昏眼花、思维迟钝、精神不振、心悸、心跳、呼吸加快等症状时，就不要再硬熬下去。

1. 身体患病时不可硬熬

中年人的大脑、心脏、肝肾等重要器官生理功能都在不知不觉中衰退，细胞的免疫力、再生能力和机体的内分泌功能也在下降。中年人对头痛发热、咳嗽、乏力、腰酸、腿痛、便血等不适症状不重视，听之任之，强忍下去，终将拖延耽误，酿成重症。

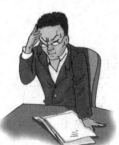

2. 想大便时不可硬熬

大便硬憋，可造成习惯性便秘、痔疮、肛裂、脱肛，除此之外还可诱发直肠结肠癌。憋尿会引起下腹胀痛难忍，甚至会引起尿路感染和肾炎的发生，对健康十分有害。因此，要养成定期大便和有了尿意就立即小便的良好习惯。

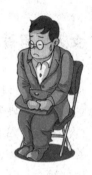

3. 起居上不可硬熬

每当晚上感到头昏思睡时也不要硬撑，不可强用浓咖啡、浓茶去刺激神经，以免发生神经衰弱、高血压、冠心病等。

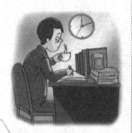

4. 肚子饿时不可硬熬

不要随便推迟进食时间，否则可能引起胃肠性收缩，出现腹痛、严重低血糖、手脚酸软发抖、头昏眼花，甚至昏迷、休克。经常饥饿不进食，易引起溃疡病、胃炎、消化不良等症。

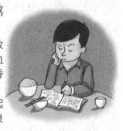

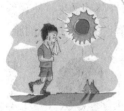

5. 口渴时不可硬熬

水是人体最需要的物质，中年人必须养成定时饮水的习惯，每天饮水量以6~8杯为宜。渴是人体缺水的信号，表示体内细胞处于脱水状态，如果置之不理，就会影响健康。

洗脸不当也会引发健康危机

日常生活中人们常做些"无效劳动"，以洗脸为例，就有四件不该做的事，既耗时耗物，又无益于皮肤健美。

洗脸四不该，具体包括：

（1）不该用脸盆

且不说脸盆是否清洁，单说其中的洗脸水，在手脸互动之后，越来越浑，最后以不洁告终，远不

如用手捧流水洗脸：先把手搓洗干净，再用手洗脸，一把比一把干净，用不了几把，就全干净了

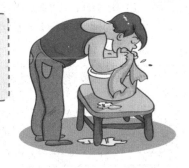

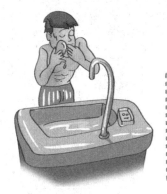

（2）不该用肥皂

面部皮肤有大量的皮脂腺和汗腺，每时每刻都在合成一种天然的"高级美容霜"，在皮肤上形成一层看

不见的防护膜。它略呈酸性，有强大的杀菌护肤作用。偏碱性的肥皂不但破坏了它的保护作用，而且会刺激皮脂腺多多"产油"。你越是用肥皂"除油"，皮脂腺产油就越多，最后难以收拾。可见，如果皮肤不是太脏，就不该用肥皂清洗

（3）不该用热水

热水能彻底清除面部的防护膜，所以用热水加肥皂洗脸之后，人的皮肤会感到非常紧绷难受。其

实，即便是在严冬，也用不着热水洗脸，只用冷水就能把脸上的浮尘洗去，同时还锻炼了面部血管和神经，清醒了大脑

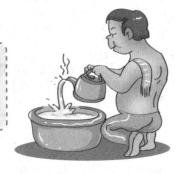

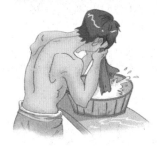

（4）不该用湿毛巾

久湿不干的毛巾有利于各种微生物滋生，用湿毛巾洗脸擦脸无异于向脸上涂抹各种细菌。毛巾应

该经常保持清洁干燥，用手洗脸之后用干毛巾擦干，又快又卫生

洗脸前一定要先把自己的手洗干净，然后在手上加水揉搓洁面产品直到产生丰富的泡沫（也有不产生泡泡的洁面产品），再把泡沫均匀涂抹到脸部。

久坐伤身，小心疾病找上门

长时间坐办公室，日积月累地疲劳工作，使众多中青年白领的体力、精力严重透支，抗病能力下降，并引起多种疾病。

祖国古代养生术均把"动"看得尤为重要，均以动求健康。但是，如今有许多职业迫使工作人员，如

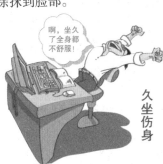

啊，坐久了全身都不舒服！

久坐伤身

作家、出纳、会计、电脑操作者以及广大办公室工作者等久坐。中外健美专家曾对长期从事以上职业者进行调查研究，认为人们倘若长久坐而少动，等于"坐以待毙"。

概括起来有十大弊病：

（1）久坐者，消耗少，人体对心脏工作量的需求减少，由此可引起心肌衰弱，心功能减退，血液循环减慢，血液在动脉中必然沉积，为高血压、冠状动脉血栓症埋下隐患

（2）久坐血液循环不良，使静脉回流受阻，直肠肛管静脉出现扩张，血液淤积，导致静脉曲张而出现痔疮，发生肛门疼痛，滴血或血便等，长此将致贫血。妇女还会因盆腔静脉回流受阻产生瘀血而易患盆腔炎、附件炎等妇科疾患

（3）人体内的亿万细胞要靠血的运输来完成其新陈代谢之功能，而久坐可使体内血液携氧量减少，携二氧化碳血液量增多，引起肌肉酸痛、僵硬、萎缩甚至丧失力量

（4）肩、颈项部可因久坐不动，出现颈椎僵硬，使人体的正常生理弯曲之——"颈曲"被破坏，形成一种酷似驼背样的颈倾肩隆状，影响了颈椎动脉对头部的供血量和推动，失去了体态美感

（5）久坐使躯体重量全部压在腰骶部，压力承受面分布不均，会引起腰、腹、背部肌肉下垂、疼痛。脊椎肌肉也因循环欠佳而痉挛

久坐的十大弊病

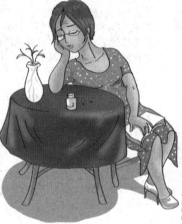

因此，工作时不宜久坐，要经常起来活动活动。因职业所迫无法在工作时轻松活动的人们，可在平时多参加晨跑、散步、健美操等力所能及的体育

（6）久坐不动，机体将摄入的脂类、淀粉过多地转变为脂肪贮存起来，致人肥胖。久而久之，各大、小动脉管内壁将淤积下大量脂类，导致全身组织、系统供血不足，加速以上疾病的发生，无疑会造成一种恶性循环

（7）由于身心状况是互为影响的，久坐会使人精神压抑、头昏眼花、倦怠乏力，有时还会使脾不统摄而致无诱因腹泻或饭后立即大便等脾虚证，虚火上炎而致耳鸣、牙痛、衄血等，对身体极为不利

（8）大脑会因身体活动少，出现供血不足，引起头晕和头、足麻木等不适，长此下去易导致慢性眩晕、中风等

（9）人体每日摄入的食物，可因久坐少动而长时间聚积于胃肠，使胃肠负荷加重而紧张蠕动得不到缓和，易致胃及十二指肠球部溃疡、穿孔及出血等慢性难愈的顽症

（10）人体骨骼中，各关节连接处只有通过运动这一唯一的方法才会产生一种黏液，以防止骨骼间相互磨损。而久坐少动会导致骨连接处干燥，继而引发关节病和脊椎病

另外，值得注意的是，沙发坐面过于柔软，易使人体的支撑失去稳定，使用者常常有意或无意地挪动身体来保持稳定，时间长了会使人感到疲劳而昏昏欲睡。久坐软沙发还会使人体腰部肌肉处于被牵拉状态，肌肉韧带都容易受损。

不要一双鞋子穿到底

生活中有不少人习惯一双鞋子穿到底，不坏不换鞋。从健康的角度来讲，这是非常不明智的，因为再舒服、合脚的鞋子，穿的时间长了，鞋子的某个部位会变形，脚

的相应部位也会因此长出厚厚的茧子，造成脚趾外翻变形，甚至厚茧角化形成鸡眼。因此，鞋应该经常换着穿。

那么，哪些人不常换鞋易患脚病？

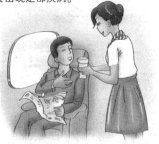

穿工作鞋的空姐容易患脚病。医生注意到，足部疼痛的空姐不少，有的是鸡眼长了好几个，有的是大脚趾侧边疼痛，甚至红肿、发麻。空姐工作时要穿工作鞋，工作鞋不一定合脚。空姐们多数时间要站立，飞机时有升降，使得她们常常站在有坡度且不完全平稳的平面上，足部受到的压力超出平常，久而久之，就会出现足部疾病。

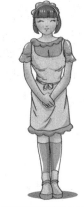

从事餐厅业的服务人员、零售业的专柜小姐，有些公司提供统一的制服与鞋子，燕瘦环肥，鞋子却只有几个尺码可以选择，不免要让一些员工无法适应，很多人"削足适履"，容易患脚病。模特、影视界艺人、一些身体矮小喜欢长期穿细高跟鞋的人，高跟鞋穿久了可能会造成严重的足部问题，有的人甚至需要动手术。

易患脚病人群

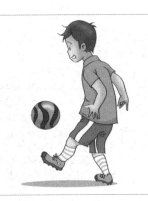

青少年也是脚病高发人群。青少年喜欢踢球，运动量大，如穿不合适的鞋或一双鞋久穿不换，会导致脚部变形。每加上不注意脚部卫生，足底或足趾长期受到压迫和摩擦，局部皮肤过度增厚形成圆锥形角质物，就会形成鸡眼。软鸡眼发于两足趾间的一趾侧面，硬鸡眼则发于足部隆起处，因为这些地方容易被摩擦。鸡眼是青少年中的多发病。

牛仔裤，风度来了，健康没了

紧身牛仔裤是当今青年男女的最爱，但是，正如俗话说的"流行的并不一定都是好的"，紧随这种流行的代价就是可能对自己的健康造成损害。

人们的穿衣，不单是为了美观，更重要的是为了身体健康，要考虑保健。绝大多数的人都喜欢衣服的穿着要舒适、宽松、柔软、大方、好看，而不愿意受拘束、受限制、穿着不舒服。但是青年男女为了时尚和"曲线美"，开始穿起了牛仔服一类的紧身衣裤。紧身衣与牛仔服对男女老少皆"不宜"。

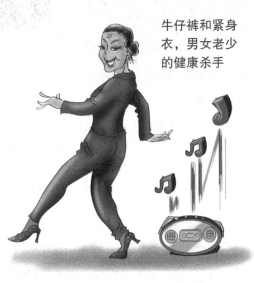

牛仔裤和紧身衣，男女老少的健康杀手

1. 对于青少年

有些年轻的父母，追求时髦，喜欢把孩子打扮成带"洋味"的小天使。看似健美的紧身服，被套在了小孩子身上。其实，这类服装，对小孩子的发育成长很不利。儿童、少年，像小苗一样正在成长，而且这个年龄组的孩子爱玩好动，紧身衣服妨碍了他们的正常活动，影响血液循环和四肢、腰腿部的伸展。儿童、少年新陈代谢旺盛，身体产热多、易出汗，而健美裤、牛仔裤直裆短、臀围小、会阴部不透气、热与汗水不易蒸发。

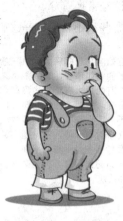

值得注意的是牛仔裤的布料粗厚，透气性差，加上裤裆紧小、紧身贴肉，裤裆与会阴部易发生摩擦，不仅容易患湿疹、皮炎，而且女童还容易发生阴道和尿道感染

2. 对女青年

很多女性尤其是年轻女性，为表现曲线美，非常喜欢穿牛仔裤，这对身体健康很不利。

（1）影响生长发育。18岁以下尚未发育成熟的少女，更不宜穿牛仔裤和裹腿裤，因为她们正处于发育阶段，如果经常穿紧身裤，会有碍腰臀部及腹部骨骼和肌肉生长发育，女性还可导致骨髓狭窄，影响以后的怀孕和生育。另外，少女的皮肉较嫩弱，很容易被紧身裤摩擦损伤，发生臀部、外阴、肛门等处的皮肤、黏膜的感染性疾病

（2）易引起阴部发炎。首先，女青年的阴道经常分泌一定量的酸性液体，这些液体可保持阴道的湿润和酸性环境，能抑制细菌的生存和繁殖。如果穿得过紧，就不利于外阴部湿气的蒸发，结果，过湿的环境又为细菌的生长和繁殖创造了条件，很容易引起炎症，甚至会导致尿道感染，更有甚者，会发生膀胱炎、肾虚肾炎等症

（3）易导致流产。妇女在怀孕期间穿牛仔裤、紧身裤，对胎儿发育十分不利，紧身裤会使小腹内的子宫、胎儿受到挤压，易造成胎儿缺血、胎动不安，时间长了甚至会使胎儿畸形，导致流产、早产等严重不良后果。所以，孕妇更不能穿牛仔裤之类的紧身裤

（4）易引发皮神经炎。穿牛仔裤时腰带勒紧在髂骨上棘处，那里正是股外侧皮神经炎从深层穿向浅层皮肤的部位，极易因受压而出现供血不足，产生缺血性损害，表现为该处皮肤麻木、感觉迟钝，甚至感觉消失，医学上称之为股外侧皮神经炎

3. 对男青年

男子穿紧身裤、牛仔裤，裤子把腹部、臀部、裆部都紧紧地裹住，使阴囊和睾丸没有了活动的余地，只能被迫紧贴皮肤。阴囊在天冷时会收缩，天热时会松弛，总使睾丸保持着适合的温度，以利于精子的正常产生。而紧身裤、牛仔裤的紧束会使局部温度升高。经专家测试，牛仔裤不仅影响精子的生成，而且会使生成的精子质量低下。这是许多男子不育症的原因之一，当然，也是阴部发生湿疹、皮炎的直接因素。

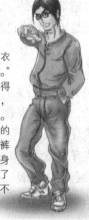

常言说："穿衣戴帽，各有所好。"只要穿的合适得体，不损害健康，不必强求一律。而对损害健康的紧身裤、牛仔裤之类，为了自身的健康，也为了下一代，还是不穿或少穿为好

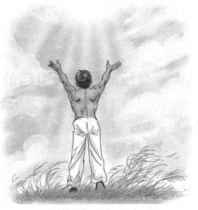

正气使人充满生机

第 2 节

过不上火的生活——不怕火，火不怕

上火，正气变成毒气的表现

"火"是人赖以生存的生机，也就是我们通常说的元气、阳气，保证身体正常运转的生机。我们通常认为身体好的人火力壮，衰老得慢，抵抗外邪的能力强。我们可以看到，人体无"火"就没了生机，而人体上火就是消耗生机。在保火和去火之间把握一个尺度，才是高明的保健方式。

中医认为"火"的病理可分虚实两大类，常见的上火症状有心火和肝火两种。

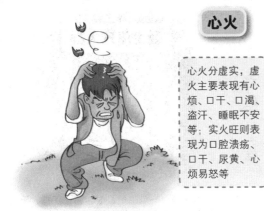

心火

心火分虚实，虚火主要表现有心烦、口干、口渴、盗汗、睡眠不安等；实火旺则表现为口腔溃疡、口干、尿黄、心烦易怒等

心火和肝火的区别

肝火

肝火易引致头胀头痛，此外，还会使人感到心烦易怒、睡眠欠佳、口干口苦等

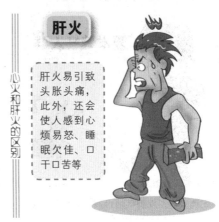

从现代医学的角度看，上火是感染了一些病原体，导致人体的某些功能不能正常发挥作用而出现的一种准病态上火，就是进行激烈免疫的阶段，是内分泌失调的结果。"上火"是人体各器官不协调造成的，医学上称之为激性疾病。若平时消耗大量的精力和体力，就会使全身各系统处在紧张和变化之中，即处于"应激状态"。机体一旦进入应激状态，体内环境的协调、平衡和稳定就会被破坏，导致疾病的发生。

"上火"没有特效药物可以治疗，如果为了降火而去吃中药，不仅无益，反而可能有害——有中毒的危险。不过别担心，发现自己上火了可以用饮食来调节。

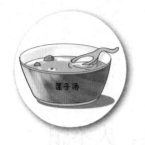

莲子汤去心火

制法：莲子 30 克（不去莲心），栀子 15 克（用纱布包扎），加冰糖适量，水煎，吃莲子喝汤。

表现症状：分虚实两种，虚火表现为低热、盗汗、心烦、口干等；实火表现为反复口腔溃疡、口干、小便短赤、心烦易怒等。

喝梨水去肝火

制法：川贝母 10 克捣碎成末，梨 2 个，削皮切块，加冰糖适量，清水适量炖服。

表现症状：头痛、头晕、耳鸣、眼干、口苦口臭、两胁胀痛。

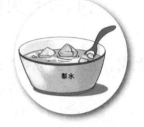

脾气大、血压高是肝火引起的

在生活中，我们常常会遇见一些脾气特别火暴的人，一遇着不痛快就马上发泄、吵闹，但是也有一些爱生闷气，有泪不轻弹，但又不能释怀的人，有时甚至会气得脸色发青。这两种人都是肝火比较旺的人，在中医里面，有"肝为刚脏，不受怫郁"的说法，也就是说肝脏的阳气很足，火气很大，不能被压抑。肝火如果发不出来，就会损伤五脏。因此，有了肝火要及进宣泄出来。

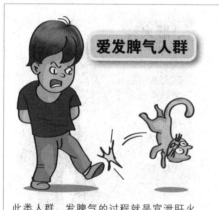

此类人群，发脾气的过程就是宣泄肝火的过程，不会伤到身体

生气的不同人群

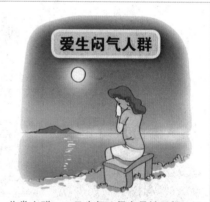

此类人群，一旦生气，很容易被压抑，无力宣发，只能停滞在脏腑之间，形成浊气

由此可见，发脾气也不一定是坏事，因为很多时候我们会发脾气，并不是由于修养差、学问低，而是体内的浊气在作怪。它在你的胸腹中积聚、膨胀，最后无法控制地爆发出来。那么，这种气又是如何产生的呢？从根源上来讲，是由情志诱发的。其实这种气起初是人体的一股能量，在体内周而复始地运行，起到输送血液周流全身的作用。人肝功能越好，气就越旺。肝帮助人体使能量以气的形式推动全身物质的代谢和精神的调适。这种能量非常巨大，如果我们在它生成的时候压抑了它，如在生气的

时候强压下怒火，使它不能及时宣发，它就会成为体内一种多余的能量，也就是我们经常说的"上火"。

"气有余便是火"，这火因为没有正常的通路可宣发，就会在体内横冲直撞，窜到身体的哪个部位，哪个部位就会产生相应的症状，上到头就会头痛，冲到四肢便成风湿，进入胃肠则成溃疡。而揉太冲穴就是给这股火找一个宣发的通路，不要让它在体内乱窜

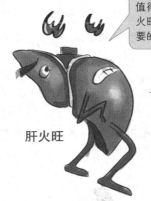

肝火旺

值得注意的是，高血压的病人中，肝火旺者最多见。肝火旺是高血压最重要的起因

尤其是北方人，一般北方人长得都高大，脾气急，脸红脖子粗，容易口苦，两胁发胀，舌头两边红

如果是属于肝阳亢的高血压尚不严重，喝苦丁茶或者枸菊清肝茶都可以代替药物。这两种茶是春天的专属饮料，可以清泻春天里特殊旺盛的肝火

"心火"导致了脑血栓、脑瘀血

心火一动，一般是急症，不急救就有生命危险。常见的突发性病症有脑出血、脑血栓。如果出现了这种危机的病症，可以服用"急救三宝"。它们分别是安宫牛黄丸、紫雪丹和至宝丹。

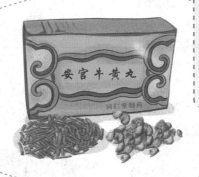

紫雪丹 历史最悠久，药性为大寒，药店比较常见。现代名为"紫雪散"。紫雪丹适用于伴有惊厥、烦躁、手脚抽搐，常发出响声的患者

安宫牛黄丸 此丸里有牛黄、麝香、黄连、朱砂、珍珠等中药材，适用于高热不退、神志昏迷不清的患者。"非典"时期很多病人高热昏迷，就是用安宫牛黄丸来解救的。

至宝丹 对昏迷伴发热、神志不清但不声不响的患者更适用

"急救三宝"过去主要治疗感染性和传染性疾病。病的人一般都有发热、昏迷症状。现在，人们也将它们广泛用于治疗脑损伤、脑血管意外伤，但必须有明显的热象，至少舌头要很红，舌苔要黄，不管是脑出血、脑血栓，还是煤气中毒、外伤导致的昏迷，都可服用，且能保护脑细胞，后患也小。安宫牛黄丸可抑制细胞死亡。

"心"火旺盛者，大多会失眠，在中医里是没有安眠药的，中医治疗失眠是从病根子上治疗。一般的病都跟"心"有关。家里经常备一些安神的中药是很有必要的。

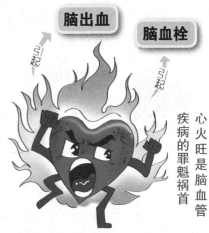

脑出血　脑血栓

心火旺是脑血管疾病的罪魁祸首

常见的安神中药有：

天王补心丹	阴虚血少明显的失眠适用。因为心血被火消耗掉了，所以人不仅失眠、健忘，心里一阵阵发慌，而且手脚心发热、舌头红、舌尖生疮，这个药补的作用更大一些。
牛黄清心丸	这种失眠是心火烧的。除了失眠还有头晕沉、心烦、大便干、舌质红、热像比较突出的人可以选择。
越鞠保和丸	对于失眠而梦多，早上醒来总感觉特别累，胃口不好，舌苔厚腻的人适用。人们常说，失眠就在临睡前喝杯牛奶。但这个方子是要分人的，如果是这种越鞠保和丸适应的失眠，千万别再喝牛奶了。喝了会加重肠胃的负担，只能加重病情。
解郁安神颗粒	适用于因情绪不畅导致的入睡困难。这种人多梦，而且睡得很轻，一点儿小声就容易醒，还可有心烦、健忘、胸闷等症状同在。

吃出来的火气，用食物以毒攻毒

中医认为，在人体内有一种看不见的"火"。它能温暖身体，提供生命的能源。这种"火"又称"命门之火"。如果由于某种原因导致阴阳失调，"命门之火"失去制约，改变了正常的潜藏功能，火性就会浮炎于上，人们就会出现咽喉干痛、两眼红赤、鼻腔热烘、口干舌痛以及烂嘴角、流鼻血、牙疼等症状。这就是"上火"了。

引起"上火"的具体因素有很多，如情绪波动过大、中暑、受凉、伤风、嗜烟酒以及过食葱、姜、蒜、辣椒等辛辣之品，贪食羊肉、狗肉等肥腻之品和缺少睡眠等都会引起"上火"。春季风多雨少，气候干燥，容易"上火"。这里介绍几款去火的食疗方：

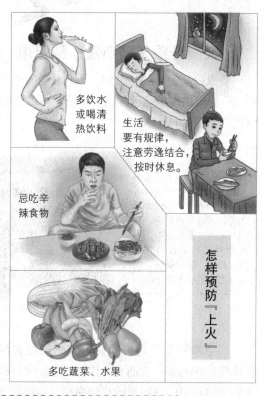

多饮水或喝清热饮料

生活要有规律，注意劳逸结合，按时休息。

忌吃辛辣食物

多吃蔬菜、水果

怎样预防「上火」

绿豆粥
材料：石膏粉、粳米、绿豆
制法：先用水煎煮石膏，取其清液，再加入粳米、绿豆煮粥食之。
功效：可以祛胃火，容易便秘、腹胀、舌红的人可以多喝。

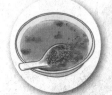

梨水
材料：川贝母10克、香梨2个、冰糖适量、清水适量
制法：川贝母捣碎成末，梨削皮切块，加冰糖和清水炖服。
功效：对头痛、头晕、耳鸣、眼干、口苦口臭、两胁胀痛都有疗效。

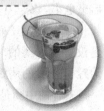

不过，需要注意的是，"上火"又分为虚火和实火，正常人的阴阳是平衡的。

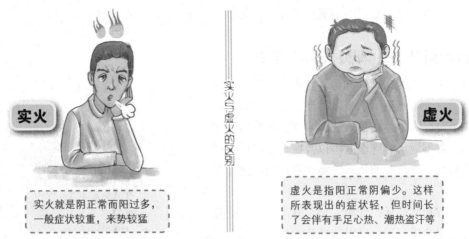

实火

实火就是阴正常而阳过多，一般症状较重，来势较猛

实火与虚火的区别

虚火

虚火是指阳正常阴偏少。这样所表现出的症状轻，但时间长了会伴有手足心热、潮热盗汗等

通过以下的方法我们可以知道自己"上火"上的是实火还是虚火。

看小便	小便颜色黄、气味重，同时舌质红，是实火；小便颜色淡、清，说明体内有寒，是虚火
看大便	大便干结、舌质红为实火；大便干结、舌质淡、舌苔白为虚火；大便稀软或腹泻说明体内有寒，是虚火
看发热	如果身体出现发热的症状，体温超过37.5℃时，全身燥热、口渴，就说明内热大，是实火；发热时手脚冰冷，身体忽冷忽热，不想喝水，是体内有寒，为虚火

一般来说，人体轻微"上火"通过适当调养，会自动恢复；如果"上火"比较厉害，就需要用一些药物来帮助"降火"。

五谷去火气补正气，对治内分泌失调

现代人为什么容易上火，内分泌失调呢？是因为吃五谷太少而吃其制成品太多。

五谷可以去火气，补正气，益养护人体阴精，专治内分泌失调。朱丹溪说人常阳有余而阴不足，所以他告诫人们一定要节制饮食，多吃"自然冲和之味"，不贪食"厚味"以养阴敛阳。

但是，吃什么样的素食才能吃得健康呢？

很多人把素食和蔬菜联系起来，认为吃素食就是吃蔬菜，所以"少吃饭，多吃菜"的饮食观念也风行起来。其实种子类的素食才是最健康的。比如大米、玉米、高粱、地瓜、胡萝卜、土豆等。

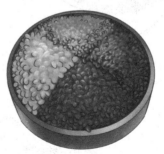

五谷杂粮是健康的好帮手

朱丹溪所说的"自然冲和之味"就是五谷杂粮，也就是我们平时所说的素食。他在《茹谈论》一书中写道："凡人饥则必食，彼粳米甘而淡者，土之德也，物之属阴而最补者也，唯可与菜同进。径以菜为充者，恐于饥时顿食，或虑过多因致胃损，故以菜助其充足，取其流通而易化，此天地生化之仁也。"

吃五谷杂粮的素食主义者，正确的饮食方法应该是以种子类食物为主，以"菜为充，果为补"，如果不是绝对的素食主义者，当然还要以"禽为益"。

荷叶用处多，清热祛火不能少

中医认为，荷叶味苦，性平，归肝、脾、胃经，有清热解暑、生发清阳、凉血止血的功用，鲜品、干品均可入药，常用于治疗暑热烦渴、暑湿泄泻、脾虚泄泻以及血热引起的各种出血症。而荷叶的祛火功能让它成为当之无愧的养心佳品。

取荷叶适量，洗净，加水煮半小时，冷却后用来洗澡，不仅可以防治痱子，而且具有润肤美容的作用。

荷叶入馔可制作出时令佳肴，如取鲜嫩碧绿的荷叶，用开水略烫后，用来包鸡、包肉，蒸后食用，清香可口，可增食欲。荷叶也常用来制作夏季解暑饮料，比如荷叶粥，具体制作方法如图解所示：

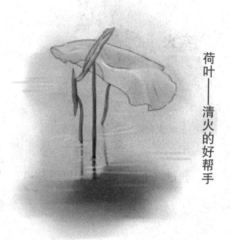

荷叶——清火的好帮手

荷叶具有降血压、降血脂、减肥的功效，因此，高血压、高血脂、肥胖症患者，除了经常喝点儿荷叶粥外，还可以每日单用荷叶9克或鲜荷叶30克左右，煎汤代茶饮，如果再放点儿山楂、决明子同饮，则有更好的减肥、降脂、降压之效

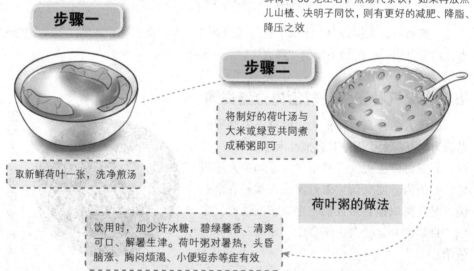

步骤一

取新鲜荷叶一张，洗净煎汤

步骤二

将制好的荷叶汤与大米或绿豆共同煮成稀粥即可

荷叶粥的做法

饮用时，加少许冰糖，碧绿馨香、清爽可口、解暑生津。荷叶粥对暑热，头昏脑涨、胸闷烦渴、小便短赤等症有效

小小豆芽也是祛火的能手

中医认为，豆芽，尤其是绿豆芽，在祛心火，止血方面有强大的功效。在春季吃豆芽，能帮助五脏从冬藏转向春生，豆芽能清热，有利于肝气疏通、健脾和胃。

经常去菜市场的家庭主妇们会发现，豆芽也有不同的品种。传统的豆芽指黄豆芽，后来市场上出现了绿豆芽、黑豆芽、豌豆芽、蚕豆芽等新品种。豆芽菜虽然均性寒味甘，但功效不同。

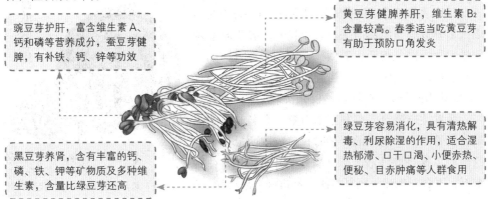

豌豆芽护肝，富含维生素A、钙和磷等营养成分，蚕豆芽健脾，有补铁、钙、锌等功效

黄豆芽健脾养肝，维生素B_2含量较高。春季适当吃黄豆芽有助于预防口角发炎

黑豆芽养肾，含有丰富的钙、磷、铁、钾等矿物质及多种维生素，含量比绿豆芽还高

绿豆芽容易消化，具有清热解毒、利尿除湿的作用，适合湿热郁滞、口干口渴、小便赤热、便秘、目赤肿痛等人群食用

豆芽最好的吃法是和肉末一起氽汤，熟了放盐和味精即可，应尽量保持其清淡爽口的性味。豆芽不能隔夜，买来最好当天吃完，如需保存，可将其装入塑料袋密封好，放入冰箱冷藏，但不能超过两天。

春天清火排毒的小窍门

春天气候干燥，风多雨少，要保持新陈代谢的平衡和稳定对于人体来讲很难，从而容易导致生理机能失调而致使人体"总管家"——大脑指挥失灵，引起"上火"症候。已经上火的人群，可以通过以下方法把身体中的毒素排出体外。

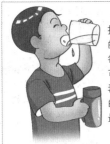

（1）多喝水：排泄是人体排毒的重要方法之一。每天喝够两升水，可以冲洗体内的毒素，减轻肾脏的负担，是排毒最简便的方法。

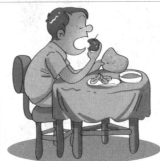

（2）改变饮食习惯：以天然食品取代精加工食物，新鲜水果是强力净化食物，菠萝、木瓜、奇异果、梨都是不错的选择。如果平时多吃富含纤维的食物，比如糙米、蔬菜、水果等，都能增强肠道蠕动，减少便秘的发生。多吃蔬菜、水果，忌吃辛辣食物，多饮水或喝清热饮料，促进体内"致热物质"从尿、汗中排泄，从而清火排毒。

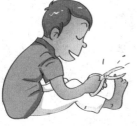

（3）定期去除角质：肌肤表面的老化角质会阻碍毛细孔代谢毒素，定期去除角质，可帮助肌肤的代谢机能维持正常运作。

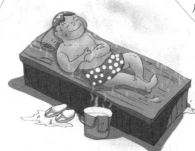

（4）蒸桑拿：每周进行一次蒸汽浴或桑拿也能帮助加快新陈代谢，排毒养颜。蒸桑拿时要注意饮水。浴前喝一杯水可帮助加速排毒，浴后喝一杯水补充水分，同时排出剩下的毒素。

翠衣西瓜败心火，清热解毒治口疮

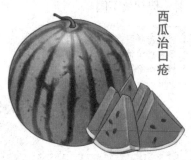

西瓜治口疮

口疮学名叫"口腔溃疡"，长口疮与心肾不交、虚火上升或脾胃温热有关。长了口疮，要少吃辛辣刺激食物，以免刺激口腔溃疡，不利于愈合。如果口腔溃疡反复发作，应适当补充含维生素B族的食物，如动物的肝脏、心脏、肾脏、蛋类、黄豆、花生等。

西瓜性寒解热，有利于治口疮，大名鼎鼎的西瓜霜就是用西瓜制成的。平时长口疮取西瓜半个，挖出西瓜瓤挤取汁液，瓜汁含于口中，2~3分钟后咽下，再含新瓜汁，反复多次，治口疮效果颇佳。

如果口疮反复发作，可取西瓜皮30~50克，白糖少许。将西瓜皮切成小块，加水煎汤，取汁去渣，加白糖，代茶饮用

对号入座，家庭装的夏季灭"火"方

夏季天气炎热，人爱上火，有人认为上火就应该吃清火药，所以一家老少，不管谁上火都用同一个办法，殊不知，不同的人上火原因是不同的，不可一概而论。对症下药才能除病。

1. 孩子易发肺火

夏天，有些孩子动不动就发热，令妈妈们苦恼不已。中医认为，小儿发热多是肺卫感受外邪所致。小儿之所以反复受到外邪的侵犯，主要是由于肺卫正气不足，阴阳失于平衡。针对这种"火大"的孩子，应及时给予中药对症治疗。如孩子属肺热郁闭，可给予通宣理肺丸、麻杏石甘汤；属阴虚肺热，则可给予养阴清肺口服液或者金果饮；属湿热泻，则给予葛根芩连汤等。同时，应让孩子多饮水，多吃蔬果，少吃巧克力、肉类等高热量食品。

2. 老年易发肾阴虚火

夏天阳气旺盛，容易导致老年人肾阴亏虚，从而出现腰膝酸软、心烦、心悸汗出、失眠、入睡困难，同时兼有手足心发热、阳痿、早泄、盗汗、口渴、咽干或口舌糜烂、舌质红，或仅舌尖红、少苔、脉细数。应对证给予滋阴降火中药，如知柏地黄丸等，饮食上应少吃刺激性及不好消化的食物，如糯米、面团等，多吃清淡滋补阴液之品，如龟板胶、六味地黄口服液等，多食富含B族维生素、维生素C及铁的食物，如动物肝、蛋黄、西红柿、胡萝卜、红薯、橘子等。

3. 妇女易发心火

妇女在夏天情绪极不稳定，特别是更年期的妇女，如突受情绪刺激，则会烦躁不安，久久不能入睡。这主要是由于心肾阳阴失调而导致心火亢盛，从而出现失眠多梦、胸中烦热、心悸怔忡、面赤口苦、口舌生疮、潮热盗汗、腰膝酸软、小便短赤疼痛、舌尖红、脉数。应给予中药对证滋阴降火，如枣仁安神丸、二至丸等。多吃酸枣、红枣、百合或者干净的动物胎盘等，可养心肾。

第 3 节

温度决定生老病死，寒邪是万病之源

病由寒生，远离寒湿才健康

人生病，多是寒湿造成的，寒湿会阻滞阳气的运行，使人血流不畅，肌肉疼痛，关节痉挛，因为湿困脾胃，损伤脾阳，或患者平时脾肾阳虚而致水饮内停，所以多表现为畏寒肢冷、腹胀、泄泻或浮肿等。

中医认为，寒湿常伤人阳气。阳气就像天上的太阳一样，给大自然以光明和温暖，失去阳气，万物便不能生存。如果人体没有阳气，体内就失去了新陈代谢的活力，不能供给能量和热量，生命就要停止。

祛除寒湿最好的办法就是让身体温暖起来，因此，健康与温度有着密切的关系。远离寒湿，温暖身体的办法有很多：

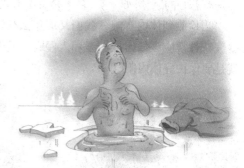

众所周知，掌握人体生杀大权的是气血，而气血只有在温暖的环境里，才能在全身顺畅地流通。人体如果温度降低血流减慢，就会出现滞涩、淤堵，甚至血液会凝固，那么人将面临死亡。而且，人的体温上升，不仅会增强人体的免疫力，还能在正常细胞不受影响的情况下大量杀死癌细胞。此外，温度过低，会使体内的寒湿加重，外在表现就是上火

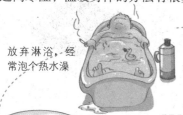

放弃淋浴，经常泡个热水澡

养成睡前用热水泡脚的好习惯

这些方法不仅能让身体暖和起来，而且随着免疫力的提高，人体能克服许多顽疾

胡萝卜、苹果等属于阳性食物，可榨汁饮用

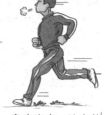

安步当车，让身体动起来，为自己选择几项适合的运动

姜红茶是祛除寒湿的最佳饮品

湿邪主浊气，致病难痊愈

我国自古就有把一年分为五季的说法，即春、夏、长夏、秋、冬。长夏一般是指现在的七、八月份，在中原一带相当于夏秋之交，此时雨水较多，湿热熏蒸，气候潮湿，为一年之中湿气最盛之时。湿的特点是重浊下行，氤氲缠绵。湿气过重，就被中

医理论称为"湿邪"。湿邪为阴邪，侵入人体后会遏伤人体阳气，阻碍人体气机的生发和运行。阳气受阻，人体自愈力就难以发挥，故而湿邪致病往往较难痊愈。

祛除湿邪是养生保健不可缺少的功课之一。那么我们该如何判断自己体内有没有湿邪呢？有个最简单的办法：如果早晨起床时感觉特别疲劳，头发昏，没精神，浑身不清爽，那么你体内肯定是有湿了。另外，注意自己早上刷牙时，是不是有恶心的感觉，如果有，多半是有湿邪入侵了。

当检测到体内有湿，我们又该怎么祛除体内湿气？日常应该如何抵御湿邪入侵呢？最根本的就是要保护好体内阳气。

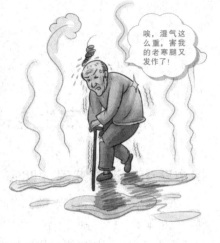

湿邪严重影响着健康

唉，湿气这么重，害我的老寒腿又发作了！

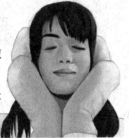

冬天该收藏时就要收藏，注意保暖，室内温度不可过高

冬天和夏天如何去湿

夏天该宣泄的时候就要宣泄，天热开空调无可厚非，但不要让空调对着人吹，更不要晚上睡觉时一直开着，温度的调节也要适度，不可过低。如果感觉吹完空调后不舒服，可服用健脾化湿的药物，如藿香正气丸等

此外，还可用调节饮食来化湿避邪，最简单有效的就是喝薏米红豆汤。此汤可当水喝，也能当饭吃。从入夏开始可一直喝到秋高气爽，能有效防止湿邪入侵，养血祛湿。

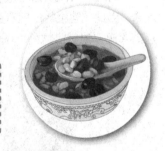

薏米红豆汤
材料：薏米、红豆（赤小豆）各适量。
制法：把薏米、红豆洗净后，各取适量，加水熬成粥。失眠者可加些莲子同煮，着凉感冒者，可加几片生姜同煮。

寒气重不重，摸摸手脚就知道

前面我们说过"百病寒为先"，寒气是导致许多疾病发生的关键。那么我们如何来判断自己的体内有没有寒气呢？这里有个最简单的方法，就是摸摸手脚的温度。

传统中医认为，头为诸阳之会，四肢为阳气之末。也就是说人的四肢是阳气灌溉的终点。如果手脚温热，就说明体内阳气比较充足；如果手脚温度

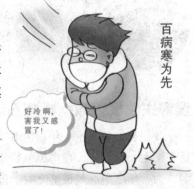

百病寒为先

好冷啊，害我又感冒了！

不够，甚至常年四肢冰凉，就说明体内阳气不足，内有寒气。

除四肢寒冷之外，还有些人手脚心易发热，总想挨着凉的东西，但人又特别怕冷，易出虚汗，这也是体内有寒气。因为体内阳气太虚，不能回纳，就浮散于外，使手脚出现了虚热的假象。这里要特别说明的是，我们所说的手脚温度是指持续一段时间的温度，而不是指一时的温度状况。如有些人腹疼时也会伴随手脚冰凉，但疼痛缓解后，手脚温度就会恢复正常，这类特殊情况，不是寒气所导致的。

医生用手感知出来的手脚的温热程度，一般分为手足不温、手足冰凉和手足厥冷三种程度

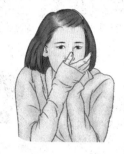

手足不温

是指手脚的温度比正常温度低，感觉不暖和。这往往是阳气亏虚的先兆，可能有轻微的寒气

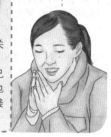

手足冰凉

是指手足温度明显降低，摸起来凉凉的，有时还伴有出汗症状。这说明体内阳气已经明显亏虚，体内寒气很重

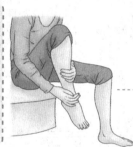

手足厥冷

是指手脚温度极低，甚至连肘关节、膝关节之下都是冰凉的。这提示体内的阳气已经极度亏虚，寒气也已过重，往往会直接伴随着疾病的发生

阻断寒气入侵的五条通路

寒气其实也是一个欺软怕硬的家伙，专拣软的捏。它们通常会先寻找人体最容易入侵的部位，找到之后就大举进攻，并且在那里安营扎寨，为非作歹。所以我们与其等寒气入侵到人体以后，再费尽心思地去驱除它，不如事先做好准备，从源头上切断寒气进入我们体内的通道。

一般来讲，头部、背部、颈前部、脐腹部及足部是人体的薄弱地带，都是寒气入侵的主要部位。

因此，在冬季人们应该保持鞋袜温暖干燥，并经常洗晒。平时要多走动以促进足部血液循环。临睡前用热水洗脚后以手掌按摩足心涌泉穴 5 分钟。在夏季，要改掉贪图一时凉快而用凉水冲脚的不良习惯。

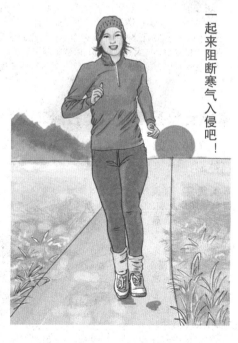

一起来阻断寒气入侵吧！

头部　中医认为，"头是诸阳之会"，体内阳气最容易从头部走散掉，就如同热水瓶不盖塞子一样。所以，在严冬季节如果人们不重视头部的保暖，导致阳气散失，就会使寒邪入侵，很容易引发感冒、头痛、鼻炎等病患。因此，冬天在外出时戴一项保暖的帽子是很必要的

颈前部　颈前部俗称喉咙口，是指头颈的前下部分，上面相当于男性的喉结，下至胸骨的上缘，时髦女性所穿的低领衫所暴露的就是这个部位。这个部位受寒风一吹，不只是颈肩部，包括全身皮肤的小血管都会收缩。如果长时间这样受寒，人体的抵抗能力就会有所下降

背部　在中医中称"背为阳"。背部又是"阳脉之海"，是督脉经络循行的主干，总督人体一身的阳气。如果冬季里背部保暖不好，就会让风寒之邪从背部经络上的诸多穴位侵入人体，损伤阳气，使阴阳平衡受到破坏，人体免疫功能就会下降，抗病能力也会减弱，诱发许多病患或使原有病情加重，使旧病复发。因此，在冬季里人们应该加穿一件贴身的棉背心或毛背心以增强背部保暖

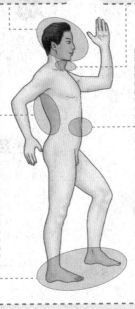

脐腹部　主要是指上腹部，是上到胸骨剑突、下至脐孔下三指的一片广大区域。这也是时髦的年轻女性穿着露脐装所暴露的部位。这个部位一旦受寒，极容易发生胃痛、消化不良、腹泻等疾病。这个部位面积较大，皮肤血管分布较密，体表散热迅速。在寒冷的天气里暴露这个部位，腹腔内的血管会立即收缩，甚至还会引起胃的强烈收缩而发生剧痛，持续时间稍久，就可能会引发不同的疾病，因此，不管是穿衣还是夜晚睡觉，都要注意脐腹部的保暖

足部　主要是指上腹部，俗话说"寒从脚下起"。脚对头而言属阴，阳气偏少。而且双脚远离心脏，血液供应不足，长时间下垂，血液回流循环不畅；皮下脂肪层薄，保温性能很差，容易发冷。脚部一旦受凉，便会通过神经的反射作用，引起上呼吸道黏膜的血管收缩，使人体的血流量减少，抗病能力下降，以致隐藏在鼻咽部的病毒、病菌乘机大量繁殖，使人发生感冒，或使气管炎、哮喘、肠病、关节炎、痛经、腰腿痛等旧病复发

阻断寒气入侵的五条通路

家常食物是寒湿的"扫除工具"

　　人体需要的能量来自饮食，饮食与人体的体温关系非常密切，以下几种食物能提高体温：

葱类蔬菜：葱类蔬菜能净化血液，促进血液循环，最后达到使身体变暖的效果。常见的韭菜、葱、洋葱、大蒜、辣椒都属于葱类蔬菜，它们都有化瘀血和提高体温的作用。

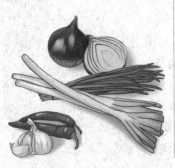

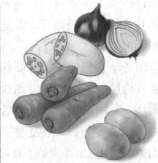

根菜类：胡萝卜、马铃薯、洋葱、萝卜、藕等根菜类蔬菜，是强化人的下半身，预防肾虚的食品。

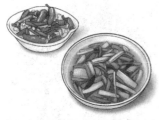

传统食品咸菜：许多人受"盐分多不利于健康"思想的影响而不敢吃咸菜，其实咸菜中的盐分能提高体温，所以吃咸菜不必强加控制，一次别吃过多就行。腌辣椒、咸萝卜等咸菜都是不错的提高体温的食物。

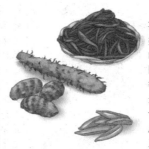

"黏液食品"：山药、芋头等有黏液的根菜类蔬菜具有增强精力的作用。还有秋葵、国王菜、咸草、海藻等都是"黏液食品"。这些"黏液食品"里含有食物纤维和蛋白质结合而成的黏蛋白，正是黏蛋白产生了黏液，黏蛋白能够保护黏膜，预防感冒和流感。

除了这几类有助提高体温的食物外，我们还要特别介绍一种最有助于暖身的食物，那就是生姜。生姜里还含有姜辣素和生姜油，有抗氧化作用。它能除去体内的活性氧，预防疾病，抗老化。在 200 种医用中药中，75% 都使用生姜。因此，说"没有生姜就不称其为中药"并不过分。

生姜最大的功效就是促进体温上升，从而增强免疫力。此外，它还能扩张血管，降低血压，溶化血栓，发汗、解热、祛痰、镇咳、镇痛。还能加快消化液的分泌，促进消化，并清除导致食物中毒的细菌，杀死肠内有害细菌。

生姜用于驱寒保暖时，最好与红茶一起食用。红茶具有高效加温、强力杀菌的作用，生姜和红茶相结合，就成了驱寒祛湿的姜红茶。此外，冲泡时还可加点儿红糖和蜂蜜。但患有痔疮或其他忌辛辣的病症，可不放或少放姜，只喝放了红糖和蜂蜜的红茶，效果也不错。

生姜是驱寒保暖的好帮手

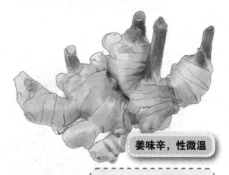

姜味辛，性微温

有解表、散寒、排毒的作用

《本草纲目》解读：姜能够治"脾胃聚痰，发为寒热"，对"大便不通、寒热痰嗽"都有疗效。吃过生姜后，人会有身体发热的感觉。这是因为它能使血管扩张，使血液循环加快，促使身上的毛孔张开。这样不但能把多余的热带走，同时还能把体内的病菌寒气一同带出。所以，当身体吃了寒凉之物，受了雨淋，或在空调房间里待久后，吃生姜就能及时排出寒气，消除因机体寒重造成的各种不适。

姜红茶

材料：生姜适量，红茶一茶匙，红糖或蜂蜜适量。
做法：将生姜磨成泥，放入预热好的茶杯里，然后把红茶注入茶杯中，再加入红糖或蜂蜜即可。生姜、红糖、蜂蜜的量可根据个人口味的不同适当加入。

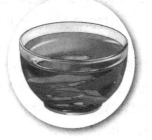

减少寒气入侵，五项必修

我们已经知道，病从寒中来，但是在生活中，我们很难完全避免寒气入侵我们的身体，所以我们要建立起正确的观念，尽量减少寒气的侵入，主要可从以下几个方面入手：

1. 好好休息

要排泄寒气，休息是最好的策略。休息可以省下身体的所有能量，让身体来对付寒气。这时如果强迫身体把更大的能量用在其他地方，例如耗费大量体力的运动，也能使症状中止，不过这并不代表已经把寒气清理完毕，而是身体没有足够的能量可以继续驱赶寒气，等身体经过适当的休息有了足够的能量之后，才会继续祛除寒气。

2. 避免淋雨

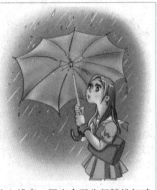

经常淋雨的人，头顶多半会生成一层厚厚软软的"脂肪"，这些脂肪就是寒气物质。等身体哪一天休息够了，血气上升了，它就会开始排泄这些寒气。由于长时间积累了大量的寒气，身体需要借助不断地打喷嚏、流鼻水的方式将之排出，医生会因为频繁地打喷嚏、流鼻水而认定是过敏性鼻炎。所以要切忌淋雨。

3. 睡觉时盖好被子

夏天因为天热，有些人为了贪图凉快，在睡觉时喜欢把肩膀露在外面，殊不知这样寒气很容易从背部入侵。一个背部总是受凉的人，身体状态一定不是很好，所以在睡觉时一定要盖好被子。

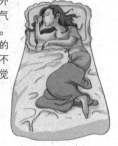

4. 顺天而行，不吃反季节食物

有的人爱吃一些反季节的食物，例如在冬季的时候买回半块西瓜吃，但是中医认为，温热为阳，寒凉为阴，只有将食物的温热寒凉因时因地地运用，才能让人体在任何时候都能做到阴阳平衡，不致生病。如果逆天而行，在寒冷的冬季非要吃性寒的西瓜，怎么会不生病呢？

5. 家中常备暖饮

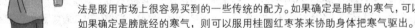

除了按时的休息之外，人们也可以服用适当的中药，加速寒气的驱出。比较简单的方法是服用市场上很容易买到的一些传统的配方。如果确定是肺里的寒气，可以服用姜茶；如果确定是膀胱经的寒气，则可以服用桂圆红枣茶来协助身体把寒气驱出。

驱除体内寒气就用热水泡脚

现代医学证实，"寒从脚下起""小看脚一双，头上增层霜"，这说明了脚的健康不仅关系到人的健康，而且和寿命有很大关系。因为脚掌有无数神经末梢，与大脑紧紧相连，同时又密布血管，故有人的"第二心脏"之称。另外，脚掌远离心脏，血液供应少，表面脂肪薄，保温力差，且与上呼吸道尤其是鼻腔黏膜有密切的神经联系，所以脚掌一旦受寒，就可引起上呼吸道局部体温下降和抵抗力减弱，导致

中国人是非常讲究洗脚的，民间就有"春天洗脚，升阳固脱；夏天洗脚，暑湿可祛；秋天洗脚，肺润肠濡；冬天洗脚，丹田温灼"的说法。脚是寒气入侵的主要通道之一，防止寒气入侵要从脚底做起。而热水泡脚就是最有效的方法，不仅防寒，还能强身健体，防治百病

泡脚驱寒

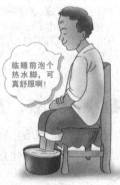

临睡前泡个热水脚，可真舒服啊！

感冒等多种疾病。热水泡脚就可使自主神经和内分泌系统得到调节，并有益于大脑细胞增生，增强人的记忆力，同时，能使体表血管扩张，使血液循环得到改善。

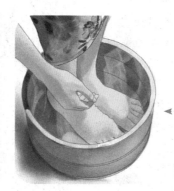

热水泡脚有讲究

先取适量水于脚盆中，水温因人而异，以脚感温热为准

水深开始以刚覆脚面为宜，先将双脚在盆水中浸泡5~10分钟，然后用手或毛巾反复搓揉足背、足心、足趾。为强化效果，可有意识地搓揉中部一些穴位，如位于足心的涌泉穴等

每次泡脚时间以20~30分钟为宜，泡脚完毕最好在半小时内上床睡觉。这样才有利于阳气的生发，也不会太多地透支健康

必要时，还可用手或毛巾上下反复搓揉小腿，直到腿上皮肤发红发热为止

为维持水温，需边搓洗边加热水，最后水可加到足踝以上；洗完后，用干毛巾反复搓揉干净。实践表明，晚上临睡前泡脚的养生效果最佳

所以说，很多养生的方式其实就在我们的生活中，很简单，也很方便，重要的在于你是否有心，是否能够持之以恒。养生不是朝夕之间的事情，只有坚持一段时间以后，才能看到效果。

发热——人体升温，杀死细菌

人的体温一般在37℃左右，即使波动，范围也很小。人的体温之所以能保持在一个相对恒定的水平上，是因为人体有一个体温调节中枢。

人体产热主要依靠肝脏、肌肉等器官分解的含碳元素的营养物质，产热的"燃料"主要来源于食物中的营养物质，如蛋白质、脂肪、碳水化合物。人体散热主要有辐射、传导、对流、蒸发四种方式，前三种方式看不见。至于蒸发，正常人的皮肤在常温下也不断渗出汗液，散发热量，只是肉眼看不见而已，但在出汗较多时，人人都能感觉到蒸发。

人体内的各种生理活动都离不开酶，但酶只有在恒定的体温下才能发挥作用，过高和过低的体温，都会影响酶的作用，因而不利于人体各种生理活动的正常进行。但是，当人体体温升高还

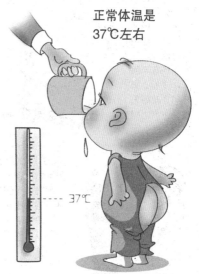

正常体温是37℃左右

37℃

当实际体温低于或高于37℃时，人体体温调节中枢就会加强产热和散热活动来使体温保持正常

不至于影响生物酶的活性时，人体内的免疫系统则会更加活跃。有研究证明，当体温在上述范围内升高时，吞噬致病微生物的细胞比正常体温下的吞噬能力强，人体中一种消灭病菌的抗体的灭菌能力也加强了。这些变化对保护机体免受病菌侵害十分有利。

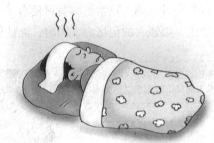

发热是日常生活中很正常的现象，它源于体温调节失去平衡，常由细菌或病毒入侵造成。很多时候，发热是人体的一种保护性机制，是身体想治愈疾病的反应。

一般情况下，人一发热，就会赶紧打针吃药，试图把体温降下来。殊不知，这是身体自愈系统发挥作用的一种表现。身体通过体温上升，不仅可以提高免疫系统的活性，加速治愈疾病，还能把侵入人体的病菌"热"死。因此，不能随便乱用退热药和解热药。当然，体温如果超过39℃，则对机体有害，应在医生的指导下采取降温措施

心灵的温度决定身体的温度

中医认为：养生必先养心，这就要大家淡泊名利，不求闻达，追求心灵的内在平衡与和谐。要做到这些首先要保持良好的情绪。人的情感活动和心理健康与身体的健康有着十分密切的关系。从某种意义上说，心理精神因素对身体健康的影响更大，甚至超过了生理因素。

保持良好的情绪如此重要，那么，我们在日常生活中具体该如何做呢？

（1）树立正确的养生保健观点。古人说"养生莫若养性，养性莫若养德。"所谓养德就是注重道德修养。只有道德高尚的人，才能心胸开阔，开朗乐观，生命之树常青。

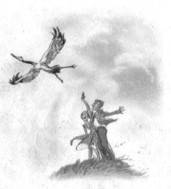

（2）培养宽宏大度、襟怀坦白的品格。不要愤世嫉俗，对周围的一切都看不惯，整天牢骚满腹，怨天尤人。这些负面情绪对身体健康都非常有害。

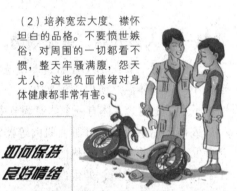

如何保持良好情绪

（3）广交朋友，乐于互相交谈。当你遇到困难，受到挫折，甚至遇到不幸时，首先要冷静下来，控制一下自己的情绪，然后向亲朋、同事倾诉苦衷，从他们的劝告和开导中得到力量和帮助。这样，苦闷会慢慢消失，心情也会变得豁达、轻松。

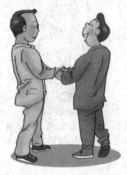

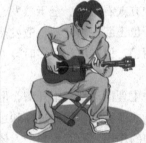

（4）培养广泛兴趣。琴棋书画，养育鱼鸟，种植花木都是有益身心健康的活动。或者在情绪不佳或紧张的工作之后，观赏一场相声或戏剧，欣赏一下优美动听的音乐。这都有利于缓解紧张的情绪、消除心理上的苦闷。尤其是老年人，更应用丰富多彩的爱好，调剂、点缀晚年生活。

第 4 节

快乐慢活，选择一种自在天然的活法

唯有"慢"生活，身体才会健康

健康是人生的第一幸福。健全的思想寓于健全的身体，不论多么出众的才能和力量，一旦失去了健康的身体，都将化为乌有。因此，"慢生活"与其说是一场运动，不如说是人们对现代生活的反思。快节奏的生活就像鞭子一样抽打着人们不断向前，没办法慢下来。因此，"慢生活"有点儿"物极必反"的道理，其本质是对健康、生活的珍视。

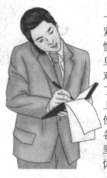

一个人长期处于紧张中，身体会习惯于这种状态。一旦紧张因素消失，对身体来说便成了反常现象，肾上腺素大量减少，使器官失控，导致各种疾病。所以，坚持慢，才能让身体的运转更正常

可见，"慢"下来对人体健康确实是有好处的，它主要表现在生理和心理两个方面。

1. 生理方面

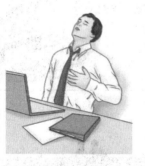

我们知道，流行已久的"快"生活使很多人牺牲了自己的身体健康，尤其是心脏。心脏病专家就曾指出，心情郁闷与快节奏生活之间存在着必然联系，增加了人们患心脏病的风险。心理学家也认为，压力会导致人体产生大量的肾上腺素和肾上腺皮质激素。它们通过动脉传遍全身，使感官、神经系统、免疫系统、肌肉等都出现紧张反应。时间一长，人就会出现失眠、健忘、噩梦频繁、焦虑、工作中失误增多等现象。让生活的节奏慢下来，可以帮你减少压力，使你的神经和内分泌系统得到很好的恢复，同时还能避免体能的过分消耗。

2. 心理方面

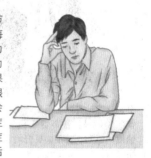

长期生活在快节奏中的人们，每天所承担的压力非常大，而压力大的最直接后果是心情郁闷。根据欧洲健康协会的调查，忧郁症已经成为继癌症和心血管病之后的第三大疾病。其最主要原因，正是长期生活在紧张的状态中，没有朋友可以倾诉烦恼，生活不规律且节奏太快。所以，人一旦慢下来，就能有更多的时间用来品味生活，丰富人生阅历，从而达到减压的目的。心理决定生理，心理健康了，身体自然就健康了。

慢生活就是一种循序渐进地改善生活、促进健康的好方法。也许你会说"我现在的生活条件不允许我慢下来，想慢下来太难了"。其实，要慢下来一点儿也不难，只要你认清人生最重要的东西是健康的身体、情感的交流，而不是高薪水、高职位；只要你真正懂得努力工作是为了更好地享受生活，你会很容易安静下来，过自己想要的慢生活。

放慢生活节奏，体味健康生活

长时间处于快节奏工作中的人们，希望能沉下心来慢慢享受生活，但是现实似乎没有给大家一个"慢"下来的机会。大家都处在一个把健康变卖给时间和压力的时代。所以，健康专家提醒那些正处于事业旺盛期的人们，在工作之余应逐渐从紧张的生活中脱离出来，重视身体和精神健康，勇敢地让生活"慢"下来。

慢，从饮食开始。其实"慢饮食"不仅仅是指要慢慢品尝，更是一种懂得珍惜和欣赏的生活态度。"慢生活"的支持者们反对快餐，他们认为应该在轻松的环境下吃精心烹制的食品，讲究饮食的营养搭配和制作工艺，尽情地享受食物带来的乐趣。

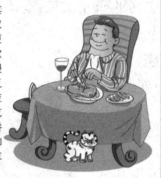

慢，从睡眠开始。"慢一族"总能慢条斯理地入睡，而不是靠药物强迫自己入睡，对于他们而言，准备睡眠就像调制一杯色香味俱全的上等花草茶。从最简单的睡前一杯牛奶到舒缓的音乐。还可以做一个中草药睡枕，让晚上伴着自然的清新气息入睡。

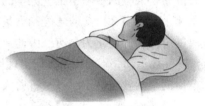

慢，从工作开始。为了对抗现代工作的快节奏，"慢一族"把办公室搬到了家里，采用了"慢工作"的生活方式。而且，"慢一族"还强调花更多的时间处理一件事，而不是在不同的事情之间周旋。

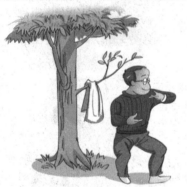

慢，从运动开始。运动代表了"速度与激情"，但是，快节奏工作的人再去做高速度的运动，就不能更好地让身心放松，所以应尽量让运动慢下来。一般可以选择太极拳、瑜伽或者"超慢"的举重等运动，而不是一下就弄得满身大汗。平日里，可以散步，而不是一路小跑或者干脆来个累死人的马拉松。坚持适度舒缓的运动，比断断续续地猛烈运动对人体更有益。

慢，从情感开始。速食般的恋情、一夜情，为了排遣寂寞的恋爱，是否让你感到恋情来得太快、太无原则？想要获得朴实纯真的爱情，就需要你自己先慢下来，懂得欣赏和赞美身边的事物。否则，寂寞将变成永恒。

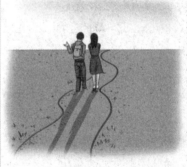

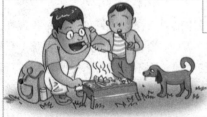

慢，从休闲开始。很多人的休闲方式是一群人出去狂欢，然后一哄而散。这样往往不能达到休闲的目的。人们的心理需要一个适时的过渡，工作中紧张的心理需要在休息中得到舒缓。这时，跟家人散步、钓鱼，或去野外踏青，都是不错的选择。

第五章

万病皆可心药医

——做个身心健康的现代人

第 1 节
用情志的伤调情志

养神四字箴言：慈、俭、和、静

养生家李度远，相传生于清代康熙十八年（公元 1679 年），卒于民国二十四年（公元 1935 年），享年 256 岁。李氏深明养身养心之道。在漫长的一生中，他遵循养身养心四字箴言——慈、俭、和、静，对世人很有教益。

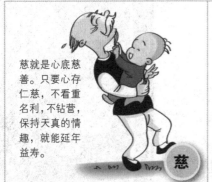

慈就是心底慈善。只要心存仁慈，不看重名利，不钻营，保持天真的情趣，就能延年益寿。

慈

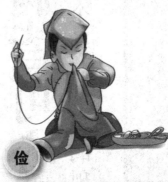

俭

俭即俭省。饮食简单就可以减轻脾胃的负担，欲望简单就可以精神清明，少说话则可以养住气息，人际关系简单可以洁身自好，少沾酒色、清心寡欲、少思虑可以免除烦恼。凡事省一分，就会受益一分。

和

静

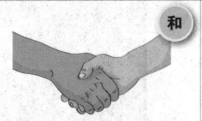

和即和气。君臣和则国家兴旺，父子和则家宅安乐，兄弟和则手足提携，夫妇和则闺房静好，朋友和则互相维护，因此，和气致祥，对身体也是很有好处的。

静指身不可过劳，心不可轻动也。中医学认为，人体内元气是生命之源，"静"可以很好地培养元气，适当活动，能使元气很好地循环，有利于养生。

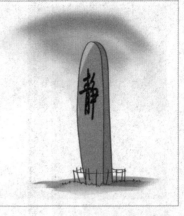

要保持健康精神，就要牢记"八戒"

我们知道，心理健康与身体健康紧密相关，而要做到心理健康，就必须在情志方面有所控制，不能过度。具体来说，应该做到以下"八戒"：

一戒忧虑过度

虽说是"人无远虑，必有近忧"，然而凡事应有个尺度，切不可杞人忧天，终日忧心忡忡。即使生活中确实发生了令人烦恼、焦虑的事情，我们也应振作精神，积极面对，而不该整天闷闷不乐地就此消沉下去。

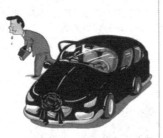

二戒高兴过度

高兴本来是好事，但要防止乐极生悲，特别是当生活中有突如其来的好事降临时，例如，久别亲人团聚，摸彩中了大奖，等等。高兴过度会引起大脑中枢兴奋性增强，使交感神经过度亢奋，对患有心脑血管疾病的人来说尤其不利。

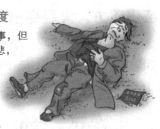

三戒悲伤过度

当遭遇不幸时，应当学会调节、控制自己的情绪。故友离散、亲人逝世、朋友反目、恋人分手等，都会给人心理上造成严重打击。此时我们切勿钻入牛角尖，更不要沉湎其中不能自拔。要学会摆脱不幸，用向好友倾诉、向心理医生咨询等方法，尽快使自己走出心理危机。

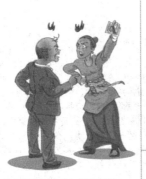

四戒猜疑过度

有些人疑心病较重，乃至形成惯性思维，导致心理变态。一个人如果心胸过于狭窄，对同事、朋友乃至家人无端猜疑，不但会影响工作，影响人际关系，影响家庭和睦，还会影响自己的心理健康。

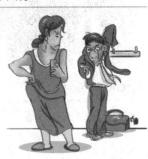

五戒过度愤怒

工作中出现矛盾是人们经常遇到的事情。此时，最好避免激烈争吵，更不要三句话说不到一起便"怒发冲冠""拍案而起"。这种做法不但不利于解决问题，反而会激化矛盾。况且，发怒就像双刃剑，既伤别人，也会伤及自己。此时不如先冷静下来。这对矛盾的双方都有好处。

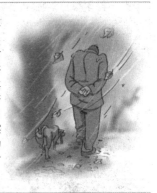

六戒过度消极

当工作中出现失误时，有些人可能会产生自我否定的心理或极其消沉的情绪，严重者甚至自暴自弃。这种做法实在不足取，因为它对心理健康十分不利。

七戒过度焦躁

有些人脾气很急，做事情总想一步到位、一举成功，有急功近利的心理趋向。当自己的愿望和目标一下子不能如期实现时，他们便会产生焦躁情绪。其实，这不但于事无补，反而会使我们适得其反，且有损身心。

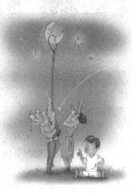

八戒过度关爱

主要指家长在生活上对孩子关心得无微不至，在精神上却对孩子过于专制。不少父母将自己年轻时未能实现的愿望寄托在孩子身上，给孩子造成过重的精神负担和心理压力，不利于培养孩子独立自主的能力，同时也给自己平添了许多不必要的压力和烦恼，有损自身的心理健康。

征服压力，大胆亮出压制压力的五张王牌

在生活中，我们不可避免地会遇到种种压力，面对压力，我们不应该压抑、焦躁，不应该折磨自己，更不应该精神失常，而是要理智面对"压力大敌"。只要适时地打出自己的对策牌，你会发现，自己能轻松地攻克逐个突如其来的压力！

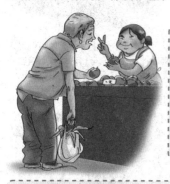

第一张王牌——购物

为什么逛街购物会让人把烦恼伤心的事情都抛到脑后去？可能是因为购物时眼花缭乱的商品不断地把注意力吸引到上面；可能是恰好买到了很中意的东西，弥补了内心的缺憾；也可能是因为辛苦工作之后所得的收入都被自己一次性消耗掉，而产生了快感。

健康提醒：打这张牌的时候，要了解自己的实际支付能力。大多数疯狂采购都是在冲动的时候做出的决定，综合考虑一下购物的连锁效应，付款之前还是谨慎些吧。

第二张王牌——睡眠

据科学家分析，人的睡眠时间如果在 6 小时左右，就足够脑细胞活跃了。当然，这 6 个小时应是在晚上 10 点到早晨 6 点之间，深睡眠的黄金段是夜里 12 点到凌晨 3 点。睡觉是减压的头等大事，因此千万不要随便侵占自己睡眠的时间，要合理安排自己的生活。

健康提醒：打睡觉这张牌最简单也最有效果，切忌上床之前喝太多水，更不要在睡觉前 3 小时以内进食。科学家的研究调查表明，人的平均睡眠有 6 小时就足够了，所以也别睡过了头。

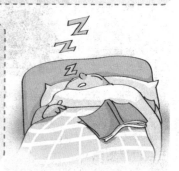

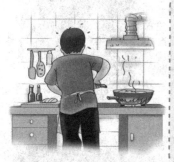

第三张王牌——下厨

去市场亲自挑选自己想煮食的材料，想象一下烹煮的过程所需要搭配的其他东西和食物的效果，其乐无穷。亲自下厨的境界有如天马行空，酸甜苦辣随你便，如能稍施技巧，可获更大满足感。做好饭菜后买一瓶适合自己口味的葡萄酒，叫上朋友一起用餐，不但可以提升食物味觉的层次感，适量的酒精作用和环境气氛的配合，更能使人心情舒畅，豁然开朗。

健康提醒：都说下厨房是女人的"专利"，其实男士下厨做饭菜可以刺激五官，培养创造力，增强体力，加强神经反射和美感，甚至可以预防一些疾病。

第四张王牌——户外活动

户外运动包含的内容很广泛，如散步，打羽毛球、篮球，游泳、潜水，练健身操、瑜伽，骑马，等等。不仅能使人心情更加舒畅，视野更开阔，而且能调动身体里的懒散细胞，补充肌肉缺少的氧，加速新陈代谢，让你不断焕发光彩。

健康提醒：户外活动是最时尚的一张牌，也最健康。不过，户外活动在风靡的同时，造成的运动伤害也是屡见不鲜。无论选择哪种户外活动的方式，重要的是要符合自己的体质，对身体有帮助。要学会防范运动伤害的技巧和户外急救措施。

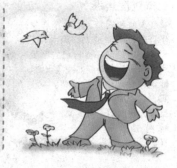

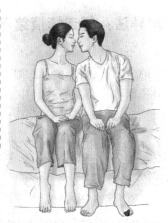

第五张王牌——激活情感

没有情商何来智商？所以，调节自己的情绪，花点儿心思激活情感细胞对工作非常有帮助。可能是一个微笑，或者一个吻。

你有多久没有接过吻了？不光是吻，你有没有仔细想过你的感情生活？你的情感质量？你的性生活质量？高质量的情爱生活会使你每天清晨脸色红润，微笑绽放，思维灵敏，心态平和，不信就试试。

健康提醒：这是最大的一张王牌，含金量最足。调查显示，几乎80%以上的人都认为，爱情是缓解压力最好的方式，有爱人陪伴的滋味是任何其他方式都取代不了的享受。

变通法：变通思维抵掉负面情绪

医学专家把焦虑、抑郁、愤怒、恐惧、沮丧、悲伤、痛苦、紧张等不良情绪叫作负面情绪。负面情绪若超过人体生理活动所能调节的范围，就可能与其他内外因素交织在一起，引发多种疾病。消除负面情绪是保持良好人际关系，保持身心健康的重要手段。

变通思维能够帮你抵掉负面情绪。在调整思维方式的同时，你还可以试着使用下面这些简单的方法消除负面情绪。

1. 釜底抽薪法

当一方气盛难平时，另一方要心平气和，冷静沉着，以使对方怒气消散，即力求釜底抽薪，避免火上浇油，切忌针尖对麦芒。实践证明，退一步海阔天空，让三分风平浪静。

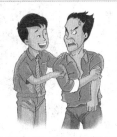

2. 疏泄释放法

因想不通而心烦不安或心情不快时，可找自己要好的朋友或亲友倾诉，以求得到劝解与帮助，或哭出来，切不可闷在心里，使之积聚成一颗"定时炸弹"。

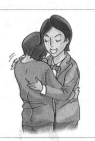

3. 精神转移法

愤怒或忧伤时，头脑中会产生强烈的兴奋中心，此时可暂时离开这个环境，通过做别的事寻找一些"新刺激"，让新的兴奋冲淡或抵消原有的不良情绪。

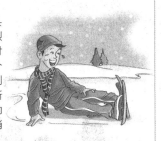

4. "小事糊涂"法

在实际生活中，许多人往往不能控制自己的情绪，遇到不顺心的事，要么借酒消愁，要么以牙还牙，更有甚者轻生厌世。这些都是错误的做法。而"小事糊涂"既能使非原则的矛盾悄然化解，也可使紧张的人际关系变得宽松，使人以开阔的胸怀接纳他人而不致挑起无谓的争端。

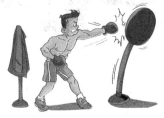

5. 自嘲自解法

如自我嘲弄自己的愚昧、无知、缺陷，甚至狼狈相。这样不仅不会贬低自己，还能缓解情绪，分散自己的精神压力。要多看别人的长处，要想到自己的短处，自觉调整自己的意识和行为。

疏导法：赶走坏情绪不留一丝痕迹

不良情绪是破坏心理健康的常见原因，是健康的大敌。保持心理健康的一个重要手段就是及时排解不良情绪，把心中的不平、不满、不快、烦恼和愤恨统统及时倾泻出去。请记住，哪怕是一点儿小小的烦恼也不要放在心里。如果不把它发泄出来，它就会越积越多，乃至引起最后的总爆发，导致一些疾病的产生。

良好的情绪可以成为事业和生活的动力，而恶劣的情绪则会对身心健康产生极大的破坏作用。据医学界研究，对健康损害最大的情绪依次是抑郁、焦虑、急躁、孤立、压力等。长期持有这些消极情绪，很容易引起各种疾病，或使病情加重。

因此，当人们遭遇负面生活事件并引起不良情绪时，千万不要强硬压制自己的感情，应当学会自我解除精神压抑。

怎样才能最有效地解除精神上的压抑呢？手段之一是发泄，即在不危害社会和他人，不影响家庭的情况下，发泄一下自己的情绪。可采用以下方法：

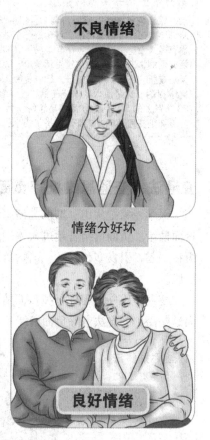

不良情绪

情绪分好坏

良好情绪

1. 一分为二法

困境和挫折，绝非人们所希望的，因为它们会给人带来心理上的压抑和焦虑。善于心理自救者，能把这种情绪升华为一种力量，引至对己、对人、对社会都有利的方向，在获得成功的满足时，清除心理压抑和焦虑，达到积极的心理。

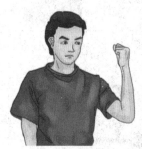

2. 补偿法

人无完人，一个人在生活或心理上难免有某些缺陷，因而影响某一目标的实现。人会采取种种方法弥补这一不足，以减轻、消除心理上的困扰。这在心理学上称为补偿作用。一种补偿是以另一个目标来代替原来尝试失败的目标。另一种补偿是凭借新的努力，转弱为强，达到原来的目标。

3. 不满发泄法

当不良情绪来临时，要疏导、分解，而不能抑制、阻塞。释放可以是发泄，可以是倾诉，可以是表达。发泄可以是身体运动式的发泄，也可以是言语上的发泄，但要通过适当的途径来排解和宣泄，不能伤到他人，无论是从语言上还是行为上。

4. 回避法

当人们陷入心理困境时，最先也是最容易采取的便是回避法，即躲开、不接触导致心理困扰的外部刺激。在心理困境中，人大脑里往往会形成一个较强的兴奋中心，回避相关的刺激，可以使这个兴奋中心让位给其他刺激，以引起新的兴奋中心。兴奋中心转移了，也就摆脱了心理困境。

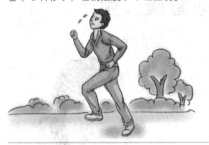

5. 语言调节法

语言对情绪有重要的影响，当你悲伤、愤怒、焦虑不安时，可以朗读幽默的诗句，或颇有哲理性的格言，如"留得青山在，不怕没柴烧""比上不足，比下有余""难得糊涂"，或用"制怒""忍""冷静"等字句来自我提醒、自我安慰、自我解脱，以调节自己的情绪

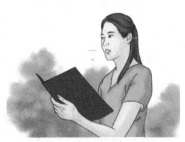

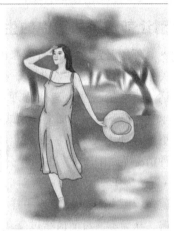

6. 环境调节法

环境对情绪有重要的制约和调节作用。当情绪压抑的时候，到外面走一走，去逛逛公园，到野外散步、爬山、旅游，或到娱乐场所做做游戏，看看电影、戏曲、电视剧；如果口袋里没有足够的钱，或者不想过度花钱，就穿上运动服跑上 3000 米吧。

用"打坐"调节精神的平衡

提起打坐，人们往往会想起放松或内心的平静。其实，打坐除了这些好处之外，还能发掘出我们固有的源源不断的潜能，促进身体健康，并改善大脑结构。

那么该怎样打坐呢？我们先要调身，然后调息，最后调心。

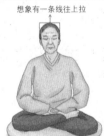

想象有一条线往上拉

首先是调身，就是先把自己的坐姿坐好，可以散盘、单盘、双盘。左右脚不拘，两掌相叠，拇指衔接，形成一个椭圆形，左右示指上下相叠，左右手示指的第 2 节相叠，这样子差不多就会形成一个椭圆形，等于一种"太极"手印。

接着讲调息，一上座，轻轻松松做几个深呼吸后再放轻松。念头跟着呼吸，呼气的时候知道呼气，吸气的时候知道吸气。整个呼气的过程中，念头只有呼；整个吸气的过程中，念头只有吸。

然后肩膀放松，颈部放松。用头顶的正上方，也就是两耳顶端联结的正中间，来做调整姿势的基准点，可以想象那一点有一条线往上拉，用那一条线来调整身体的正中线。这里面的作意要领是：用头来支撑颈部与肩膀，不是用颈部与肩膀来支撑头。头部中空，颈部中空，颈部放松，肩膀放松，要用骨架打坐，不用肌肉打坐。所谓不用肌肉打坐，就是我们尽量不要用到肌肉的力量，尽量让身体重心形成一个三角点。

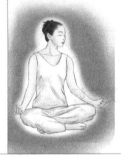

最后是调心。这个阶段，呼吸以外的念头称为杂念。我们对杂念没有抗拒，没有不要。对任何对杂念的抗拒和不要，我们称之为大杂念。杂念来，不管它，只是回到呼吸，回到出入息。不管是什么样的杂念，不管是可意的、不可意的，让我们的身心放松些，不要理它，不要排斥它，不要不要它，只是很单纯地回来出入息。这样就叫作调心。

第 2 节

抛弃低落情绪，拥抱健康人生

别让郁闷干扰了你的生活

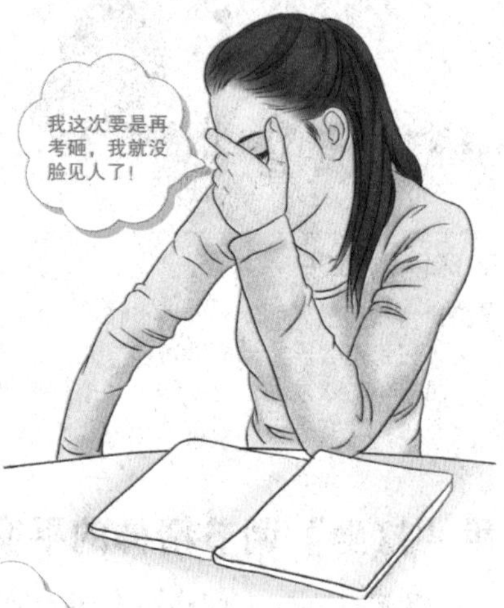

郁闷是近几年流行起来的词。生活中，人际关系或工作上的一次失误，旁人顺口说出的一句话，都会给一些人造成心理负担。周围人的吹毛求疵、说三道四，加上身边缺少可以倾诉的对象，更容易使人无力自拔而产生一种低沉情绪。在这种情况下，陷入郁闷的人十分需要一种解脱办法。

"心理卸妆法"是针对郁闷的自我调整方法。就像女性每晚睡前卸妆一样，把当天心绪整理一遍，从而不留负面情绪过夜。

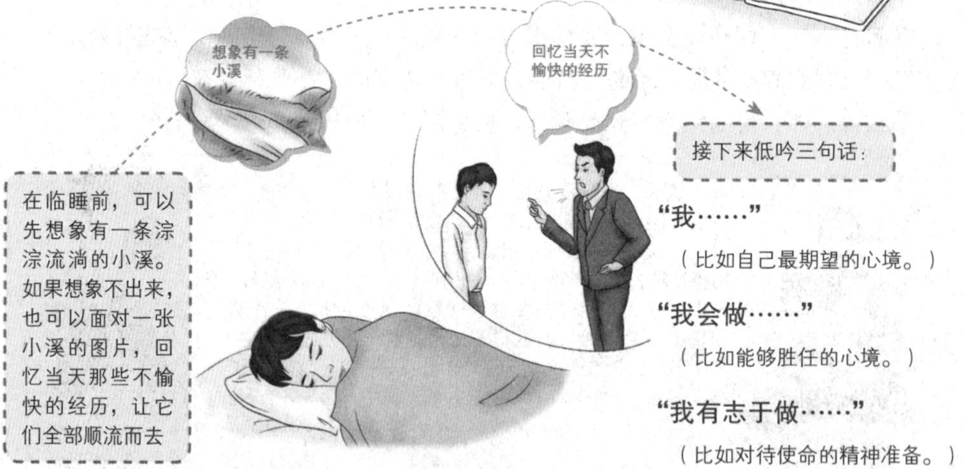

> 我这次要是再考砸，我就没脸见人了！

> 想象有一条小溪

> 回忆当天不愉快的经历

在临睡前，可以先想象有一条淙淙流淌的小溪。如果想象不出来，也可以面对一张小溪的图片，回忆当天那些不愉快的经历，让它们全部顺流而去

接下来低吟三句话：

"我……"
（比如自己最期望的心境。）

"我会做……"
（比如能够胜任的心境。）

"我有志于做……"
（比如对待使命的精神准备。）

运用这种方法，最关键的一步是你有志于做什么。如果长期被低落情绪困扰，一直不见好转，那么应该及早就医，看是否患有抑郁症。

克服狭隘，豁达的人生更美好

狭隘俗称"小心眼"。狭隘的人受到一点儿委屈或碰到一点儿很小的得失便斤斤计较、耿耿于怀。具有这种性格的人又极易接受外界暗示，特别是那些与己有关的暗示，极易产生心里的内部冲突。心胸狭隘的人神经敏感、意志薄弱、办事刻板、谨小慎微，有时甚至会发展到自我封闭的程度，不愿与人进行物质上的交往。他们总是分清和别人之间物质上的瓜葛。心胸狭窄的人会循环往复地自我折磨，甚至会罹患忧郁症或消化系统疾病，影响了自己的生活、学习和工作。所以，心胸狭隘的人必须学会克服狭隘，以一种豁达、宽容的态度对待生活中的人和事。

豁达是一种情操，更是一种修养。豁达，让人生充满阳光。只有豁达的人，才真正懂得善待自己，善待他人。

每个人都希望自己的每一天都开开心心、顺顺利利，可是既然是生活，就总会有那么一些小波澜、小浪花。在这种情况下，斤斤计较会让自己的日子阴暗乏味，只有胸襟豁达才能让自己的生活充满阳光。

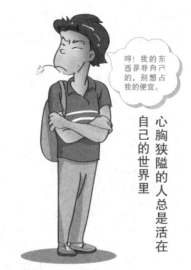

心胸狭隘的人总是活在自己的世界里

哼！我的东西是我自己的，别想占我的便宜。

狭隘的人处处以自我利益为核心，无朋友之情，无恻隐之心，不懂得宽容、谦让、理解、体贴、关心别人

豁达一点儿，我们的生活就会更美好！

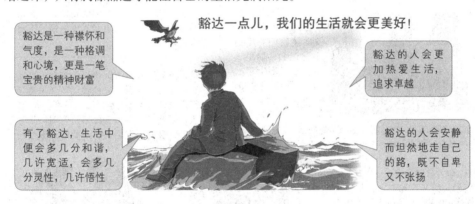

豁达是一种襟怀和气度，是一种格调和心境，更是一笔宝贵的精神财富

豁达的人会更加热爱生活，追求卓越

有了豁达，生活中便会多几分和谐，几许宽适，会多几分灵性，几许悟性

豁达的人会安静而坦然地走自己的路，既不自卑又不张扬

远离猜疑，把"心窗"打开

猜疑是人性的弱点之一，历来是害人害己的祸根，是卑鄙灵魂的伙伴。一个人一旦掉进猜疑的陷阱，必定处处神经过敏，事事捕风捉影，对他人失去信任，对自己也同样心生疑窦。这些都会损害正常的人际关系，影响个人的身心健康。

生活中我们常会碰到一些猜疑心很重的人，他们总觉得别人在背后说自己坏话，或给自己使坏。有时我们自己也喜欢猜疑，看到别人说笑，便以为他们在议论自己，心里就不痛快起来。喜欢猜疑的人特别注意留心外界和别人对自己的态度，别人脱

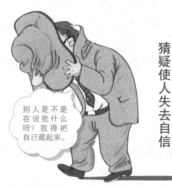

猜疑使人失去自信

别人是不是在说我什么呀？我得把自己藏起来。

喜欢猜疑的人，由于自我封闭，阻隔了外界信息的输入和人间真情的流露，便由怀疑别人发展到怀疑自己，失去信心，变得自卑、怯懦、消极、被动

口而出的一句话也会琢磨半天，努力发现其中的"潜台词"。这种人心有疑惑，不愿公开，也少交心，整天闷闷不乐、郁郁寡欢。

因此，我们需要打开心灵的窗户。这样心才能够通达，心灵的视觉才会清晰，对于一些事情也才能看得更透彻。如此再来了解"空"的道理，就能消化"有"的烦恼。

那么，我们如何才能打开"心窗"，克服狭隘呢？

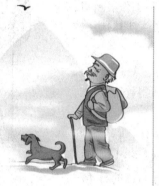

第一，要培养自己的自信心。每个人都应当看到自己的长处，培养起自信心，相信自己会与周围的人处理好人际关系，会给别人留下良好的印象。这样，当我们充满信心地进行工作和生活时，就不用担心自己的行为，也不会随便怀疑别人是否会挑剔、为难自己了。

第二，要能够摆脱错误思维方法的束缚。猜疑一般总是从某一假想目标开始的，最后又回到假想目标。只有摆脱错误思维方法的束缚，扩展思路，走出"先入为主""按图索骥"的死胡同，才能使猜疑之心在得不到自我证实和不能自圆其说的情况下自行消失。

第三，及时沟通，解除疑惑。世界上不被误会的人是没有的，关键是我们要尽量消除误会，如果误会得不到及时解除，就会发展为猜疑；猜疑不能及时解除，就可能导致不幸。所以如果可能的话，最好同你"怀疑"的对象开诚布公地谈一谈，以便弄清真相，解除误会。

第四，无视"长舌人"传播的流言。猜疑之火往往在"长舌人"的煽动下，才越烧越旺，致使人失去理智、酿成恶剧。因此，当人们听到"长舌人"传播流言时，千万要冷静，谨防受骗上当，必要时还应当面给予揭露。

第五，学会自我安慰。一个人在生活中，遭到别人的非议和流言，与他人产生误会，没有什么值得大惊小怪的。在一些生活细节上不必斤斤计较，可以糊涂些。这样就可以避免自己烦恼。如果觉得别人怀疑了自己，应当安慰自己不必为别人的闲言碎语所纠缠，不要在意别人的议论。这样不仅解脱了自己，而

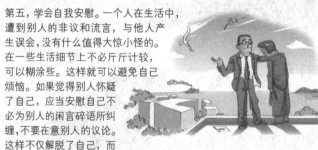

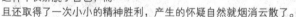

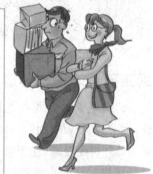

且还取得了一次小小的精神胜利，产生的怀疑自然就烟消云散了。

消除冷漠，用阳光融化心中的寒冰

在当今社会里，人们之间交流越来越少，也越来越冷漠，对与自己无关的人和事一概冷漠对待，甚至错误认为言语尖刻、态度孤傲，就是自己的"个性"，致使别人不敢接近自己，从而失去了更多的朋友，更谈不上彼此的爱护和快乐的分享。一堵无形的心墙拉开了人与人之间的距离。

具有冷漠心态的人，由于对周围一切的人和事物都有漠视的冷淡态度，因而不能和家人、同事、朋友的心灵相沟通，看不到生活的本质和真谛，看不到人的心灵深处高尚美好的东西。也就是说，他们看不到真正的生活和真正的人生，看不到希望和曙光，看不到挚友和知音。跟随冷漠而来的，必将是内心深处的忧郁、孤寂、凄凉和空虚。

冷漠是人性的弱点，更是一种罪恶。让我们远离冷漠，享受有阳光的世界吧。按照下面的方法去做，你就可以克服冷漠。

哼，反正不关我的事，我才不管呢！

事不关己，高高挂起

冷漠的人，会把自己从人与人之间互相依赖的密切联系中割裂开来，以超脱的"看透者"自居，以一种讥讽的、嘲笑的眼光看待一切

行动1：仔细回忆20分钟，在下面的空白处，写下让你感动的人生时刻。例如，宝贝的降生、爱人给你的一封信、父母给你的长途电话，等等。在你感到冷漠的时候，请随时看看这些美好的记忆

行动4：连续三天，每天给你爱的人一个拥抱，如果可以，给你恨的人一个微笑

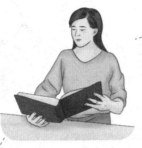

行动2：回忆别人曾经需要你关心照顾和支持时，你冷漠对待他的经历，请换位思考，如果你是他，你会怎么想？

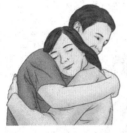

行动3：早晨起来，对着镜子给自己一个微笑。上班的路上，试着对三个陌生人微笑。无论结果如何，记住这是你突破自我的重要功课，一定要完成

对于你来说，冷漠会让你渐渐丧失与人交往的信心，行动3和4可能是一个很大的挑战，希望你能成功地完成，并时刻检查自己。

化解焦虑，重拾快乐好心情

心理学家说，焦虑是因为对威胁性事件或情况的预料而产生的一种高度忧虑不安的状态，精神过敏，高度紧张，严重者能达到产生生理和心理功能障碍的程度。

如果一个人心理上长期处于焦虑状态之中，就有可能导致生理上的疾病。轻者包括疲劳、头痛、背痛、胃灼热、消化不良、下痢、失眠，甚至掉头发。重者可产生忧郁症、高血压、高胆固醇、

一切都是我的错，是我不好。

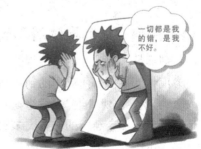

一般程度的焦虑情绪者，大多会产生痛苦、担心、嫉妒、报复等情绪，而且还会对自己产生怀疑；严重的焦虑情绪者会非常激动、痛苦，常常喊叫、做噩梦，报复心极强，食欲不振，消化和呼吸困难，过度肥胖，而且容易疲劳

免疫系统衰弱、癌症、阳痿、溃疡等疾病。

因此，我们一定要警惕焦虑的到来，并善于化解焦虑，以使自己重新获得快乐的心情。

（1）丰富业余爱好，以生活兴趣摆脱心理困扰。当你的心理处于焦虑状态时，不妨去读一本自己早就想读的好书，

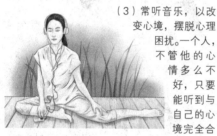

或者绘画和书法，甚至可以做诸如雕刻等手工小制作。做这些事情，可以增强生活的兴趣，甚至可以从中感悟到人生的真谛。

（3）常听音乐，以改变心境，摆脱心理困扰。一个人，不管他的心情多么不好，只要能听到与自己的心境完全合

拍的音乐，就会感到无比的舒畅。借助音乐来改变自己的不良心情，从而摆脱心理困扰，也是一种有效的方法。

（2）加强耗氧运动，以振奋精神，摆脱困扰。我们可以通过耗氧运动，如快步小跑、快

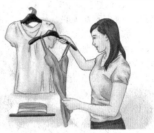

速骑自行车、疾走、游泳等，来加速心搏，促进血液循环，改善身体对氧的利用，并在加大氧的利用量的同时，将不良情绪与滞留体内的浊气一起排泄出去，使自己的精神与精力一起充沛，进而振作起来。

（4）选择适宜颜色，以滋养身体摆脱心理困扰。心气顺是心理走出困扰的重要条件。美国科学家研究发现，犹如维生素能滋养身体一样，颜色能滋养心气，可使你

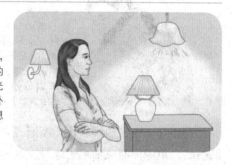

的视觉，在适宜的颜色愉悦下，产生滋养心气的效果，并使心理困扰在不知不觉中消逝。

（5）改善居处光线，以怡然身心摆脱心理困扰。研究表明，光线和季节会对人的情绪产生影响，因此，有心理困扰的人，不妨在自己的办公室和居室里装置一种全光谱的荧光灯，以加强四周光照来改善卧室光线，或多增加一些户外活动。这样就能在怡然身心和摆脱心理困扰方面取得意想不到的效果。

排遣抑郁，让心灵沐浴阳光

抑郁是人们常见的情绪困扰，是一种因感到无力应付外界压力而产生的消极情绪，常常伴有厌恶、痛苦、羞愧、自卑等情绪。它不分性别年龄，是大部分人都会经历的。对大多数人来说，抑郁只是偶尔出现，历时很短，时过境迁，很快就会消失，但有些人则会经常地、迅速地陷入抑郁的状态而不能自拔。当抑郁一直持续下去，愈来愈严重，以致无法过正常的日子时，就会有患上抑郁症的可能。

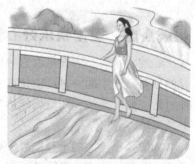

自杀是抑郁症最危险的情况。自杀人群中有一半以上是抑郁症患者，有些不明原因的自杀者可能生前已患有严重的抑郁症，只不过没被及时发现罢了

人们都愿意自己经常并永久处于欢乐和幸福之中。然而，生活是错综复杂、千变万化的，并且经常发生祸不单行的事。频繁而持久地处于扫兴、生气、苦闷和悲哀之中的人必然会有健康问题。那么，遇到心情不快时，应采取什么对策呢？

（1）转移思路。当扫兴、生气、苦闷和悲哀的事情发生时，可暂时回避一下，努力把不快的思路转移到高兴的思路上去。例如，换一个房间，换一个聊天对象，去串门会一个朋友或有意上街去看热闹等。

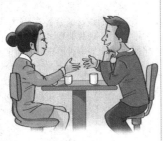

（2）向人倾诉。心情不快却闷着不说会闷出病来，有了苦闷应学会向人倾诉的方法。能把心中的苦处和盘倒给知心人，并能得到安慰甚至帮助的人，心胸自然会像打开了一扇门。即使面对不太知心的人，把心中的委屈不软不硬地倾诉给他，也常能得到心境阴转晴之效。

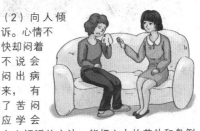

（3）亲近宠物。有意饲养猫、狗、鸟、鱼等小动物及有意栽植花、草、果、菜等，有时能起到排遣烦恼的作用。遇到不如意的事时，主动与小动物亲近，小动物会逗主人欢乐，与小动物交流几句便可使不平静的心很快平静下来。摘摘枯黄的花叶，浇浇菜或坐在葡萄架下品尝水果都可有效调整情绪。

（4）业余爱好。人无爱好，生活单调。许多人都有自己的业余爱好。集邮、打球、钓鱼、玩牌、跳舞等都能使业余生活丰富多彩。遇到心情不快时，完全可全身心投入自己的爱好之中。

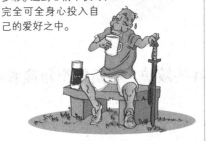

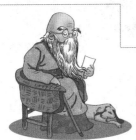

（5）多舍少求。俗话说，"知足者常乐"，老是抱怨自己吃亏的人，很难愉快起来。多奉献少索取的人，总是心胸坦荡，笑口常开。

拒绝浮躁，以平常心面对生活

浮躁是现代人的一个通病。社会节奏的加快使人们很难静下心来去想一些事情。浮躁使人失去对自我的准确定位，从而迷失了方向。

具有浮躁心理的人轻浮、轻率、急躁，做事无恒心，见异思迁，不安分，总想投机取巧，整天无所事事，脾气大。面对急剧变化的社会，他们不知所措，心里无底，对前途无信心。这种心理在情绪上表现为易急躁，在与他人的攀比中，更显出焦虑的心情。由于焦躁不安，情绪取代理智，使得行动具有冲动性；做事前缺乏思考，只要能赚到钱，违法乱纪的事情都会去做。

那么，如何才能克服浮躁，以平常心面对生活呢？

浮躁是现代人的一个通病

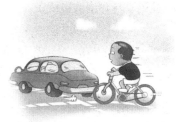

在物欲横流的世俗中，我们要克服浮躁心理、攀比心理，树立正确的价值观与处世观，保持出淤泥而不染的平淡心境

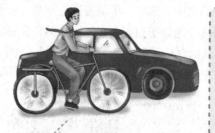

首先，在攀比时要知己知彼。"有比较才有鉴别"，比较是人获得自我认识的重要方式，但比较要得法，即"知己知彼"，才能知道是否具有可比性。例如，相比的两人能力、知识、技能、投入是否一样，否则就无法去比，从而得出的结论就会是虚假的。有了这个前提，人的心理失衡现象就会大大降低，也就不会产生那些心神不宁、无所适从的感觉

其次，遇事要善于思考。不能崇尚拜金主义、个人主义、盲从主义，考虑问题应从现实出发，不能跟着感觉走，不能做违法违纪的事，要把命运掌握在自己手里，道路就在脚下，看问题要站得高、看得远，做一个实在的人

最后，积极做良性暗示。良性暗示也叫积极暗示，是心理暗示的一种，能够对人的心理、行为、情绪产生一定的积极影响和作用。从心理学角度来分析，言语中的每一个词、每一句话都是外界事物和生活现象的代表，在人的大脑中都有反映，对人体起着重要的启示作用

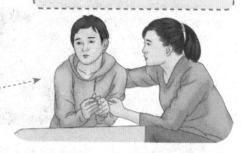

弃绝嫉妒，不妨换个角度看问题

嫉妒是一种不健康的情绪形态，在嫉妒心理的影响下，人的身心健康会受到损害。特别是那些心理素质较差的人，一旦受到嫉妒心理的冲击，内心便充满了失望、懊恼、悲愤、痛苦和抑郁，有的人甚至陷入绝望之中，难以自拔。这种消极不愉快的情绪，会使人的神经机能严重失调，从而影响到心血管的机能，进而导致心律不齐、高血压、冠心病、胃及十二指肠溃疡、神经官能症等心身疾病的发生。

那么，怎样才能消除嫉妒心理呢？从心理学角度来说，一个人的嫉妒心理并不是天生就有的，而是在后天环境条件下逐渐形成的。所以，应通过自身的道德修养、自我控制、自我调节来矫正。

（1）将压力变动力。将不服气变为志气，使自己有一种竞争意识，把别人的长处作为促进自己发愤向上的因素。你比我好，我要比你更好，要不服输。通过自强不息的努力去超过别人，本身就是一种健康意识。这种意识表现得恰当，就会使自己的想法成为达到目标的动力，使自己的追求具有良知和道义。相反，总是想自己不如别人而只会嫉妒，就会造成精神负担，对自己和他人都起到不好的作用

（2）要看到自己的长处，发现自己的价值。这是培养自尊心、消除自卑感和嫉妒心理的有效方法

（3）不妨站在对方的立场上考虑问题。人人都希望得到他人的精神支持，所以当你对一个人产生嫉妒的时候，不妨大度地站在对方的立场上诚恳地赞扬他。因为信任和友谊会使你感到充实，你也可以感受到"心底无私天地宽"的心理体验

第 3 节

病由心中生——养生之法，当先调心

七情与人体脏腑的关系

人非草木，孰能无情？人在认识周围事物或与他人接触的过程中，对任何人、事、物，都不是无动于衷、冷酷无情的，而总是表现出某种相应的情感，如高兴或悲伤、喜爱或厌恶、愉快或忧愁、振奋或恐惧等。喜、怒、忧、思、悲、恐、惊七种情感或心情称之为"七情"，在正常范围内，七情的变化对健康影响不大，也不会引起什么病变。

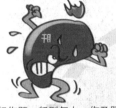

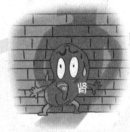

惊恐伤肾。惊恐可干扰神经系统，使人出现耳鸣、耳聋、眩晕、阳痿，甚至致人死亡。在生活中，通过惊恐的语言暗示，把人吓死的事屡见不鲜

怒伤肝。怒则气上，伤及肝而出现闷闷不乐、烦躁易怒、头昏目眩等，亦是诱发高血压、冠心病、胃溃疡的重要原因。当然，若是轻度的发怒，则有利于压抑情绪的抒发，有益于健康

思伤脾胃。思则气结，大脑会由于思虑过度，使神经系统功能失调，消化液分泌减少，出现食欲不振、面容憔悴、气短、神疲力乏、郁闷不舒等

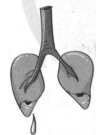

忧悲伤肺。忧和悲是与肺有密切牵连的情志，人在悲哀时，可伤及肺，出现干咳、气短、咯血、音哑及呼吸频率改变，消化功能严重干扰之症

喜伤心。喜可使气血流通、肌肉放松，益于消除机体疲劳。但欢喜太过，则损伤心气。阳损使心气动，心气动则精神散而邪气极，出现心悸、失眠、健忘、老年痴呆等

偏头痛是一种情绪病

紧张和焦虑的情绪是最常见的偏头痛的促发因素之一。一项调查显示，患偏头痛的病人 50% 首次发作于情绪的剧烈变化期间。不过，一般来说，偏头痛的发作不是在高度紧张期，而是在紧张后的松弛期，如周末、假期开始时等。

167

在这项调查中，专家还发现在精神文明高度发达的城市，文化程度比较高的人，比较容易患偏头痛。这与人们所承受的精神压力、工作紧张程度有很大关系。然而，同等强度、同等频率的精神因素却不会使某些人发病。这是由于个性特点起了缓冲作用。精神紧张、焦虑、忧郁是偏头痛的性格特征，并且神经质倾向的人也易发偏头痛，这类人比较追求完美，主观而任性。

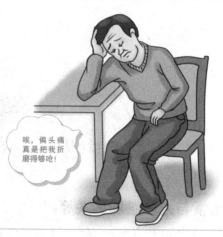

唉，偏头痛真是把我折磨得够呛！

偏头痛的起因

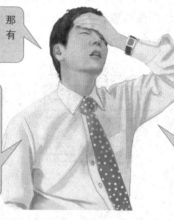

偏头痛与一个人的性格有关，那些支配欲强，爱占主导地位，有完美主义倾向的人，容易头痛

容易患偏头痛的人，多半都比较聪明、敏感，办事有条理并苛求完美。这种人用严格的尺度要求自己和别人，事事求全责备。这让他们经常处于焦虑、紧张之中，久而久之，就可能造成头侧血管的变化而产生头痛

此外，不良生活方式、工作方式也是造成头痛的主要原因。如通宵打麻将，熬夜，会让人疲劳不堪。不良的工作方式，如长期久坐，且身体姿势不良，腰、背、肩疼痛，甚至视疲劳、颈椎痛等都会引发头痛

总之，按照心身医学的观点，不能再把头痛当成单纯的躯体疾病来对待，要对身心进行综合调理。用止痛药物来控制和减缓疼痛是必要的，但与此同时，还要进行心理调节，学会自我减压，改变不良生活方式，注重生活质量，积极投入工作，并懂得享受生活

慢性胃炎竟然是心理原因

胃炎并不仅仅是胃的问题，而是人的整体出现的问题在胃上的一个局部表现。人在情绪不好的时候会分泌过多的胃酸，从而对胃壁造成伤害，人也就因此患上了胃炎，患者表现出"严重症状"其实是心理原因。中医认为，肝主气，如果一个人长时间情绪抑郁，就会"气不顺"。一旦气不顺了，肝气郁积，就会影响到慢性胃炎的严重程度。

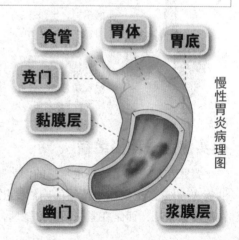

食管 胃体 胃底 贲门 黏膜层 幽门 浆膜层

慢性胃炎病理图

要避免患慢性胃炎，就要调理好心态，克服不良生活习惯。另外，嗜食刺激性食物或药物、酗酒、吸烟、着凉等都可能导致慢性胃炎，因此平时要注意避免。

眼睛有疾患，查查"情绪单"

很多人都认为眼病主要是护眼不当所致，其实情绪也会直接影响眼部健康。有一位50多岁的青光眼病人，是某公司的经理，生活工作都不错，营养更没话说，他为什么会得青光眼呢？原来他平时工作压力很大，精神长期抑郁。中医上讲的"情志不疏"，很可能就是这位病人眼疾的原因。

面对学习、工作等方面的压力，现代人已经习惯了快节奏的生活。在这种情况下，尤其要保持心理健康，否则疾病将接踵而至。同时，缺乏锻炼很可能引发糖尿病，而糖尿病眼底病变就是全身疾病在眼部的典型表现之一。

因此，为了预防眼疾，平时我们一定要控制好自己的情绪。除此之外，下面介绍几种养护眼睛的好方法。

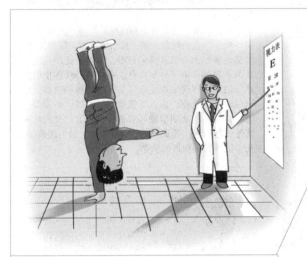

我们小的时候经常"打倒立"，这个动作看似简单，却充满了奥秘。因为倒立时大量血液涌向头部的各个器官，长期坚持不仅耳聪目明，还有美容效果。对治疗胃下垂，脱肛更有好处。

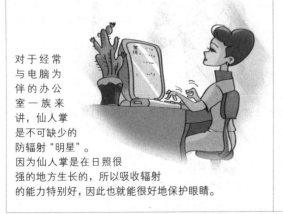

对于经常与电脑为伴的办公室一族来讲，仙人掌是不可缺少的防辐射"明星"。因为仙人掌是在日照很强的地方生长的，所以吸收辐射的能力特别好，因此也就能很好地保护眼睛。

护眼还有一种办法就是常喝菊花枸杞茶，菊花和枸杞都是中药护眼的药材，泡出来的茶就是有名的"菊杞茶"。学生常在彻夜温习功课之后，出现眼睛疲劳的毛病，近视的人更是经常感到眼睛干涩，常喝菊花茶能改善眼睛的不舒服。还有一种像黑色米粒的决明子，煮成茶汁，也是很好的护眼饮料。

口腔疾病，情绪才是幕后的操纵者

口苦、口臭、牙疼等疾病影响着人们的生活，不仅让人尴尬，而且让人饱受疼痛的折磨，那么，这些口腔疾病到底从何而来呢？研究发现，大多数口腔疾病与情绪有着密切的关系，不良情绪是引发这些疾病的罪魁祸首。

1. 口疮

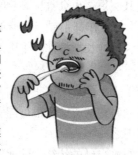

人生在世，许多事都不可能按照个人的意愿发展，遇到不顺心的事或者受精神刺激是很正常的，有些人因此产生情绪波动时，口腔黏膜上会出现粟粒大小的水疱，水疱会很快破溃，并迅速形成淡黄色如黄豆或豌豆大小的溃疡点，周围绕以红晕，有烧灼痛感，遇冷、热、酸、甜等食物刺激时，疼痛会加剧，经过7~10天后可自愈，情绪不佳时会复发。

2. 口臭

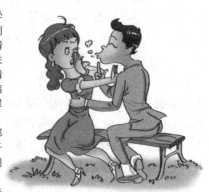

祖国医学中曾提到口臭与情绪有关系。如清代《杂病源流犀烛》中说："虚火郁热，蕴于胸胃之间则口臭，或劳心味厚之人亦口臭，或肺为火灼口臭。"其中提到的"郁"和"劳心"指的就是人的不良情绪状态。现代医学中，口臭也被归入心身疾病的范围。也就是说现代医学也认为不良的心境可导致口臭。不少有心理困扰的病人就诊时，心理医生能发现其有一种特殊的口臭。经过一段时间的治疗，病人的情绪有了好转，心境得以改善，口臭也随之明显减轻或消失。防治口臭的根本方法是去除病因，要重视排除心理障碍，努力改善情绪，把心境调整到良好的状态。

3. 龋齿

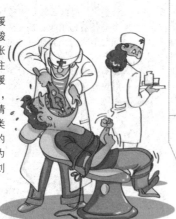

人的唾液能缓冲口腔内的酸类。情绪紧张时，唾液往往分泌减少，缓冲作用减弱，不能很好地清洁牙齿。酸类作用于牙齿的机会增多，为龋齿的产生创造了条件。

4. 牙痛

有些牙痛患者在发病前，会出现情绪抑郁、悲伤、焦虑、愤怒、恐惧等表现，情绪波动持续时间越长，心因性牙痛发病率越高，而且痛点会移动。研究表明，情绪引起牙痛，是因为消极情绪会使人的血液黏度和血中化学成分发生变化，进而影响到神经系统功能。

5. 口苦

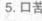

品学兼优的大三学生张丹丹有自己的难言之隐：一年四季口里很少没有苦味，尤其在考试前或考场上，大脑皮层处于高度紧张状态，那口里的苦、涩、酸的感觉更是让人无法忍受。她的口苦是三年前读高三天天挑灯夜读时发现的。她为此增加了刷牙、漱口次数，但没有起到任何效果。牙科医生说她口腔没病，内科检查证明她各个器官都是健康的。原来，她患的是精神性口苦。精神性口苦或情绪性口苦常在精神紧张、气愤、烦躁、焦虑、恐惧、忐忑不安、失眠时出现或加重。

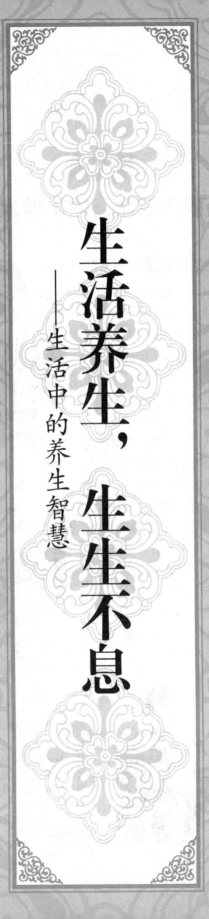

第六章

生活养生，生生不息

——生活中的养生智慧

第 1 节

膳食革命，吃出健康

病从口入，80% 以上的病都是吃出来的

我们都知道"病从口入"这句话，这就是说很多病都是由入口的食物引起的。我们每天都要摄取充足的食物以供生命活动所需，但如果这些食物中有很多不健康的、不干净的东西，长期下去，就会得病。

《2002 年世界卫生报告》指出，高血压、高胆固醇、体重过重或肥胖、水果和蔬菜摄入量不足，是引起慢性非传染性疾病最重要的危险因素，而这些疾病都和我们每天的"吃"关系密切。如：脂肪、胆固醇摄入量过高，而维生素、矿物质、纤维素等食入过少；各种营养素之间搭配比例不合理，偏重于肉食和高蛋白、高胆固醇、高脂肪食品，却罕见五谷杂粮；一日三餐的热量分配不合理，饮食不规律、无节制，大吃大喝、暴饮暴食、食盐摄入量过高。这些不良的膳食习惯都会在你的身体里埋下疾病的"根"。所以说，80% 以上的病都是吃出来的，并不夸张。

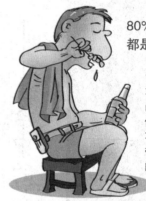

80% 以上的病都是吃出来的

"病从口入"并不仅仅指不卫生的饮食带来的身体疾患，还包括不良的饮食习惯带来的营养失衡问题

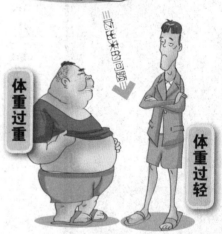

是吃出来的问题

体重过重

体重过轻

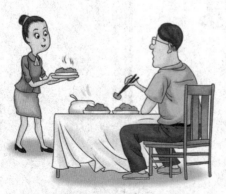

不健康的吃法之一：在外就餐

在外就餐过多，是威胁人们身体健康的一大问题。据统计，长期在外面就餐的人，身体内的脂肪含量比在家就餐的人高 5%~10%，这是导致肥胖的直接原因。另外，餐馆重视饭菜的色、香、味，往往加很多盐、味精、香料。这也是引发心脑血管疾病、高血压、高血脂等慢性病的危险因素。

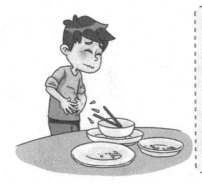

不健康的吃法之二：饮食结构不合理

目前人们在饮食方面的几个最大的问题就是：过食猪肉、谷物量少、大豆和奶制品匮乏、碳酸饮料泛滥、不吃早餐等。在我国，大约40%的居民不吃杂粮，16%的人不吃薯类；对健康无益的油炸面食，占了居民食用率的54%；猪肉的脂肪含量最高，却占居民食用率的94%；奶、大豆及其制品在贫困地区的消费依然较低；碳酸饮料导致发胖和骨质疏松，而青少年饮用饮料的比例高达34%，而且所饮用的大部分是碳酸饮料；不吃早餐容易缺乏维生素，而有3.2%的人却基本不吃早餐。这些不合理的饮食习惯是导致各种疾病的罪魁祸首。

解决之道：回归传统饮食

相对于目前的饮食习惯，我们从前以谷物和蔬菜为主体的膳食结构是非常健康而科学的。但是，人们生活水平提高以后，却在认识上产生了很多误区，认为每天大鱼大肉才是富裕的标志。其实这是不符合中国人体质的。

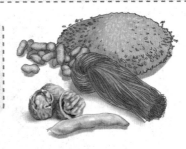

医生和药物不能保命，健康长寿要靠吃出来

据世界卫生组织的统计，有近1/3死亡的病人，死因不是疾病本身，而是不合理用药，特别是老年人，因为上了年纪，心、肺、肝、肾、脑等重要器官的功能显著减退，个体差异增大，一旦出现药物不良反应，常常促使病情急转直下，造成无法挽回的后果。

其实，通过膳食就能吃出健康长寿。这当然也要有讲究。

吃出健康长寿的七项原则：

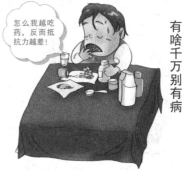

怎么我越吃药，反而抵抗力越差！

有啥千万别有病

俗话说得好："是药三分毒。"即便是副作用很小的药，日积月累，对人体的危害也是很大的

第一，多喝水、喝汤，不喝或少喝含糖饮料、碳酸饮料和酒
第二，不要节食，但也不要暴食。最好吃八成饱，要吃早餐。这是非常重要的
第三，能生吃，不熟吃（西红柿例外）；能蒸煮，不煎炒；能煎炒，不炸烤；少放盐和味精
第四，多吃鱼类、海鲜、肉类、蛋类、坚果、种子、天然植物油、绿叶蔬菜和低糖水果等卡路里比较低的食品
第五，少吃会让自己过敏的、含有害物质的食品，如油炸食品、氢化油食品或腌制食品等
第六，严格控制糖和淀粉的摄入，不吃或少吃细粮，少吃血糖指数高的食物。要多吃粗粮（未进行精加工的食物）；吃饭时最好先吃含膳食纤维多、血糖生成指数低的食物，如绿叶蔬菜、坚果和肉类
第七，增补多种营养素。增补抗氧化剂，包括维生素A、维生素C、维生素E，以及含原花青素高的食物，如可可和绿茶。增补矿物质，包括钙、镁、铁、锌、硒、铬等

除此之外，还要牢记健康长寿八不贪：

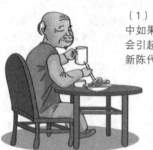

（1）不可贪肉：膳食中如果肉类脂肪过多，会引起营养平衡失调和新陈代谢紊乱，易患高胆固醇血症和高脂血症，不利于心脑血管疾病的防治。

（2）不可贪精：如果长期食用精米、精面，体内摄入的纤维素少了，就会减弱肠蠕动，易患便秘等病症。

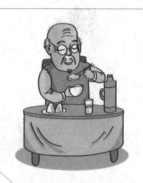

（3）不可贪杯：长期贪杯饮酒，会使心肌变性，失去正常的弹力，加重心脏的负担。老人多饮酒，还易导致肝硬化。

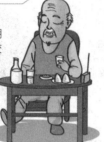

（4）不可贪咸：摄入的钠盐量太多，会增加肾脏负担，容易引起高血压、中风、心脏病及肾脏衰弱。

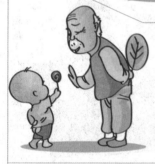

（5）不可贪甜：过多吃甜食，会造成机体功能紊乱，引起肥胖症、糖尿病等，不利于身心保健。

（6）不可贪硬：胃肠消化吸收功能不好的人，如果贪吃坚硬或煮得不烂的食物，久而久之容易出现消化不良或胃病。

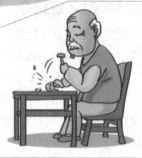

（8）不可贪饱：饮食宜七八分饱，如果长期贪多求饱，既增加胃肠的消化吸收负担，也会诱发或加重心脑发血管疾病，发生猝死等意外。

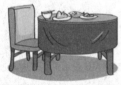

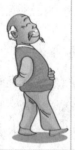

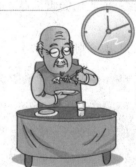

（7）不可贪快：老年朋友要牢记，因牙齿脱落不全，饮食若贪快，食物没有得到充分的咀嚼，就会增加胃的消化负担。同时，还易发生鱼刺或骨头卡喉的意外事故。

合理膳食的"三二三一"原则

2008 年，世界癌症研究基金会在北京发布了《食物、营养、身体活动与癌症预防》的报告，其中对改变不合理的膳食结构、科学饮食提出了意见和建议，这就是"三二三一"原则。

"三" 是三种食物多多益善

一种是十字花科蔬菜。像花椰菜、甘蓝、卷心菜，花椰菜和羽衣甘蓝都是抗癌明星。研究显示，十字花科蔬菜可以减低患直肠癌、肺癌和胃癌的危险。专家认为，卷心菜等蔬菜中含有激活人体内天然的解毒酶的化学物质

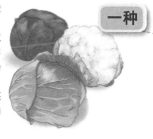

还有一种是多吃高纤维食物。膳食纤维不仅能够促进肠道蠕动，还对女性乳房有益。粗粮中不仅膳食纤维含量高，还可以清理掉两种与乳腺癌有关的激素——雌激素和胰岛素的多余部分

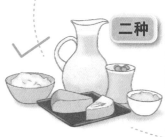

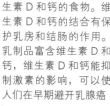

另外一种是多吃富含维生素 D 和钙的食物。维生素 D 和钙的结合有保护乳房和结肠的作用。乳制品富含维生素 D 和钙，维生素 D 和钙能抑制激素的影响，可以使人们在早期避开乳腺癌

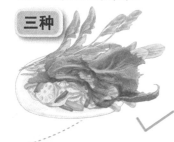

"二" 是两种食物要经常吃

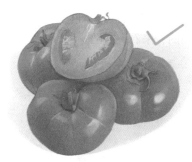

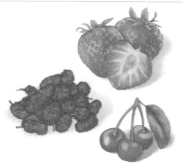

一是西红柿。西红柿能够降低罹患胃癌、卵巢癌、胰腺癌和前列腺癌的危险，其所含有的番茄红素有助于预防细胞受到损害。

二是浆果。浆果这类食物也有抗癌作用。草莓、黑莓和蓝莓都富含抗氧化剂，抗氧化剂可以防止细胞受到损害。

"三" 是有三种食物要少吃

一是红肉要少吃，包括猪牛羊肉等等。研究显示，结肠癌同饮食有密切关系，每天食用热狗和猪牛羊肉以及肉制品的人，患结肠癌

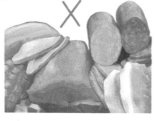

的概率高于一般人，还可能患上其他癌症，原因是肉类在高温烹调下和用硝酸钾等加工过程中，产生了致癌物质丙烯酰胺和苯并芘。

二是不要过量饮酒。过量饮酒会增加患乳腺癌、结肠癌、食道癌、口腔癌和咽喉癌的危险。当然，酒并非一无是处，少量饮酒对心脑血管有益。但是，大量饮酒就适得其反，每饮必醉，不醉不归会直接损伤各部脏器。

三是脂肪含量高的食品要少吃。高脂肪食物不仅使人容易患心脑血管疾病，也使人容易患上癌症。少吃一些富含脂肪的食品可以减少患乳腺癌的概率。专家建议，由脂肪产生的热量不应该超过体内总热量的30%。一天食用 60 克脂肪食品，就可以产生 7535 千焦的热量，所以脂肪不宜过多摄入。但是，也不能因此就不吃含有脂肪的食物，因为脂肪中的饱和脂肪有益于心脑血管。所以，我们可以通过一些健康食品摄取饱和脂肪，比如富含饱和脂肪的鱼、坚果、橄榄油等。

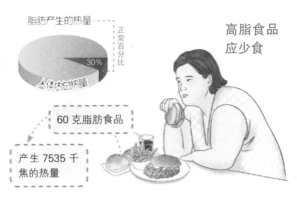

脂肪产生的热量　　　正常百分比

30%

人体总热量

高脂食品应少食

60 克脂肪食品

产生 7535 千焦的热量

"一"是要留意观察一种食物

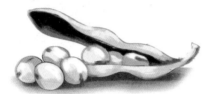

这种食物就是大豆。人们知道，大豆中含有的大豆异黄酮，是著名的植物雌激素，对缓解中年女性衰老有很大意义。而且，长期服用雌激素似乎没有易患女性特有的癌症的弊病

不同的食物可以呵护身体的不同部位

你知道吗，不同的食物可以呵护身体的不同部位？或许你对这种说法还是感觉有点儿陌生，但其实这里面的道理都是我们已经熟知的，来看一看吧。

（1）菠菜护脑：拥有胡萝卜素以及超氧化物歧化酶等成分的"还原食物"，可以阻止脑血管的病变而保护大脑。而"还原食物"中，菠菜的护脑功能首屈一指，

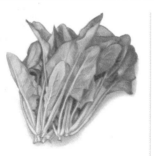

其次为韭菜、葱、豌豆角、西红柿、胡萝卜等蔬菜。核桃、花生等干果，以及糙米饭、猪肝汤等都是补脑时的好选择。

（2）红薯护眼：维生素A素有"护眼小卫士"之称，假如人体缺乏它，眼睛感受弱光的能力便会下降，对黑暗环境的适应能力也会减退，严重时轻易患上夜盲症。

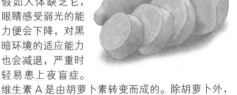

维生素A是由胡萝卜素转变而成的。除胡萝卜外，红薯也富含丰富的胡萝卜素，能提供丰富的维生素A，可以提高视力，而且常食红薯对皮肤有好处。

（3）海带护发：护发的食物有很多，例如黑芝麻、生姜、核桃等。但护发冠军是海带，经常

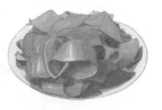

食用海带不但能补充身体的碘元素，而且对头发的生长、滋润、亮泽也都具有非常好的功效。

（4）番茄护肺：每星期吃番茄 3 次以上可以预防呼吸系统疾病，保护双肺免受细菌的感染。但番茄红的含量与番茄中可溶性糖的含量是成反比的，也就是说，

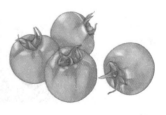

越是不甜的西红柿，其中番茄红素含量越高。

（5）香蕉护腿：含钾元素丰富的香蕉是食物中排名第一的"美腿高手"。它所含丰富的钾元素能帮助你伸展腿部肌肉和预防腿抽筋。其次是芹菜，它有大量的胶质性碳酸钙，易被人体吸收，可补充双腿所需钙质，还能预防下半身浮肿。

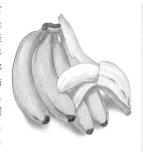

（6）深海鱼护心：坚持每天吃鱼50克，可减少40%心脏病的发生，尤以吃深海鱼为佳。鱼类所含的不饱和脂肪酸，被俗称为"好脂肪"，它们能担当天然抗凝血剂的帮手，可降低血压、抑制心肌的兴奋性、减慢心跳速度，从而保护心脏。

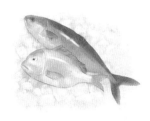

（7）黑豆护肾：自古黑豆就被誉为"肾之谷"，而黑豆从外表上看与人体肾脏相似。它不仅味甘，性平，中医还认为它具有补肾强身、活血利水、解毒、润肤的功效，非常适合肾虚者。

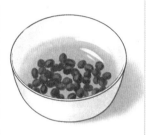

（8）甘蓝护胃：甘蓝是世界卫生组织推荐的最佳蔬菜之一，被誉为"天然胃菜"。对于患胃溃疡及十二指肠溃疡的人，医生都会建议多吃甘蓝。将甘蓝与蜂蜜混合食用，有促进溃疡愈合的作用。

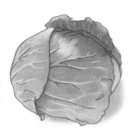

（9）西蓝花护肤：西蓝花不仅营养丰富、口感绝佳，还是闻名的"抗癌战士"，尤其是在防治胃癌、乳腺癌、皮肤癌方面效果尤佳。它含有丰富的维生素A、维生素C和胡萝卜素，能增强皮肤的抗损伤能力。

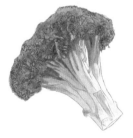

（10）鸡蛋护指甲：健康的指甲是粉红色的，因为有充足的血液供给。若指甲颜色异常，往往是营养缺乏或其他潜在症状造成的。而高蛋白饮食是维持健康指甲所必需的，鸡蛋则是蛋白质的良好来源。

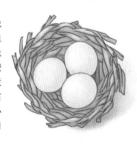

与清肝食物为伍，让肝炎不再肆虐

肝炎引起的机体免疫反应主要是由T细胞介导的，同时也有其他免疫活性细胞的协同作用。免疫功能正常者，机体对感染病毒的肝细胞发生一过性的免疫反应，随着病毒被清除，疾病痊愈；婴幼儿和免疫能力低下的患者，由于机体的免疫功能不能识别病毒（敌人），并对病毒抗原发生反应（消灭敌人），免疫功能与外来的HBV和平共处，极易成为乙型肝炎病毒携带者。

要预防肝炎，人们首先要注意饮食及饮水卫生，不抽烟、喝酒，少吃臭豆腐、豆豉等发酵食物，少吃油腻食物，多吃新鲜水果和蔬菜，以有效维护肝脏的健康，有效抵御住肝炎的袭击。

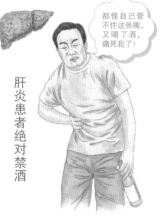

都怪自己管不住这张嘴，又喝了酒，痛死我了！

肝炎患者绝对禁酒

肝炎患者忌食辛辣刺激性食物，生冷、油腻、腥膻、咸寒之物也应禁忌；蛋黄内含脂肪和胆固醇，于病不利，尽量不吃

病毒性肝炎患者应多进食高维生素食物如新鲜蔬菜、水果等；尽量选择低脂肪饮食，注意适当进食蛋白质食物如鸡蛋、豆浆等与糖类。但不可过分强调三高一低，不然反而对恢复不利（有的人容易发生脂肪肝）。

为肝炎患者推荐的食谱：

田鸡煲鸡蛋
材料：田鸡 30~60 克，鸡蛋 2 个
做法：将二者一起入锅煲，饮汤吃蛋。
功效：具有清热利湿、退黄疸、滋阴润燥、扶正化邪等功效。

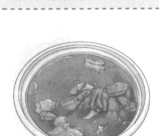

枸杞蒸鸡
材料：枸杞子 15 克，母鸡 1 只（约重 1250 克）。
做法：将母鸡挖去内脏，去毛洗净。枸杞洗去浮灰，装入鸡腹内，然后放入钵内（腹部向上），摆上姜、葱，注入清汤，加盐、料酒、胡椒面，隔水蒸 2 小时取出，拣去姜、葱，调好口味即成。食用枸杞子和肉，多喝鸡汤。每日 2 次，分 4~6 次吃完。
功效：补脾益肾，养肝明目。主治慢性肝炎肝肾阴虚、脾失健运。症状为肝区隐痛、头晕目眩、视物昏花、食欲不振、腿膝酸软无力。

饮食调养肝炎的目的在于减轻肝脏负担，促进肝组织和肝细胞的修复，同时纠正营养不良的症状，预防肝性脑病的发生。但进行饮食调养的时候也要注意营养的适量摄入，防治能量不足和能量过剩。能量过剩尤其可能加重肝脏负担，容易引发脂肪肝、糖尿病和肥胖等其他疾病。

食补养胃，老胃病可以提前"退休"

胃炎俗称"老胃病"，与饮食习惯有密切的关系。摄入过咸、过酸、过粗的食物，反复刺激胃黏膜，还有不合理的饮食习惯、饮食不规律、暴饮暴食等都可导致胃炎。

预防急性胃炎应戒烟限酒，尽量避免阿司匹林类药物的损害，生活应有规律，避免进食刺激性、粗糙、过冷、过热食物和暴饮暴食，注意饮食卫生，不吃腐烂、变质、污染食物。饮食中可多吃卷心菜，其中的维生素 U 具有健脾功效，起到预防胃炎的作用；山药能促进消化，增强胃动力；玫瑰花茶缓解胃部不适，避免胃炎滋生。

胃炎患者要多吃高蛋白食物及高维生素食物，可防止贫血和营养不良。如瘦肉、鸡、鱼、肝肾等内脏以及绿叶蔬菜，西红柿、茄子、红枣等。

唉，胃炎反复发作，吃再多的药也不管用！

胃炎患者食用过冷、过热饮食，浓茶、咖啡、烈酒，吃刺激性调味品、粗糙食物等，是导致胃炎的主要原因

注意食物酸碱平衡，当胃酸分泌过多时，可喝牛奶、豆浆，吃馒头或面包以中和胃酸；当胃酸分泌减少时，可用浓缩的肉汤、鸡汤，带酸味的水果或果汁来刺激胃液的分泌，帮助消化。急性胃炎患者宜吃有清胃热作用的清淡食品，如菊花糖、马齿苋等。慢性胃炎患者宜喝牛奶、豆浆等。胃酸少者可多吃肉汤、山楂、水果等，少吃花生米。

为胃炎患者推荐的食谱：

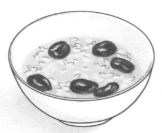

红枣糯米粥
原料：红枣 10 枚
糯米 100 克。
制法：同煮稀饭
功效：养胃，止痛。

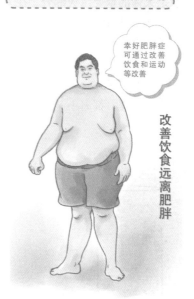

鲫鱼糯米粥
原料：鲫鱼 2 条，糯米 5 0 克。
制法：上两味共煮粥食，早晚各服一次。
功效：补阴养胃，适用于慢性胃炎。

洞悉膳食与肥胖症的关系，吃出标准体重

肥胖症是指脂肪不正常地囤积在人体组织，使体重超过理想体重的 20% 以上的情形。所幸，肥胖并非不治之症，我们可以通过改善饮食、运动等生活方式扭转局势，恢复标准体重，恢复健康。其中，饮食起着最为关键的作用。

针对肥胖的营养治疗，要以低热量饮食为原则。应多食卷心菜、菜花、萝卜、菠菜、黄瓜、生菜、胡萝卜、芹菜、南瓜、洋葱、藻类。苹果、葡萄柚、草莓、甜瓜、西瓜是很好的食物。应限食香蕉、樱桃、玉米、红薯、玉米粥、菠萝、无花果、葡萄、绿豆、梨、山芋和白米等。

肥胖症者应限食脂肪、辛辣及刺激性食物及调味品，少吃零食、甜食和含糖饮料以及含糖量较高的水果，应限制脂肪和富含淀粉的食物。

为肥胖患者推荐的食谱：

幸好肥胖症可通过改善饮食和运动等改善

改善饮食远离肥胖

肥胖主要是人们饮食无规律，暴饮暴食，脂肪摄入过多所致

绿豆海带粥
原料：绿豆 50 克，海带 50 克，大米 100 克。
制法：将绿豆用清水泡软；海带反复漂洗干净，切成小块；大米洗净，备用。锅内加水适量，放入绿豆、大米煮粥，五成熟时加入海带块，再煮至粥熟即成。每日一次，连服 20~30 天。
功效：绿豆有祛热解暑、利尿消肿等功效，海带有化瘀软坚、消痰平喘等功效，适用于肥胖症、高血压等。

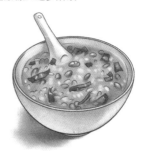

第2节

这样喝水最健康，饮品中的健康密码

人不可一日无水

明朝医药学家李时珍说："水为万化之源，水去则营竭。水是生命的本原，一个人可以一年不食，但不可以三日无水。"东汉医学家张仲景也说："水为命脉也。"，水是人体的重要组成部分，在人体中的含量占人体总重量的70%左右，是人体生理代谢的必需物质，不可或缺的唯一介质载体。

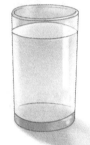

水为生命之根本，喝水需要有讲究

"人是一只行走的水袋。"人体内食物的消化、吸收、血液循环以及废物排泄等生命过程，都离不开水。

水还是医疗三大法宝之一。因为病人为了排出人体病原代谢物和多余的废物，需要大量饮水以便产生大量尿液、汗液，将病原排出体外，同时促进药物的代谢，减少药物的毒副作用

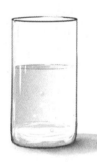

第一，人的各种生理活动都需要水。水可溶解各种营养物质，脂肪和蛋白质等营养物质要成为悬浮于水中的胶体状态才能被吸收；水在血管、细胞之间川流不息，把氧气和营养物质运送到组织细胞，再把代谢废物排出体外。总之，人的各种代谢和生理活动都离不开水

第二，水在体温调节上有一定的作用。人呼吸和出汗时都会排出一些水分。比如炎热季节，环境温度往往高于体温，人就靠出汗使水分蒸发带走一部分热量，以降低体温，使自己免于中暑。而在天冷时，由于水储备热量的潜力很大，人体不致因外界温度低而发生明显的体温波动

第三，水还是体内的润滑剂，能滋润皮肤。皮肤缺水，就会变得干燥，失去弹性，显得面容苍老。体内一些关节囊液、浆膜液可使器官之间免于摩擦受损，而且能转动灵活。眼泪、唾液也都是相应器官的润滑剂

正确的饮水方式是健康的保证

说到喝水，大家都觉得很简单，但是很少有人真正养成科学的喝水习惯。有些人一下喝两三杯，随后待四五个小时都不喝，或者白天不喝，晚上喝很多。这样对身体

非常不好。心功能不好的人，更不能这样喝水。

那么，到底该怎样喝水呢？

（1）少量多次。喝水过多、过少都不利健康。一下子饮水过多，即使没有水中毒，大量的水积聚在胃肠中，也会使人胸腹感到胀满，还会冲淡胃液，导致胃肠的吸收能力减弱。而饮水过少，则不能令身体真正吸收、利用。正确有效的饮水方法是：一口气将一整杯水（200~250毫升）喝完，而不是随便喝两口便算。

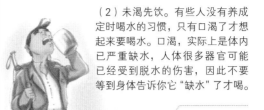

约200~250毫升

（2）未渴先饮。有些人没有养成定时喝水的习惯，只有口渴了才想起来喝水。口渴，实际上是体内已严重缺水，人体很多器官可能已经受到脱水的伤害，因此不要等到身体告诉你它"缺水"了才喝。

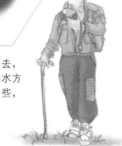

（3）不要喝得太快太急。喝水太快太急，无形中会把很多空气一起吞咽下去，容易引起打嗝或是腹部胀气。肠胃虚弱的人，喝水更要慢。剧烈运动后的喝水方法是，先用水漱漱口，润湿口腔和咽喉，然后喝少量水，停一会儿，再喝一些，让机体慢慢吸收。

水好，才是真的好

喝水是最简单的养生方式，但如果喝的水不健康，不仅起不到养生保健的作用，还会对身体造成危害。所以，我们一定要了解哪些水对身体有利，哪些水对身体有害。

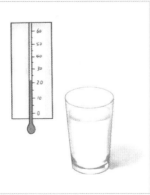

（1）水温30℃以下最好。30℃以下的温开水比较符合肠胃道的生理机能，不会过于刺激肠胃道，造成血管收缩或刺激蠕动。

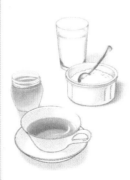

（2）早上盐水好，晚上蜜水好。古语有朝朝盐水、暮暮蜜糖的说法。按照中医理论，咸属水归肾经，如果早上喝一杯淡盐水，可以保养一天的精神。到了傍晚的时候，再用温开水（不超过60℃）冲一杯蜂蜜喝，可以濡养脾胃，促进健康。

对身体不利的水有：

（1）生水，生水中含有各种各样对人体有害的细菌、病毒和人畜共患的寄生虫

（2）老化水，即死水，也就是长时间储存不动的水

（3）千滚水，即在炉上沸腾了一夜或很长时间的水及电热水器中反复煮沸的水

（4）蒸锅水，即蒸馒头等的蒸锅水，特别是经过多次反复使用的蒸锅水，亚硝酸盐浓度很高

（5）不开的水，比如自来水

（6）重新煮开的水。这种水烧了又烧，水分再次蒸发，亚硝酸盐会升高。常喝这种水，亚硝酸盐会在体内积聚，引起中毒

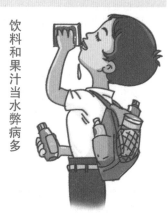

饮料和果汁当水喝弊病多

此外，有些人喜欢把各种饮料和果汁当水喝，以为这样也能补充水分，其实这种做法是非常错误的。饮料和果汁中的水是蒸馏水，蒸馏水喝多了对身体十分有害。因为蒸馏水中缺少有助于人体健康的微量元素和益生菌，而且蒸馏水会溶解身体内的矿盐，导致身体内矿盐缺失，引发心血管病和骨骼疾病。另外，这些工业饮料中还含有大量的脱水因子，这些脱水因子进入身体后，不仅让进入你身体的水迅速排出，而且还会带走体内储备的水。

喝多少水才好

一个正常人每天约要排泄 2.4 千克的水。一般通过饮食可补充约 1 千克，其余则要由饮水供给，当人体失水超过体重的 2% 时，就会感到很渴。如果水伤得不到及时补充，干渴会使人体感觉从不舒服升级为极其痛苦，产生少尿、心跳加速和血压下降等脱水现象，最后导致脱水而死亡！相反，若水分过多，则会导致体内液盐浓度的降低，引起恶心、头晕，以致产生肌肉痉挛等现象。

一般说来，健康的人体每天消耗 2~3 升水，这些水必须及时补充，否则会影响肠道消化和血液组成，因此建议每天至少喝两升水，相当于 8 杯水。

每天喝 8 杯水
健康常相伴

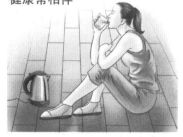

天热的时候饮水量可以增加，喝 4 升水也不为过。而且那些爱运动、服用维生素或正在接受治疗的人，更应该多喝

8 杯水的喝法

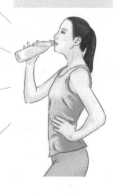

每天起床后，空腹先喝一杯水，过十几分钟后再吃早饭。这是第一杯水

在早上九十点的时候再喝一杯水，在中饭前半小时再喝一杯水，有助于润肠。这是早上 3 杯水的喝法

下午时间段较长，可以在 13~14 点喝一杯水，15~16 点喝一杯水，然后在饭前半小时再喝一杯水，这样是 6 杯水

晚上在 19 点到 20 点之间再喝一杯水，然后在睡前半小时再喝一杯水，这样一天 8 杯水就喝完了。有的人在睡前喝水，第二天眼睛有浮肿现象。这样的人可以减去睡前的这杯水

喝水更要"锁水"

有些人喝水也不少，但还是处于缺水的状态，常表现出来的就是皮肤干燥。这是为什么呢？

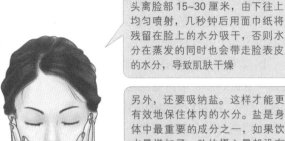

主要原因在于人的储水功能较弱，藏不住水，因此有了水，还必须将其留住，而留住它关键是靠营养，需多吃含骨胶原、黏多糖、卵磷脂、维生素、矿物质丰富的食物

正确使用保湿喷雾的方法是，喷头离脸部 15~30 厘米，由下往上均匀喷射，几秒钟后用面巾纸将残留在脸上的水分吸干，否则水分在蒸发的同时也会带走脸表皮的水分，导致肌肤干燥

此外，还要注意外表皮肤的锁水工作。有些女性，因为长期对着电脑屏幕、待在空调房里，皮肤容易干燥紧绷，所以都为自己准备了保湿喷雾，隔两小时往脸上喷一喷，干燥的肌肤立刻变得滋润起来。但是给皮肤补水后不锁水，会起到相反的作用！

另外，还要吸纳盐。这样才能更有效地保住体内的水分。盐是身体中最重要的成分之一，如果饮水量增加了，盐的摄入量却没有增加，身体就会缺盐。所以，每天喝七八杯甚至更多水后，要考虑在饮食中增加盐。你如果在夜间感到肌肉抽筋，就是缺盐了。肌肉不运动但抽筋也意味着缺盐

早起一杯水，保健功效大

"一日之计在于晨"，清晨的第一杯水显得尤其重要。要有健康的机体，必须保持水分的平衡。科学研究和实践证明，每天早上喝一杯水，并能做到持之以恒，对健康和延年益寿有如下好处：

（1）利尿作用	清晨空腹饮水，15~30 分钟就有利尿作用，其效果迅速而明显
（2）促进排便	清晨饮水可预防习惯性便秘。由于胃肠得到了及时的清理洗刷，粪便不会淤积干结。同时，饮水对胃肠也是一种轻微的刺激，能促使胃肠蠕动，有利于排便
（3）排毒作用	许多家庭有晚餐吃得丰富的习惯，因此，晚餐摄入的动物蛋白及盐分进入体内较多。动物蛋白质在体内分解代谢会产生一定的毒性物质，早晨起床及时饮水，可通过促进排尿，尽快把它们排出体外
（4）预防高血压、动脉硬化	若在早晨起床后马上喝杯温开水，有利于把头天晚餐吃进体内的氯化钠很快排出体外。平时饮水多、爱喝茶的人，高血压及动脉硬化发病率较低
（5）预防心绞痛	人体通过一夜的睡眠后，体内水分随尿液、汗液和呼吸丢失许多，血液会变得黏稠，血管腔也因血容量减少而变窄。这常使供给心脏血液的冠状动脉发生急性供血不足，甚至发生闭塞。因此，心绞痛及心肌梗死多发生在清晨及上午九点左右。老年人如在清晨喝杯水，能减少心绞痛及心肌梗死的发生

入睡前一杯水，预防脑血栓

脑血栓是老年人的一种常见疾病。它的发生同高血压、动脉硬化以及老年人的血液黏度增高密切相关。睡前喝杯水可在一定程度上防止脑血栓。

脑血栓的发病时间多在清晨至上午之间，而人的血液黏度在早晨4点至8点达到最高，以后逐渐降低。这说明血黏度增高同脑血栓的发生有一定关系。

所以，人们在深夜入睡前，喝下约200毫升水，特别是老年人，第二天早晨血黏度就不仅不会上升，反而会有所下降。

医学专家也普遍认为，晚上饮水的确可以降低血黏度，维持血流通畅，防止血栓形成。当然，脑血栓发生的原因是多方面的，血黏度增高只是众多因素之一。

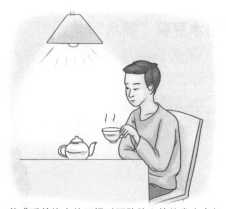

养成睡前饮水的习惯对预防脑血栓的发生会起到一定的作用

小心！喝水太多也会"中毒"

从生物学的角度来说，适量饮水有益身体健康，不过水喝得过多时也会引起水中毒。在一般人印象里，多喝水似乎是好事，但如今有专家提醒，过量饮水，可能会导致"水中毒"。

专家指出，大量出汗后又大量补水，容易导致"水中毒"。有些人在热天干渴得难受，或在运动、劳作出汗之后，一口气来个"牛饮"，甚觉痛快，殊不知这是一种错误的饮水方法。

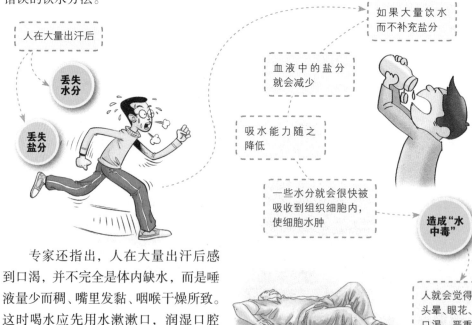

人在大量出汗后

丢失水分

丢失盐分

如果大量饮水而不补充盐分

血液中的盐分就会减少

吸水能力随之降低

一些水分就会很快被吸收到组织细胞内，使细胞水肿

造成"水中毒"

人就会觉得头晕、眼花、口渴，严重的还会突然昏倒

专家还指出，人在大量出汗后感到口渴，并不完全是体内缺水，而是唾液量少而稠、嘴里发黏、咽喉干燥所致。这时喝水应先用水漱漱口，润湿口腔和咽喉，然后喝少量水，停一会儿后再喝一些。这才是正确的饮水法。

茶水中隐藏着抗病的潜力

茶叶是很常见的饮品。一般人都有这样的认识：喝茶对身体好。可是，喝茶为什么对身体好？怎样喝茶才能对身体好呢？知道的人可能就不多了。

其实，茶叶有益健康的原因主要在于它里面的儿茶素。儿茶素还能增强微血管弹性，降低血脂和溶解脂肪，防止血液及肝脏中胆固醇和中性脂肪的积聚，预防血管硬化，收缩微血管和消除体内的自由基。

那么，怎样喝茶才能起到保健作用呢？茶叶一般分为：绿茶、红茶和乌龙茶。我们一一来探讨：

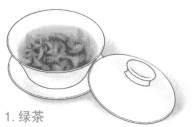

1. 绿茶

绿茶中含有多种多酚成分，以儿茶酚为主。儿茶酚是一种抗氧化剂，而且比任何一种抗氧化剂都具有更高的活性。研究证实绿茶有下列作用：抗紫外线伤害、保护表皮内抗氧化剂、使酶系统免于衰竭、抗癌、抗病毒等。但是，绿茶性质寒凉，胃有寒疾者不宜。

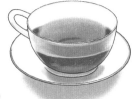

2. 红茶

红茶是全发酵茶，茶中的多酚物质主要是儿茶素经多酚氧化酶与过氧化物酶的作用，氧化并聚合生成的茶色素。人们通过动物实验和体外实验发现，口服或皮肤外涂红茶提取物均可抑制化学剂诱导的皮肤癌，还可减轻化学剂或紫外线诱发的皮肤炎症，对射线诱导的人体细胞的DNA损伤具有保护作用。同时，红茶还具有抗突变、抗细胞增生和促进癌细胞凋亡等作用。但是，发热的人并不适合高浓度的红茶。

当然，并不是喝茶就对人体有益的，要挑选适合自己体质状况的茶叶，才能达到养生的效果。绿茶偏凉，体质发胖和患有心血管病的人喝绿茶好，但喝得过量，会引起神经失调。睡前喝浓绿茶会导致失眠。红茶偏温，刺激性小，并有提神益智，解除疲劳和温胃消食等功能。因此，喝红茶后胃有舒适感，老年人和有胃病者饮红茶比较好。但红茶是经过发酵的，维生素C大都被破坏了，有效成分损失大。花茶是以绿茶窨制成的，其吸附鲜花香气的性能好，特别是茉莉花茶最受人们喜爱。花茶由于所含营养成分与绿茶基本相同，和绿茶有相似的功能和疗效。到底喝哪种茶好，要根据自己的身体情况及嗜好来合理选择。

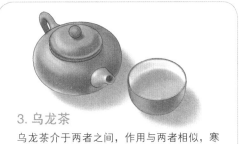

3. 乌龙茶

乌龙茶介于两者之间，作用与两者相似，寒温适中，对大多数人来说都比较合适。

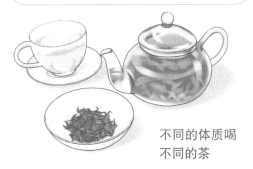

不同的体质喝不同的茶

咖啡女性应少喝

健康专家认为，女性不宜多饮咖啡，咖啡对女性健康有许多伤害。

（1）增加心梗危险	医学专家的研究表明，每日饮5杯或更多的咖啡，可使妇女患心肌梗死的危险增加70%，而且危险性随着饮咖啡的数量增加而增加
（2）易引起糖尿病	日本人咖啡消费量在世界上是最少的，糖尿病患者也最少。研究者分析认为，咖啡饮料中含有的咖啡因可以透过胰脏而沉淀到胎儿组织，尤其是胎儿的肝脏、大脑中，使出生后的婴儿可能患糖尿病
（3）易引起骨质疏松症	美国研究者发现，长期每天饮2杯以上咖啡而不饮牛奶的老年妇女，不管年龄、肥胖程度如何，髋骨、脊椎的骨密度都会降低，且降低的程度与习惯延续的时间的长短和饮用量的多少有关
（4）孕妇饮咖啡对胎儿不利	科学家实验发现，每天给小白鼠饲喂相当于成人12~24杯量的浓咖啡后，妊娠鼠就会生育出畸形的小鼠
（5）妊娠高血压综合征	这是孕妇特有的一种疾病，患者症状为浮肿、高血压和蛋白尿，如不及时防治，可危及母胎安全

天然果汁巧搭配——提高自愈力的甜美秘方

果汁含有很多天然招牌营养素，能增强自愈力，减少生病，延缓衰老。特别是鲜榨果汁，具有水果的绝大部分营养、功效。服用果汁可以使消化系统、泌尿系统和呼吸道患癌症的危险降低一半，还能有效防止动脉硬化、高血脂和冠心病等心血管疾患。

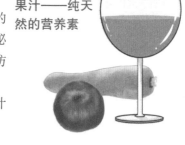

果汁——纯天然的营养素

不妨试试这些为提高你的免疫力专门研制的橙汁搭配：

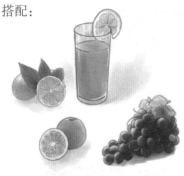

（2）甘蓝菜汁80~100ml+深色莴苣叶卜汁50ml

功效：可帮助防治病毒感染，一般服后效果良好，不少人可立即感到明显改善。易腹泻或者处于生理期的女性不宜喝。

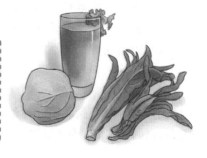

（1）橙汁100ml+葡萄汁50ml+柠檬汁5ml

功效：可帮助增强免疫功能，协助补养气血，帮助防治感冒或肺炎。一般吃水果最好取单样，以免有胀气或不消化的感觉，消化系统良好者可随意。有胃发炎或溃疡人是适合的。

牛奶——无法替代的健康饮品

一般人都知道，喝一杯牛奶可以有效地舒缓紧张，解除腹痛，增强抵抗力。此外，牛奶也是失眠者的良药，睡前喝上一杯加糖的牛奶，能起到良好的镇静作用，原因是牛奶可以诱生脑中的多巴胺和去甲肾上腺素，这些化学物质对缓解失眠有益。

奶品是钙的良好的来源。研究表明，在儿童或青春期开始饮牛奶的女性，当到了绝经期时（此时是骨质疏松发展最快的阶段），即使不喝或很少喝牛奶，出现骨质疏松症的概率也明显较低。

诚然，喝牛奶对身体极有好处，但是也不能盲目地喝，需要坚持下面几条原则：

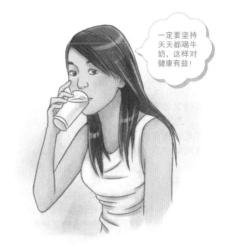

一定要坚持天天都喝牛奶，这样对健康有益！

如果能早早地定时喝牛奶，则可以有效预防骨质疏松症（这是一种老年人多发的骨骼发生脆病症）

1. 早上饮用，切忌空腹

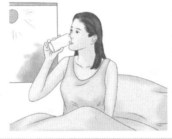

一般晨起后会感到口干，有些人就拿牛奶解渴，一饮而尽，好不酣畅。如此"穿肠而过"，胃来不及消化，小肠来不及吸收，牛奶的营养价值也就无从体现。况且，如果单纯以一杯牛奶作为早餐，则热量也是不够的。为此，早上饮用牛奶时一定要与碳水化合物同吃。

2. 小口饮用，有利消化

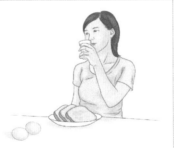

进食牛奶时最好小口慢慢饮用，切忌急饮，对碳水化合物要充分咀嚼，不要狼吞虎咽。这样，可以延长牛奶在胃中停留的时间，让消化酶与牛奶等食物充分混合，有利于消化吸收。

4. 冷饮热饮，任君自便

牛奶煮沸后，其营养成分会受点儿影响，如B族维生素含量会降低，蛋白质含量会有所减少，但总的损失不会很大。饮用方式要看各人的习惯和肠胃道对冷牛奶的适应能力而定。需要低温保存的消毒鲜奶在常温下放置超过4小时后，应该将其煮沸后再饮用。这样比较安全。

具体可以用牛奶加面包、点心、饼干等，干稀搭配。可先吃点儿面包、饼干，再喝点儿牛奶；也可以在牛奶中加大米、麦片或玉米等做成牛奶粥。牛奶与碳水化合物同吃，一方面牛奶中所含的丰富的赖氨酸可提高谷类蛋白质的营养价值，另一方面也可使牛奶中的优质蛋白质发挥其应有的营养作用。

3. 晚上饮用，安神助眠

很多人会问：何时饮用牛奶好？按照一般的习惯，饮牛奶者以早上或晚上饮用者居多。一般来说，如果每天饮用2杯牛奶，可以早晚各饮1杯。如果每天饮用1杯牛奶，则早晚皆可。晚上饮用牛奶可在饭后两小时或睡前一小时。这对睡眠较差的人可能会有所帮助，因为牛奶中含有丰富的色氨酸，具有一定的助眠作用。

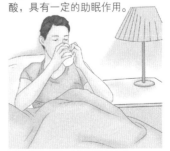

5. 特殊人群，巧选品种

有些人喝了牛奶以后，会出现腹胀、腹痛、腹泻的症状，医学上称之为"成人原发性乳糖吸收不良"。患有此症者可选食免乳糖的鲜奶及其制品，或直接喝酸奶。对高脂血症和脂肪性腹泻患者而言，全脂牛奶也不十分适宜，可改喝低脂或脱脂牛奶。老年人容易骨质疏松，可以喝添加钙质的高钙牛奶。

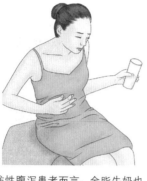

6. 食品标志，举足轻重

在食用牛奶之前，要看包装是否完整，并仔细阅读包装上的说明。一要看成分，否则就不知其含奶量，也难以判断其营养价值。二要看生产日期、保质期和保存条件。如果不按条件保存，即使在保质期内也有可能变质。三要看生产厂名、地址和产品批准文号，以防假冒、伪劣产品混迹其中。四要看内在，鲜奶如出现沉淀、结块或怪味现象，说明已经变质，不可食用。

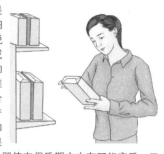

豆浆解毒、提高免疫力样样行

豆浆适宜四季饮用：春秋饮豆浆，滋阴润燥，调和阴阳；夏饮豆浆，消热防暑，生津止渴；冬饮豆浆，祛寒暖胃，滋养进补。现代医学也证明，豆浆内含丰富的氧化剂、矿物质和维生素，还含有一种牛奶所没有的植物雌激素——"黄豆苷原"，具有调节女性内分泌系统的功能。

豆浆是女性的养颜圣品，但是在饮用时一定要有所注意，否则很容易诱发疾病。那么，喝豆浆要注意什么呢？

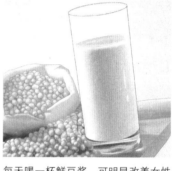

每天喝一杯鲜豆浆，可明显改善女性心态和身体素质，延缓皮肤衰老，使皮肤细白光洁

（1）不要空腹喝。空腹喝豆浆，豆浆里的蛋白质大都会在人体内转化为热量而被消耗掉，不能充分起到补益作用。喝豆浆的同时吃些面包、糕点、馒头等淀粉类食品，可使豆浆内的蛋白质等在淀粉的作用下，与胃液较充分地发生酶解，使营养物质被充分吸收

（3）不能冲入鸡蛋。很多人以为豆浆加鸡蛋会更有营养，殊不知，鸡蛋中的蛋清会与豆浆里的胰蛋白酶结合，产生不易被人体吸收的物质。

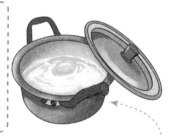

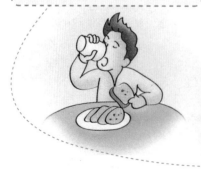

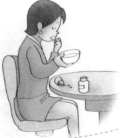

（2）不能与药物同饮。有些药物，如四环素、红霉素等抗生素类药物，会破坏豆浆里的营养成分。忌饮未煮熟的豆浆。生豆浆里含有皂素、胰蛋白酶抑制物等有害物质，未煮熟就饮用，会发生恶心、呕吐、腹泻等中毒症状

第 3 节

让运动为健康保驾护航

哪些运动让女孩子青春靓丽

让女孩子漂亮的运动方法有很多，下面为各位女性朋友一一介绍，相信始终坚持其中任何一种运动，都会让您青春洋溢：

慢跑 / 散步 对心脏和血液循环系统都有很大的好处，每天坚持锻炼（30 分钟以上），有利于减肥，最好的方式是跑、走结合。

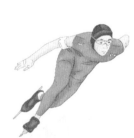

滑冰 有助于锻炼身体的协调能力，在身体方面，它可以使你的腿部肌肉更加结实而有弹性。同时，滑冰属于大运动量的运动，可以提高肺活量

排球 会使你的个子越长越高，所以最好尽早加入这项运动。此运动对臂部肌肉和腹部肌肉的锻炼效果尤为明显，同时还能提高人的灵敏度

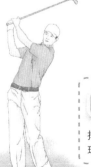

高尔夫 这项运动是和散步紧密结合在一起的，在一个 18 个洞的球场里，你走路的距离会达到 6~8 千米；挥杆的动作有助于你身体的伸展。此外，美丽的球场更会使你心情舒畅

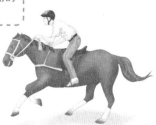

骑马 可以锻炼你的敏捷性与协调性，并且可以使你的全身肌肉，尤其是腿部肌肉都得到锻炼。但因此项运动具有一定的危险性，年龄在 40 岁以上的女性最好不要参加

人老腿不老的锻炼方法

俗话说，人老腿先衰，那么怎样锻炼才能使自己"人老腿不老"呢？

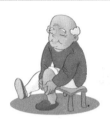

（1）干洗腿：可使关节灵活，腿肌与步行能力增强，预防下肢静脉曲张、水肿及肌肉萎缩等。方法是用双手紧抱一侧大腿，稍用力从大腿根部向下按摩，一直到脚踝，然后再从踝部按摩至大腿根部。用此方法按摩另一条腿。

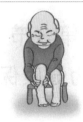

（2）揉腿肚：能疏通血脉，增强腿部力量。方法是用两手掌夹住腿肚，旋转揉动。

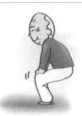

（3）扭膝：能疏通血脉，治下肢无力、膝关节疼痛。方法是两足平行并拢，屈膝微下蹲，双手放在膝盖上，顺时针方向揉动数十次，然后逆时针方向揉动数十次。

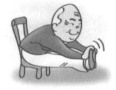

（4）扳足：端坐，两腿伸直，低头，身体向前弯，用双手扳脚趾。

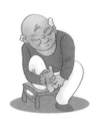

（5）搓脚：双手掌搓热，然后用手掌搓脚心，各20次。此法具有降火、疏肝明目的功效，可以防治高血压、晕眩、耳鸣、失眠等症。

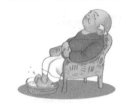

（6）暖足：脚上穴位很多，泡脚能起到疏通经络、消除疲劳的作用，最好每天临睡前用热水泡脚，并且冬天要注意足部保暖，不要让其受寒凉。

五禽戏，最有趣的运动方式

华佗倡导通过体育运动与劳动锻炼来强身防病。他说："动摇则谷气得消，血脉流通，病不得生。"他所创编的"五禽戏"，常做可使人手足灵活。

现代医学研究也发现，五禽戏是一种行之有效的锻炼方式。它能锻炼和提高神经系统的功能，提高大脑的抑制功能和调节功能，有利于神经细胞的修复和再生。它能提高肺功能及心脏功能，改善心肌供氧量，提高心脏排血力，促进组织器官的正常发育。同时，它还能增强肠胃的活动及分泌功能，促进消化吸收，为机体活动提供养料。

五禽戏的内容主要包括虎戏、鹿戏、熊戏、猿戏、鸟戏。

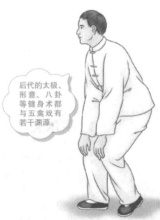

后代的太极、形意、八卦等健身术都与五禽戏有若干渊源。

五禽戏是一套高级的保健气功

就五禽戏本身来说，它并不是一套简单的体操，而是一套高级的保健气功。通过气功导引使体内逆乱的气血恢复正常状态，以促进健康

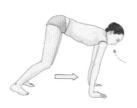

1

自然站式，俯身，两手按地用力使身躯前耸并配合吸气

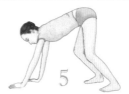

5

如虎行般以四肢前爬7步，后退7步

2

当前耸至极后时稍停吸气，然后身躯后缩并呼气，如此3次

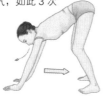

虎戏

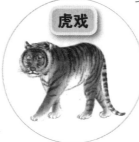

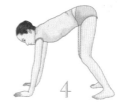

4

再低头向前平视

3

继而两手先左后右向前挪动，同时两脚向后退移，以极力拉伸腰身，接着抬头面朝天

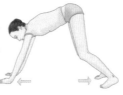

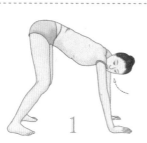

1

接上四肢着地势，吸气，头颈向左转，双目向右侧后视

鹿戏

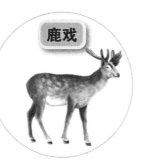

4

然后，抬左腿向后挺伸，稍停后放下左腿，抬右腿向后挺伸。如此左腿后伸3次，右腿2次

2

当左转至极后时稍停呼气，头颈回转，当转至朝地时再吸气，并继续向右转，一如前法

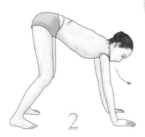

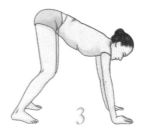

3

如此左转3次，右转2次，最后回复如起势

191

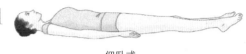

1

仰卧式

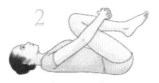

2

两腿屈膝拱起，两脚离床面，两手抱膝下

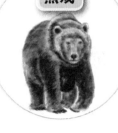

熊戏

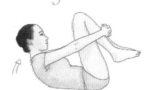

3

头颈用力向上，使肩背离开床面，略停

先以左肩侧滚落床面，左肩一触床面，立即复头颈用力向上，肩离床面，略停后再以右肩侧滚落，复起。如此左右交替各7次

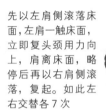

5

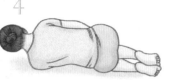

4

然后起身，两脚着床面成蹲式，两手分按同侧脚旁，接着如熊行走般，抬左脚和右手掌离床面。当左脚、右手掌回落后即抬右脚和左手掌。如此左右交替，身躯亦随之左右摆动，片刻而止

如猿攀物般以双手抓握横竿，使两脚悬空，作引体向上7次

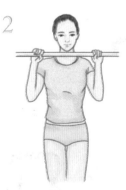

2

3

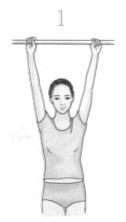

1

猿戏

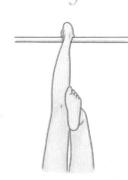

择一牢固横竿，略高于自身，站立时手指当可触及

接着先以左脚背勾住横竿，放下两手，头身随之向下倒悬，略停后换右脚如前法勾竿倒悬，如此左右交替各7次

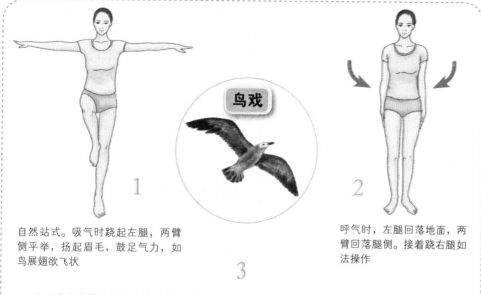

鸟戏

自然站式。吸气时跷起左腿，两臂侧平举，扬起眉毛，鼓足气力，如鸟展翅欲飞状

呼气时，左腿回落地面，两臂回落腿侧。接着跷右腿如法操作

如此左右交替各七次，然后坐下。屈右腿，两手抱膝下，拉腿膝近胸，稍停后两手换抱左膝下如前法操作，如此左右交替也七次。最后，两臂如鸟理翅般伸缩各七次

值得注意的是，在练五禽戏的过程中要松静自然：

松	分内松和外松。外松是指解除身体、四肢、肌肉、呼吸等的紧张。内松是指解除思想情绪，注意力集中方面的紧张。一般来讲，掌握外松较之掌握内松容易得多。这里也有一个由外到内，由粗到细的两个不同的发展阶段
静	指在练五禽戏动作的过程中，要保持情绪安宁（思想平静，情绪稳定，称内静）。同时也尽量找一个外界环境幽雅，人员流动较少的环境（称外静）。因为人声嘈杂，说笑逗闹，或车水马龙，汽笛声声，也影响内静
准备工作	在做五禽戏的具体的动作时，一定要准备工作充分，地静不如身静，身静不如心静。情绪不稳容易摔倒，受伤，闪腰，扭筋，不要追求感觉，动作过大过猛，要循序渐进，顺其自然，功到自然成

太极拳——柔和的运动更养生

太极拳是我国的国粹。它适合任何年龄、性别、体型的人练习，经常练习，对于身心健康有意想不到的好处。太极拳集练气、蓄劲、健身、养生、防身、修身于一体，是一种适合经常锻炼的养生武术功法。

太极拳对人体健康的促进作用是综合而全面的。长期坚持练习太极拳，对于防病抗衰、益寿延年有着不可估量的作用。

练太极拳，不是一般的学习拳式，必须懂得很多

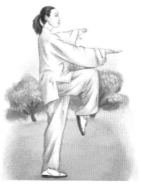

太极拳强身健体，人人皆宜

基本功，必须做到"放松""气道通畅"。肺主一身之气，肺气调则周身气行，故练功必须令气顺，不可叫气道结滞，所以说练拳不可闭气、使力，总以放松、沉气为主。在练拳时要配合呼吸、开合等。由于以上的要求，练太极拳的人们在练拳过程中注意放松并调整呼吸，每次练拳下来心情舒畅、精神饱满，身体微微出汗，体内的新陈代谢加快，从而起到了祛病强身的健身功效。具体而言，太极拳有以下功效：

腰为一身之主宰，能松腰，然后两足有力，下盘稳固，虚实变化，皆由腰转动。故曰："命意源头在腰际。"腰的转动幅度大，带动胃、肠、肝、胆、胰做大幅度转动。同时，深、长、细、匀的呼吸，横膈肌活动范围的扩大，对于肝、胆能起到按摩作用，可以消除肝脏瘀血，改善肝功能，甚至治愈肝炎等疾病。同时，太极拳还能加强胃肠的蠕动，促进消化液的分泌，进而改善整个消化系统，治疗胃肠方面的慢性疾病，效果非常明显

太极拳是哮喘患者治疗和康复的最好方法之一。用太极拳治疗哮喘时，锻炼者两臂、手腕、肩、背、腹等全身肌肉都放松，柔和的动作会使人感到轻松愉快、心情舒畅，从而使哮喘病人情绪稳定；神经系统的兴奋和抑制过程得到很好的调节，有助于减轻或避免哮喘发作；常打太极拳对保持肺组织的弹性、胸廓的活动度、肺的通气功能及氧与二氧化碳的代谢功能均有积极的影响

参加太极拳活动，有利于消除人的烦闷、焦虑、孤独和忧郁，对治疗心理障碍是一副千金难买的良药

太极拳重视加大人体下部运动量，有利于避免上盛下衰的"时代病"。所谓"上盛下衰"是中医术语，指的是中年老人肝肾两亏、阴虚阳浮而出现的血压升高、心虚失眠、畏寒怕冷、四肢发凉、食滞便秘等症候群。患者看上去红光满面，然而，因下元虚亏，两脚发软，走路时间一长，就会足后跟痛，膝关节发硬，腰酸背疼，浑身乏力

专家认为，大小腿肌肉群的高功能运动，使人体如同增加了许多小水泵，帮助心脏工作，即减轻了心脏负担，又有利于心血管系统的健康。太极拳由于重视人体下盘功力训练，有利于气血下行，调整人体上盛下衰状态，可防治血压高、跌跤等症症，有抗衰老的功能

步行："坐"掉的健康"走"回来

步行是一种有益健康的便捷而有效的运动方式，无须器械、服饰，你可以在每天上下班、上班购物、逛公园时进行。只要是路不太远，凡是可以行走的地方都应选择步行。步行看似简单，其实蕴藏着许多你意想不到的健身效果。坚持步行能帮助你把"坐"掉的健康"走"回来。

走路不仅是人体的基本活动形式，还是一种锻炼身体、延年益寿的最佳途径。俗话

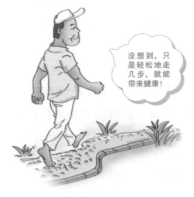

没想到，只是轻松地走几步，就能带来健康！

步行养生，健康又便捷

说"走为百练之祖",步行是任何人在任何时间、地点都可以进行的运动,而且动作缓慢、柔和,不易受伤,因此,特别适合年老体弱、身体肥胖和患有慢性病人的康复锻炼。

（1）步行可增强心肺功能。长期坚持步行上下班,可以增强心肺功能,改善血液循环,预防动脉硬化等心血管疾病以及感冒等呼吸道疾病。步行还可减少荷尔蒙分泌,进而降低血压

（2）步行可促进糖类代谢正常化。饭前饭后散步是防治糖尿病的有效措施。研究证实,中老年人以每小时3千米的速度散步1.5~2小时,代谢率提高48%,糖的代谢也随之改善。糖尿病患者经过一天的徒步旅行后,血糖可降低60毫克/升

（3）步行能延缓和防止骨质疏松。步行是一种需要承受体重的锻炼,有助于延缓和防止骨质疏松症。因为运动能延缓退行性关节的变化,步行又能预防或消除风湿性关节炎的某些症状

（4）步行能缓和神经肌肉紧张。步行是一种积极性休息的良好方式。运动医学博士赖维说:"轻快散步20分钟,就可以将心率提高70%,其效果正好与慢跑相同。"

（5）步行可防治颈椎疾病。步行时如果伴以昂首远望、抬头挺胸、双肩大幅摆动,有助于调整长期伏案的姿势,防治颈椎疾病

（6）步行能保证睡眠质量。每天坚持走路上下班,可提高夜间睡眠质量。另外,吃饭后、睡觉前走路也不错,睡前走路有助于促进睡眠

（7）步行能让你无忧无虑、精神百倍。多用双脚,能改善体内自律神经的操控状态,让交感神经和副交感神经的切换更灵活,有助于缓解压力和解除忧虑

（8）步行能使大脑思路灵活,记忆力变佳。步行中大脑思路灵活,思维能力、注意力和记忆力都较平时提高。这是因为步行时血液和氧分输送到大脑各处,在β-内啡肽的作用下大脑保持清醒。这时正处于大脑发挥作用的最佳状态,判断事物和理清思路的能力和速度都是大脑不清楚时的数十倍

慢跑：健康的零存整取

早在两千多年前,古希腊的山岩上就刻下了这样的字句:"如果您想强壮,跑步吧!如果您想健美,跑步吧!如果您想聪明,跑步吧!"我国民间也有俗话说:"人老先从腿上老,人衰先从腿上衰。"跑步是见效最快、锻炼最全面的一种运动。

跑步是一项实用技能,运用它锻炼身体,对正在成长的青少年来讲,是发展速度、耐力、灵巧、协调等运动素质,促进运动器官和内脏器官机能的发展,增强体质的有效手段。

跑步的健身作用主要有:

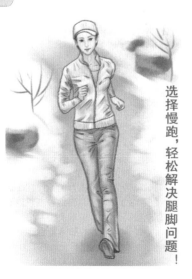

选择慢跑,轻松解决腿脚问题!

（1）增强心肺功能	跑步对于心血管系统和呼吸系统有很大的影响。青少年坚持跑步锻炼，可发展速度、耐力，促进心肺的正常生长发育。中老年人坚持慢跑，就是坚持有氧代谢的身体锻炼，可保证对心脏的血液、营养物质和氧的充分供给，使心脏的功能得以保持和提高
（2）促进新陈代谢，有助于控制体重	跑步锻炼既促进新陈代谢，又消耗大量能量，减少脂肪存积。对于那些消化吸收功能较差而体重不足的体弱者，适量的跑步就能活跃新陈代谢功能，改善消化吸收，增进食欲，起到适当增加体重的作用。可见，跑步是控制体重、防止超重和治疗肥胖的极好方法
（3）增强神经系统的功能	跑步对增强神经系统的功能，尤其是消除脑力劳动的疲劳，预防神经衰弱有良好的作用。跑步不仅在健身强心方面有着明显的作用，而且对于调整人体内部的平衡、调剂情绪、振作精神也有着极好的作用

游泳：愉悦身心，健康又美体

游泳是一项人体在一定深度的水的特定环境中，凭借肢体运动，利用水的浮力而进行的技能活动。它是古代人类在同大自然的斗争中，为生存而产生的，发展到现在，已成为受广大人民欢迎的有氧运动。

游泳对身心健康能起到很好的作用：

游泳的姿势，蛙泳、自由泳、仰泳和蝶泳均可，但速度不宜过快，时间也不宜过长。每周锻炼 2~3 次，每次最好不超过 500 米。运动量要适当，因人而异

（1）可使心脏得到很好的锻炼，使心肌逐渐发达，收缩能力增强，更好地促进机体的新陈代谢。所以，游泳运动员的心脏跳动在平时比一般人慢而有力

（4）可以强身健体，预防疾病。游泳本身就是一种体育疗法。经常在水中锻炼，体温调节机能可以得到改善，机体对外界的适应力会明显增强，且有舒筋活血、松弛肌肉的作用，对腰背痛、扭伤有治疗作用。如方法得当，对冠心病、高血压、胃肠病也有一定的治疗作用

（2）坚持游泳还能使神经系统功能增强，使人动作敏捷、反应灵活，并使关节得到锻炼，使人动作协调、敏捷

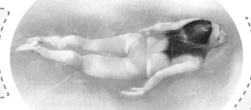

（5）可以延缓衰老，使人青春常驻。它可以改善皮肤血液循环和新陈代谢，推迟皮肤老化和预防皮肤病的发生

（3）游泳运动是所有运动项目中对呼吸系统影响最大的一个项目。一般人的呼吸力为 60~100 毫米汞柱（8~13.3 千帕），而经过系统游泳锻炼的运动员可达 200 毫米汞柱（26.7 千帕）以上。游泳运动员的肺活量也比一般人大得多。肺活量大，耐受低氧的能力也就强

（6）可以有效地锻炼全身的肌肉和关节，使肌肉发达，可以减肥，保持体型健美，并在力量、速度、柔韧、耐力等身体素质方面有明显提高

健美操：跳出健康快乐

现在时尚运动的种类越来越多，可以让人在不知不觉中练出好身材。瑜伽、舍宾、街舞、普拉提这样的词汇更是层出不穷。健美操作为一种时尚健康的运动方式，越来越受到广大时尚、爱美人士的欢迎。

健美操是目前最受人欢迎的一种体育运动。健美操，尤其是健身健美操，对增进人体的健康十分有益，具体表现在以下几方面：

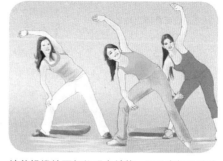

健美操锻炼不仅能强身健体，还具有娱乐的功能，可使人在锻炼中得到一种精神上的享受，满足人们的心理需要，对促进人体的健康有很大的好处

（1）增强体能。健美操可提高关节的灵活性，使心肺系统的耐力水平提高。与此同时，由于健美操是由不同类型、方向、路线、幅度、力度、速度的多种动作组合而成的，因此，参加健美操还可提高人的动作记忆和再现能力，提高神经系统的灵活性、均衡性，从而有利于改善和提高人的协调能力

（2）塑造优美的形体。健美操可以塑造儿童正确的身体姿势，使青少年体态优雅、矫健、风度翩翩；使中年人身体健康，延缓机体的衰老，保持良好的体态，杜绝中年发福；可以增强骨骼的柔韧性，使骨骼坚固，杜绝老年性疾病的发生

（3）增强人的社会交往能力。健美操运动可起到调节人际关系，增强人的社会交往能力的作用。参加锻炼的人来自社会各阶层，因此，这种锻炼方式扩大了人们的社会交往面，把人们从工作和家庭的单一环境中解脱出来，认识更多的人。大家一起跳，一起锻炼，都能心情开朗，解除戒心，互相交谈或交流锻炼的经验，相互鼓励。这有助于增进人们彼此之间的了解，使人与人之间产生一种亲近感，从而建立起融洽的人际关系

（5）医疗保健功能。健美操作为一项有氧运动，其特点是强度低、密度大，运动量可大可小，容易控制。因此，它除了对健康的人具有良好的健身效果外，对一些病人、残疾人和老年人而言，也是一种医疗保健的理想手段

（4）缓解人的精神压力。健美操作为一项充满青春活力的体育运动，它可使人们在轻松欢乐的气氛中进行锻炼，从而忘却自己的烦恼和压力，使心情变得愉快，精神压力得到缓解，进而使自己拥有最佳的心态，且更具活力

轻松瑜伽，让美丽与健康常在

瑜伽，在印度语中意为"身心处于最佳的稳定状态"。瑜伽主要以使精神与肉体免受压力与环境的侵扰，并使身心能够很快地适应环境与压力的防御力为主，同时瑜伽还能使人们运动肢体的行动能力也得到加强。具体而言，瑜伽主要有以下功能：

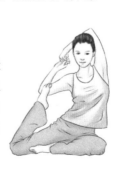

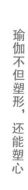

瑜伽不但塑形，还能塑心

（1）矫正身体出现的畸变	利用瑜伽的前屈、后屈和扭转等各种运动，可以均衡地矫正脊柱、骨盆、股关节等部位的畸变
（2）提高肌肉的柔韧性	利用瑜伽的动作来保持一定的姿势，可以使身体内部的肌肉柔软，解除机体的紧张
（3）促进血液和淋巴的流畅	它会使血液和淋巴运行得更加流畅，消除身体各部位的阻滞和浮肿
（4）使内脏机能更活跃	利用动作的压迫和刺激，使受到压迫的内脏周边汇集血液与能量，从而使内脏功能更加活跃
（5）调整自律神经	将呼吸、动作和意识统一进行的动作与轻缓的动作相互交替反复进行，会使交感神经与副交感神经的平衡得到协调，并可调整自律神经
（6）提高免疫力	以静止的方式保持体位，会使自律神经与荷尔蒙更活跃，从而提高对疾病的免疫力
（7）放松的效果	轻缓的呼吸与缓慢的动作连动，会使肌肉与神经得到放松。而且，如果全身得到了放松，那么头脑会平和，情绪也会变得更畅快
（8）改善生活质量	事业成功，挣钱多多，并不代表生活质量高。颈椎病、糖尿病、失眠等现代病在困扰着很多人。当然，瑜伽并不是包治百病的灵丹妙药，但它绝对能改善不良趋势而向好的方面发展。瑜伽的各种姿态，配合呼吸，可通过对穴位和经络的刺激，增进气血的流通，调体、调心、调气，增进自然治愈力，给衰退的体细胞送去新鲜血液，按摩体内各个器官，并使其恢复功能

赤足行，激活你的"第二心脏"

根据生物全身理论，足底是很多内脏器官的反射区，被称为人的"第二心脏"。

赤足行健身法在中国香港、中国台湾、日本、西欧等世界许多地区流行。有关专家认为：人体各器官在脚部均有特定反射区，摩擦刺激这些相应的反射区，便能激发潜能，调整人体失衡状态，达到防治疾病、延年益寿的目的。比如它对神经衰弱、近视眼、遗尿、前列腺肥大、急性扭伤、高血压、胃肠病、糖尿病、偏头痛、肾炎、关节炎等疾病都有较好的疗效。

赤脚走路时，地面和物体对足底的刺激有类似按摩、推拿的作用，能增强神经末梢的敏感度。脚底敏感的部位受到刺激后会把信号迅速传入内脏器官和大脑皮层，调节自主神经系统和内分泌系统，因而可以有效地强健身体，帮助抗病与防病。

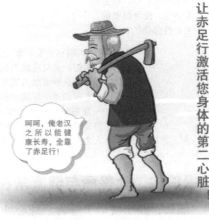

让赤足行激活您身体的第二心脏！

呵呵，俺老汉之所以能健康长寿，全靠了赤足行！

经常使双脚裸露在新鲜空气和阳光中，还有利于足部汗液的分泌和蒸发，促进末梢血液循环，提高抵抗力和耐寒能力，预防感冒和腹泻等症。赤足走的另一种功效是释放人体内积存过多的静电。对于幼儿来说，足底皮肤与地面的摩擦还可增强足底肌肉和韧带的力量，有利于足弓的形成，避免扁平足

第4节

睡掉疾病，睡出健康

一觉闲眠百病消

在所有的休息方式中，睡眠是最理想、最完整的休息方式。经过一夜酣睡，多数人醒来时会感到精神饱满，体力充沛。在日常生活中，人们常有这样的体会：当睡眠不足时，第二天就疲惫不堪，无精打采，工作效率低；若经过一次良好的睡眠，这些情况就会随之消失。

科学研究证明，良好的睡眠能消除身体疲劳，使脑神经、内分泌、体内物质代谢、心血管活动、消化功能、呼吸功能等得到修整，促使身体完成自我修补，提高对疾病的抵抗力，所以说"一觉闲眠百病消"。

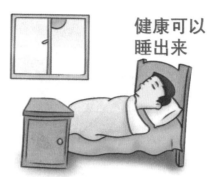

健康可以睡出来

人体进入睡眠状态，就是与外界联系为主的系统暂时停止（吸氧除外），以内部调理为主的系统开始启动。这一系统运行的功能包含解除疲劳、祛除病气、修复损坏的机体、分泌人体所需的腺体激素等

科学睡眠八部曲

充分的睡眠，对于人的身体健康十分重要。但要想获得一个良好的睡眠，维持正常的生理活动，还必须注意以下几点：

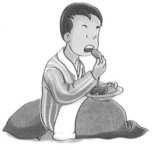

一忌临睡前进食。人进入睡眠状态后，机体中有些部分活动节奏便开始放慢，进入休息状态。如果临睡前吃东西，则胃肠、肝、脾等器官就又要忙碌起来。这不仅加重了它们的负担，也使其他器官得不到充分休息。

大脑皮层主管消化系统的功能区也会被兴奋，在入睡后常产生噩梦。如果赶上晚饭吃得太早，睡觉前已经感到饥饿了，可稍微吃一些点心或水果（如香蕉、苹果等），但吃完之后，至少要休息半小时之后才能睡觉。

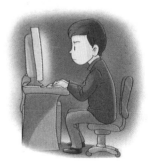

二忌睡前用脑。如果有在晚上工作和学习的习惯，要先做比较费脑筋的事，后做比较轻松的事，以便放松脑子，便于入睡。否则，如果脑子处于兴奋状态，即使躺在床上，也难以入睡，时间长了，还容易导致失眠症。

三忌睡前激动。人的喜、怒、哀、乐，都容易引起神经中枢的兴奋或紊乱，使人难以入睡，甚至造成失眠，因此睡前要尽量避免大喜大怒或忧思恼怒，要使情绪平稳为好。如果你由于精神紧张或情绪兴奋难以入睡，请取仰卧姿势，双手放在脐下，舌舔下颌，全身放松，口中生津时，不断将津液咽下，不久你便能进入梦乡。

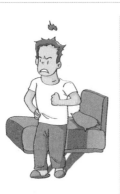

四忌睡前说话。俗话说："食不言，觉不语。"因为人在说话时容易使脑子产生兴奋，思想活跃，从而影响睡眠。因此，在睡前不宜过多讲话。

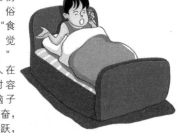

五忌蒙头而睡。老年人怕冷，尤其是冬季到来之后，总喜欢蒙头而睡。这样，会大量吸入自己呼出的二氧化碳，缺乏必要的氧气，对身体健康极为不利。

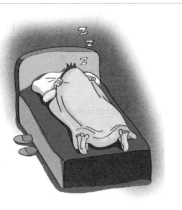

六忌当风而睡。睡眠时千万不要让从门窗进来的风吹到头上、身上。因为人睡熟后，身体对外界环境的适应能力有所降低，如果当风而睡，时间长了，冷空气就会从人皮肤上的毛细血管侵入，轻者引起感冒，重者口眼歪斜。

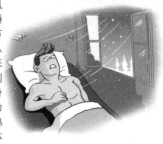

七忌对灯而睡。人睡着时，眼睛虽然闭着，但仍能感到光亮，如果对灯而睡，灯光会扰乱人体内的自然平衡，致使人的体温、心跳、血压变得不协调，从而使人感到心神不安，难以入睡，即使睡着，也容易惊醒。

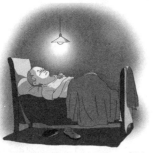

八忌对炉而睡。这样做，人体过热，容易引起疮疖等疾病。夜间起来大小便时，还容易着凉和引起感冒。值得一提的是，如使用蜂窝煤炉取暖，应注意通风，以免煤气中毒。

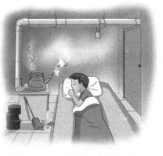

给身体"松松绑"，轻松拥有健康睡眠

睡眠有讲究

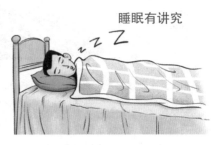

睡眠不仅可以消除疲劳，恢复体力，而且可以保护大脑，提高机体免疫力，因此，充足而合适的睡眠对健康大有裨益。为了提高睡眠质量，睡觉时必须给自己"松绑"。

睡觉时如何给自己"松绑"呢？做到以下

几点就可以了。

1. 不要戴胸罩

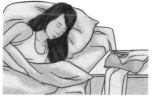

戴胸罩睡觉容易致乳腺癌。其原因是长时戴胸罩会影响乳房的血液循环和淋巴液的正常流通，不能及时清除体内有害物质，久而久之就会使正常的乳腺细胞癌变。

2. 不宜戴假牙睡觉

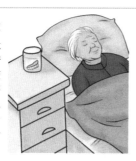

戴着假牙睡觉是非常危险的，极有可能在睡梦中将假牙吞入食道，使假牙的铁钩刺破食道旁的主动脉，引起大出血。因此，睡前应取下假牙清洗干净。这样做既安全又有利于口腔卫生。

3. 不宜戴隐形眼镜

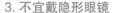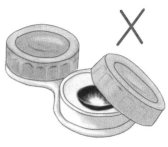

人的角膜所需的氧气主要来源于空气，而空气中的氧气只有溶解在泪液中才能被角膜吸收利用。白天睁着眼，氧气供应充足，并且眨眼动作对隐形眼镜与角膜之间的泪液有一种排吸作用，能促使泪液循环，低氧问题不明显。但到了夜间，因睡眠时闭眼隔绝了空气，眨眼的作用也停止，使泪液的分泌和循环机能相应减低，结膜囊内的有形物质很容易沉积在隐形眼镜上。诸多因素对眼睛的侵害，使眼角膜的低氧现象加重，如长期使眼睛处于这种状态，轻者会代偿性地使角膜周边产生新生血管，严重者则会发生角膜水肿、上皮细胞受损。若再遇细菌，便会引起炎症，甚至溃疡。

4. 不要戴表

睡眠时戴着手表不利于健康。因为入睡后血流速度减慢，戴表睡觉使腕部的血液循环不畅。如果戴的是夜光表，还有辐射的作用，辐射量虽微，但长时间的积累也可导致不良后果。

裸睡，让身体在无包裹中沉睡

裸睡，是一种保健方法，它廉价。无须任何费用；它简单，人人可以掌握；它舒适，人人不愿放弃。更重要的是，它更健康、更舒适。

有的人有裸体睡觉的习惯，而有的人则认为裸睡不文明。那么裸睡究竟是否可取呢？裸睡到底有多少好处呢？

（2）裸睡有种无拘无束的自由快感，有利于增强皮腺和汗腺的分泌，有利于皮肤的排泄和再生，有利于神经的调节，有利于增强适应和免疫能力

（1）裸睡对治疗紧张性疾病的疗效极高，特别是腹部内脏神经系统方面的紧张状态容易得到消除，还能促进血液循环，使慢性便秘、慢性腹泻以及腰痛、头痛等疾病得到较大程度的改善。同时，裸睡对失眠的人也会有一定的安抚作用

（3）裸睡不但使人感到温暖和舒适，连妇科常见的腰痛及生理性月经痛也会得到减轻。以往因手脚冰凉而久久不能入睡的妇女，采取裸睡方式后，很快就能入睡了

专家明确指出：穿着紧身内裤睡觉有损健康。因此，您不妨尝试一下裸睡这一健康的生活方式。

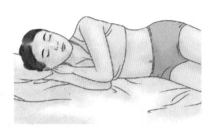

人的皮肤有很多功能，如吸收、免疫以及进行气体交换等。专家认为，穿了内衣，影响皮肤进行气体交换，不利于新陈代谢。对此半信半疑的人试了后发现，原有的肩膀酸痛竟奇迹般地消失了，而且觉睡得很香。另据一些体验过的人说：脱掉内衣睡觉果然很舒服，对一些常见病，如阴道炎、痔疮、脚气或打呼噜等均有好处。

时刻想拥有健康与美丽的都市人，临睡觉前不妨彻底脱光内衣，体验"睡美人"的超然感受

但裸睡也应注意两点：

一是不应在集体生活中或与小孩同床共室时裸睡

二是上床睡觉前应清洗外阴和肛门，并要勤洗澡

先睡心，再睡身：好心情是好睡眠的前提

失眠多数是由心情焦虑引起的，而睡眠不好又会使人无精打采、心情烦躁，从而形成一种恶性循环，甚至会影响整个人的性格脾气。美国专项研究机构曾针对上海中青年进行了关于睡眠现状的调查，结果显示：上海 75% 的职业人士深受六大类睡眠障碍的困扰，其中由睡眠引发的抑郁症日益突出。这六大类睡眠障碍是：

（1）总是觉得睡不醒　　　　　　　　　　（6）总是会做怪梦

（2）睡醒了以后常常腰酸背痛

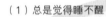
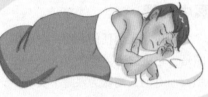

（5）很晚才入睡，第二天却醒得很早

（3）心情抑郁或焦虑　　　　　（4）夜很深了却睡不着

从调查结果可以看出：心情抑郁是导致睡眠问题的一个重要原因。超过 80% 的有抑郁症的人都会遭受睡眠不足的困扰，主要包括：

（1）比普通人睡得更少

（2）通常很难入睡，躺在床上大脑还在不断思考

（3）夜里经常苏醒

（4）很早就醒了，不能再睡着

因此，心情与睡眠有着非常密切的联系。心情不好，睡眠也不会好。要想拥有良好的睡眠，首先要有一个好心情。但是，快节奏的生活让每个人都面临很大的压力，如何才能缓解压力，带着好心情入眠呢？

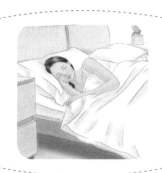

（1）上床后，把不愉快的事从你的脑子里踢出去，包括工作

（2）实在忍不住要想，就把自己想的事与伴侣倾诉，或者自言自语说出来

（3）听轻音乐

（4）想着明天会是一个好天气，蓝天白云，和煦的阳光温暖地照在身上

（5）告诉自己所有的事情明天都会好起来

培养良好的生活习惯，找回健康的睡眠

失眠可以不用失眠药物，只要改善自己的生活习惯，也能有效地预防失眠。

1. 生活有规律

工作、学习、生活要有规律。人体像"生物钟"那样，有一定规律，不要随意打乱。要准点，不要错点。人在日常生活中也应按规律办事，做到按时作息，按时就寝。

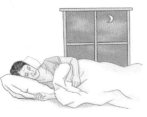

2. 精神愉快

精神支配一切，睡眠也是一样，保持愉快乐观的情绪，就能保持神经系统的稳定。避免过多的忧愁、焦虑，尽量减轻思想负担，使自己心情舒畅，全身松弛。

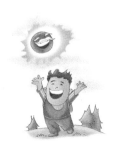

3. 环境舒适

卧室整洁美观，空气新鲜流通，环境安静，无喧闹杂音，对良好的睡眠十分重要。在喧闹嘈杂、阴暗潮湿、空气混浊、二氧化碳含量高、气味难闻、温度过热或冷的环境里是睡不好觉的。因此，我们要努力营造一个安静、舒适、和谐的睡眠环境。

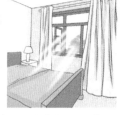

4. 运动锻炼

提高人体素质是非常重要的，因为睡眠对大脑的抑制作用首先在运动中形成，体力疲劳有助于这个抑制作用的产生。加强运动锻炼，适当参加一些体力劳动，如跑步、散步、游泳、登山、骑自行车等，能促进血液循环及新陈代谢，减轻精神压力，使精神处于松弛状态，有利入睡。

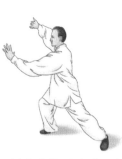

5. 饮食合理

晚餐最好只吃六七成饱，不宜多喝酒，多饮咖啡、浓茶，更不宜吃油腻或煎炸的，不易消化的以及辛辣刺激的食物，因为夜间消化系统几乎停止了运转，人体也不需要能量，进入了休眠状态。因此，在睡前2~3小时不宜吃东西，特别是晚餐绝不可过饱，否则食物停留在体内，酶和酸将不能把它们变成能量，人会感到饱胀而产生不舒服感，影响入睡。晚餐或睡前可选择一些助眠食品，如牛奶、食醋、莴笋、桂园、核桃、红枣、莲子、苹果、橘子、香蕉、橙子、梨子等。睡前喝一杯白开水也可助眠。

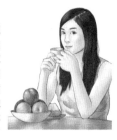

晨练后睡"回笼觉"对健康不益

很多人喜欢早起锻炼，尤其是老年人。但是，有些老人在晨练后喜欢回家补上一个"回笼觉"，觉得这样才能够劳逸结合，能更好地休息养神。殊不知，这是不科学的，晨练后睡回笼觉不仅对身体不利，还会影响晨练的效果。

晨练后如果马上回去睡回笼觉，会对身体造成以下伤害：

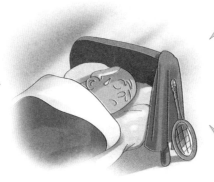

（1）经晨练后人体心跳加快，精神亢奋，躺在床上不但不能马上进入睡眠状态，同时肌肉还因晨练产生的代谢产物乳酸等不容易消除，反而让人觉得四肢松软乏力，精神恍惚

（2）晨练后再睡"回笼觉"对人体心脏和肺部功能的恢复不利

（3）晨练后人体的温度升高，如果重新钻进被子里睡觉，汗还没有消失，极易得感冒

晨练后的正确做法是

人体经过晨练后，全身器官的功能都会由缓慢逐渐加速，并引起神经系统的兴奋增强，由此四肢活动灵活，思维敏捷活跃。此时应该坐下来吃点儿早餐，读读书报，或者喝杯茶，听听音乐……这样可使人心情逐渐安定，精神愉悦

对症下药，让失眠不再可怕

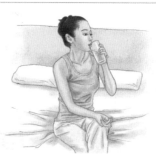

选对药物，轻松解除失眠困扰。

失眠并不可怕，如果依靠药物治疗，对症下药，能起到不错的疗效。但是现在存在两种误区：一是不敢服用，认为服用安眠药会产生抗药性；二是滥用安眠药物，长期依赖安眠药睡眠。

针对不同类型的失眠症，选用药物的品种也不同。只要选择合适的安眠药，对失眠能起到很好治疗作用。入睡困难的患者应选用短效而起效迅速的安眠药，易早醒或中途醒者则应选用中效的安眠药，而白天焦虑者可选用长效安眠镇静药。

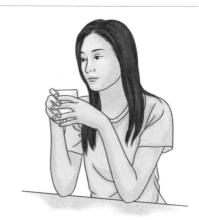

目前最为常用的催眠药为巴比妥类和苯二氮类及一些中成药。根据药物起效快慢的不同，每类药物又可分为慢效、中效和快效药。这些药物显效和作用时间存在一定的差异，服用剂量及常见副作用也不甚相同

第 5 节

因为性福，所以幸福

医治百病的性爱生活

性生活能医治百病？许多人会不以为然，其实他们在享受"性"趣的过程中已经获得了很大的益处。

以往的研究已经证实，性爱可提高人体免疫功能，缓解疼痛，治愈某些种类的偏头痛，同时对人的心理健康也很有好处。性生活所产生的愉悦、兴奋等良性情绪，能有效缓解紧张，抑制肾腺素系统。它通过神经系统释放内啡呔，这种天然的止痛剂能创造一个全身心舒适、健康的状态，并赋予机体良好的再生能力。性生活的神奇妙效远不止于此，其独特的疗效，还涉及一些人所未料的领域。

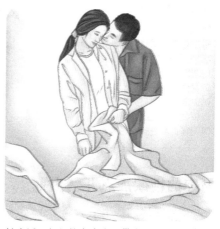

性生活不仅能给夫妻生活带来乐趣，还有益于身体健康

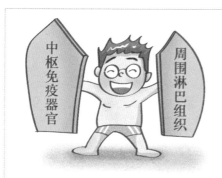

1. 免疫系统

研究发现，紧张情绪直接影响人体免疫系统，使机体处于易感状态，易患各种疾病，从普通感冒到高血压、胃和十二指肠溃疡等，不一而足。性生活直接对抗紧张情绪，引发全身心的放松，达到无与伦比的境界。尽管这种作用维持时间很短，但定期的、美满的性生活，可以逐渐减缓生活压力，带来轻松、愉快。

2. 疼痛

性高潮乃天然镇痛剂。研究发现，患有慢性关节炎以及软组织损伤的病人，性高潮能大大提高他们疼痛感觉的阈值。这是由于性高潮会刺激中枢神经系统，释放某些化学物质，而这些物质具有阻滞疼痛的功效，另一个观点则认为，性高潮时被激活的内啡呔，随血液流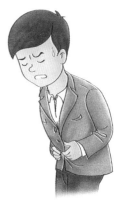经全身的感受器，能产生类似吗啡的作用，可以缓解各种疼痛。做爱还是一种效果显著的镇静剂。它能使机体松弛，有助于消除失眠的痛苦。性生活越是热烈、完美，事后越容易入睡。

3. 心脏

长期缺乏美满的性生活，是引发心脏病的一个重要因素，美国科学家研究了 100 名罹患心脏病的妇女，发现其中 65 名住院前均缺乏令人满意的性爱。另一项研究调查了 131 名男人，其中 2/3 人称他们在患心脏病前，遇到过不同程度的性难题。过一次性生活，如同参加了一次轻微运动，无疑对心脏很有好处。

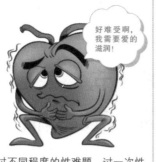

> 好难受啊，我需要爱的滋润！

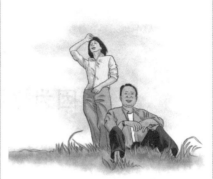

4. 更年期综合征

性生活能减轻一些妇女的更年期综合征症状，妇女月经周期前 5~7 天，流往盆腔的血液明显增加，容易造成血管栓塞或痉挛，而性高潮时盆腔肌肉的有力收缩，可以促使血液迅速离开盆腔，回归体循环，排除紧张状态。

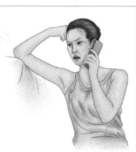

5. 心理健康

美满性生活对心理健康也具有重大意义。研究发现，拥有美满性生活的人，很少有焦虑、暴躁、好斗、多愁善感等不良倾向，对自己生活的满意程度较高。美满的性生活还使人更加自信。夫妻之间美满的性爱，使他们更容易表达自己的需求，彼此坦诚相待，互敬互爱，互助互让，相携相伴，白头偕老。

为你的性欲加点儿活力剂

千篇一律的性生活会令人乏味，降低夫妻双方的"性"趣。所以，为了感情的加深，为了夫妻双方的身心健康，要随时为你的性欲加点儿活力剂。

（1）要学会沟通	性生活过程中，夫妻双方要以坦诚、真挚的态度进行沟通。这样才能更好地了解彼此间的性感受、性需求、性偏好、性表现等，然后通过适当的改善，让你的性生活更上一个台阶
（2）时常变换环境和体位	除了卧室，可以充分利用客厅、书房、浴室等更有情调的地方。偶尔变换一个新的环境，可能领会到过去从没有的快感。这会使你的生活充满乐趣，永远新鲜
（3）来点儿亲热的小动作	不管结婚多久，都应时常保持热情，牵手、拥抱、亲吻，会让对方感受到你对他（她）的爱，从而得到精神上的慰藉，加深彼此间的感情
（4）巧用眼睛的刺激	性爱时不一定要关灯闭眼，可睁开眼睛，保持彼此视线的接触，通过眼睛进行心灵的沟通。另一方面，视线的接触实际上可以看作一种性挑逗行为，对性的唤起很有帮助
（5）重视性前戏	性爱前的拥抱、爱抚，可以增加性情趣，激起性高潮，有利于充分调动女方的性欲，达到性和谐
（6）保持快乐的心理	夫妻相爱，温存相偎，互相爱抚，引发性冲动而进行性爱活动，高潮过后，更能感到对方的温馨、体贴。只有身心合一，才能真正找到快乐，找到健康和活力

（7）加强体育锻炼	体育锻炼不仅可以增强体质，保持体形，对于提高性活力、改善性生活质量也有很好的效果
（8）穴位指压法可以增强性活力	采用穴道指压法能够放松身体，增强性活力。要放松颈部和肩部筋骨，应指压"肩井"穴；要放松手腕，必须指压"手三里"；要放松背部腰部，则应指压"身柱""命门"；要放松脚筋骨，必须指压"委中"。指压时一面缓缓吐气一面按压6秒钟

好食物会让你"性"趣盎然

研究发现有些食物与营养素能够促进性欲、调节性感受和增强性功能，是它们在燃旺男女的心灵之火，充当人类性爱的使者。当你知道吃东西也能吃出性欲，吃出"性"福后，你还会无动于衷吗？那么，哪些食物能使人吃出性欲呢？

欧洲最著名的性学研究家艾罗拉博士经研究指出了一批可以"助性"的最佳食物。

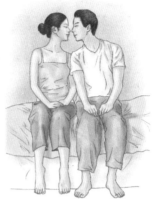

吃出来的『性』福

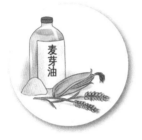

（1）麦芽油。严重缺乏维生素E会导致阴茎退化和萎缩，使人性激素分泌减少并丧失生育能力。而麦芽油能预防并改变这种情况，所以我们在日常生活中应常食小麦、玉米、小米等含麦芽油丰富的食物

（2）蜂蜜。蜂蜜中含有生殖腺内分泌素，具有明显的活跃性腺的生物活性。因体弱、年高而性功能有所减退者，可坚持服用蜂蜜制品

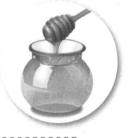

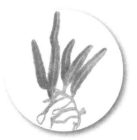

（3）海藻。海藻含碘量超过其他动植物。而碘缺乏会导致女性流产、男性性功能衰退、性欲降低。因此，要经常服用一些海藻类食物，如海带、紫菜、裙带菜等

（4）果仁。德国医生发现，在某些经常吃南瓜子的民族中，没有前列腺疾病发生。这是因为南瓜子中含有一种能影响男性激素产生的神秘物质。此外，小麦、玉米、芝麻、葵花子、核桃仁、杏仁、花生、松子仁等也对性功能有益

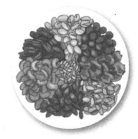

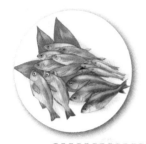

（5）鱼类。鱼肉含有丰富的磷、锌元素等，对于男女性功能保健十分重要，有"夫妻性和谐素"之称

（6）韭菜。又名起阳草、壮阳草、长生韭，是一种生长力旺盛的常见蔬菜。韭菜是肾虚阳痿、遗精梦泄的辅助食疗佳品，对男性阴茎勃起障碍、早泄等疾病有很好的疗效

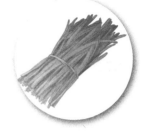

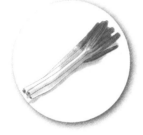

（7）大葱。葱一直被人们看作爱情和性欲的化身。葱的营养十分丰富，能刺激性欲。现代医学研究表明，葱的各种维生素可以保证人体激素的正常分泌，从而壮阳补阴

（8）鸡蛋。许多性学专家指出，鸡蛋是性爱后恢复元气最好的"还原剂"。鸡蛋是一种高蛋白食物，其所含的14.7%的蛋白质中，主要为卵蛋白和卵球蛋白，包括人体必需的8种氨基酸，与人体蛋白质构成相近。鸡蛋蛋白质的人体吸收率高达99.7%。这些优质蛋白是性爱必不可少的营养物质。它可以强精气，消除性交后的疲劳感，而且，它在体内还可转化为精氨酸，提高男性的精子质量，增强精子活力

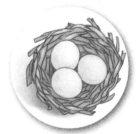

能增强性功能的保健营养食物远不止于此，还有辣椒、桑葚、干果、蘑菇、黑麦饼、虾、驴肉、狗肉等。因此，真正的灵丹妙药就在合理的饮食中。

性爱生活中的八盏红灯

性活动过程中所洋溢着的爱慕、激情、分享以及生理反应，能产生十分美好的感觉，然而不当的方式或行为会导致许多问题，你遇到过吗？

（1）痉挛及疼痛	最常见的是性交时大腿外侧或小腿的肌肉痉挛，即抽筋。发生的原因可能与性生活时动作过于剧烈及肌肉过度拉伸有关
（2）对性生活过敏	研究人员通过对多例性生活过敏者做出诊断后指出：发生过敏多数是由于对霜乳胶、避孕用具及药物的不适应。女性常会感到阴道刺痛、烧灼。所以过敏并不是真的对性行为本身过敏。一旦有过敏反应，可用水、湿毛巾除去残留的液体、霜剂之类，然后洗个温水浴
（3）颈部疼痛	颈部肌肉僵硬或是牵拉容易发生扭伤，可用一条毛巾扭成一股围在脖子周围，并将两端系紧，来支撑头部，减轻肌肉的负担

（4）避孕具的滑落	几乎所有的已婚者都经历过安全套破裂或滑落的意外。发生这样的事完全不必紧张，正确的做法是：72小时内口服两次事后避孕药；假如安全套脱落在阴道内，只需轻轻捏住其根部拽出即可
（5）阴道隔膜取不出来	一般情况下旋转阴道隔膜就像穿鞋带一样容易。但有时比较剧烈的性动作会将阴道隔膜推向深处，以致难以取出。对此，专家推荐的做法是：取蹲位，然后屏住呼吸收缩腹部，阴道隔膜就会被向外推，便可轻松取出
（6）背部扭伤	无论什么原因或姿势造成了背部疼痛，都应立即停止性活动。正常的性生活是不应有疼痛的。性生活中背痛多见于背部肌群相对较薄弱的女性，处理方法是立即屈膝侧卧，两膝之间放一个枕头，并做局部冷敷
（7）尿路感染	这是一个常见的问题。一般说来，每周达4~5次或每次性生活的时间太长都算在"过度"之列。过度性生活会造成细菌侵入尿道甚至上行膀胱，导致尿路感染
（8）盆腔充血	女性在性兴奋时，大量血液涌入盆腔组织形成充血状态。如果未能达到性高潮，则盆腔充血状态消退很缓慢。这时，你应该平卧，用一只枕头把臀部垫高，每次半小时，每日3~4次，可帮助血液反流，必要时可服阿司匹林等抗炎药物

所以，在享受"性"福生活的过程中千万要警惕八盏红灯的亮起，让"性"福生活没有后顾之忧。

如何保护自己的私处

在日常生活中，加强自我保护意识，养成良好卫生习惯和注意一些"小节"，往往对预防妇科病能起到事半功倍的作用。

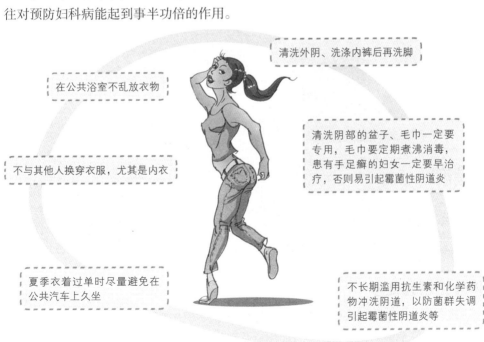

清洗外阴、洗涤内裤后再洗脚

在公共浴室不乱放衣物

清洗阴部的盆子、毛巾一定要专用，毛巾要定期煮沸消毒，患有手足癣的妇女一定要早治疗，否则易引起霉菌性阴道炎

不与其他人换穿衣服，尤其是内衣

夏季衣着过单时尽量避免在公共汽车上久坐

不长期滥用抗生素和化学药物冲洗阴道，以防菌群失调引起霉菌性阴道炎等

忍精有害无益

一般人在性生活中都希望得到射精时的快感,但有的人出于某种原因(比如害怕怀孕,认为精液是人体精华等),在性交将达到高潮时就强忍不射,甚至在性高潮前用手捏住阴茎使精液不能射出。这种强忍不射的做法是有害无益的。

女人接受男人的精液不只是生育层面的意义。人类经过几百万年的进化和自然选择,接受男性精液是女性生理发育所必需的。人们已经发现精液胞浆素的杀菌作用不亚于青霉素,是预防男女性交时细菌感染的本能保护。

精液中的男性激素对女人性生理正常至关重要。据报道,男人精液中还有一种不明物质,对于女人精神、情绪、容颜和对疾病的抵抗力的改善起着决定性作用

忍精有害的理由有四个:

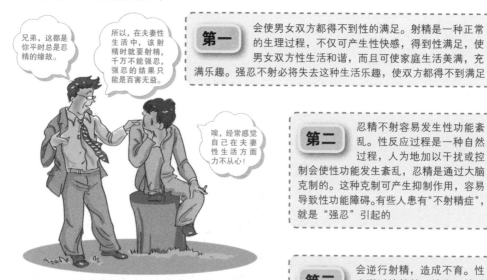

兄弟,这都是你平时总是忍精的缘故。

所以,在夫妻性生活中,该射精时就要射精,千万不能强忍,强忍的结果只能是百害无益。

唉,经常感觉自己在夫妻性生活方面力不从心!

第一 会使男女双方都得不到性的满足。射精是一种正常的生理过程,不仅可产生性快感,得到性满足,使男女双方性生活和谐,而且可使家庭生活美满,充满乐趣。强忍不射必将失去这种生活乐趣,使双方都得不到满足

第二 忍精不射容易发生性功能紊乱。性反应过程是一种自然过程,人为地加以干扰或控制会使性功能发生紊乱,忍精是通过大脑克制的。这种克制可产生抑制作用,容易导致性功能障碍。有些人患有"不射精症",就是"强忍"引起的

第三 会逆行射精,造成不育。性高潮时输精管、精囊、前列腺和尿道肌肉发生有节律的收缩,射精必须发生,要克制也无济于事。如果强行用手捏住使精液不能排出,精液往往会被迫向进入膀胱,形成"逆行射精"。长期如此可形成条件反射,使逆行射精经常发生,造成不育

第四 是多种性功能障碍或神经衰弱的根源。有些人强忍不射,怕丢失精液,认为精液是人体的精华。实际上精液不过是一种分泌物,不通过射精排出,必然由遗精或随着排尿而流失。而存在这种想法往往是多种性功能障碍或神经衰弱的根源

体外排精害处多

现在有很多的年轻夫妇经常会采用体外射精的方法来避孕。其原因就是,感觉在体内射精,在危险期一定会怀孕,而用避孕套又感觉不够刺激,不舒服。因此,他们

就采用了一种既简单又经济的避孕方法——体外射精。殊不知，体外射精将会给你带来很大的伤害。

（1）避孕失败率高。在性交的时候，人们判断射精的时间并不准确，有的男性射精时本人毫无知觉，而有的没有射精却总觉得自己已经射了。在这种情况下，往往在阴茎抽出阴道之前，已经有精液进入阴道，即使排射在体外，精液沾留在阴道口，凭着精子的活力也可以沿着阴道，长驱直入而达到子宫腔内，从而使女性怀孕

（2）体外射精能引起一个相当严重的性问题：早泄。使用体外射精法避孕的男女，最普通的程序是在前奏中刺激男子到很兴奋的阶段，插入后用力抽送几次，突然拔出射精，这样能使男人满足，同时保证女子不会受孕。但是男女双方由于很容易落入性心理的陷阱，一开头就忽视了男子应该帮助女人满足的观念。因此，要不了多久，男子就会养成早泄的习惯

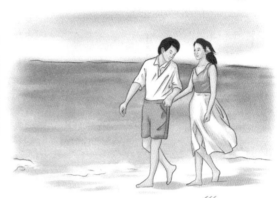

（3）易引起功能性不射精。在男子性交过程中，因性兴奋处于高潮，射精前阴茎伴有勃起、坚硬，如此时强行中止性交，抽出阴茎，会使中枢神经和腰骶部射精中枢的功能发生障碍，时间长了，便容易罹患功能性不射精

（5）易造成夫妻不和。正常适量而又和谐的性生活可增进夫妻间的感情，但是体外射精这种不科学的避孕方法常造成夫妻间的隔阂。一旦女方因此而怀孕，男方常会认为不是自己的那小部分精液（体外射精前溢出的小部分）流入阴道造成的（避孕失败），反而误认为是女方有外遇和不贞行为，由此引起口角，造成夫妻的不和

（4）容易使女方产生性冷淡。性交过程中，当男方达到高潮时，女方常常未获得性满足，如果此时男方强行终止性交，进行体外射精，长此以往，会导致女性的性冷感。由此看来，体外射精不足为取。假如要避孕，还是用科学的避孕方法为好

谨记做爱"十"不要

享受性福生活，提高性爱质量，是每一对男女的理想。如何才能达到理想状态下的性福生活呢？

（1）不要带病过性生活。正患有某些严重器质性疾病，且医生已嘱咐不能过性生活者，不可勉强过性生活；身患结核病又具传染性，也应避免性交；尤其是患有某种性病，更不可过性生活。带病过性生活，不仅自己受害，而且还会把疾病传给爱人，实应避免。

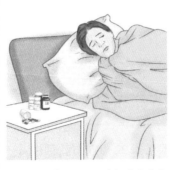

（2）不要疲劳性交。性生活要消耗一定的体力和精力，精神或身体疲惫时性生活往往达不到高潮，收不到双方满意的效果。特别是劳累后立即过性生活，会损害健康。

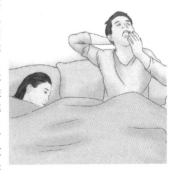

（3）不要心情不快勉强从事。有的夫妻在一方情绪不佳时勉强过性生活，不仅得不到性生活的和谐，还会使情绪不佳的一方产生反感。如反复发生，会导致女方的性冷淡或男方的阳痿。

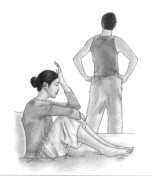

（5）不要酒后性交。一些人习惯酒后房事，有人甚至认为酒后过性生活会"提高质量"。其实，酒后尤其是大量饮用烈性酒后，反而会导致男方阴茎勃起不坚或早泄，妨碍性生活和谐；而且酒后受孕会危及胎儿。

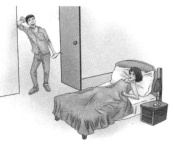

（7）不要饱食或饥饿性交。因饱食使胃肠道充盈并充血，大脑及全身其他器官的血液相对供应不足，故不宜在刚刚吃完饭后就过性生活；相反，饥肠辘辘，人的体力下降，精力不充沛，过性生活往往也不易达到满意的效果。

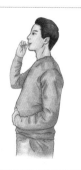

（9）不要浴后行房事。浴后立即过性生活，会使血液循环平稳失调，影响身体健康。

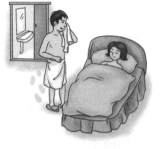

（4）不要经期过性生活。女方月经期间，子宫颈口开放，这时性交极易感染，导致子宫或附件发炎。

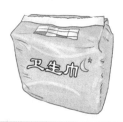

（6）不要不讲卫生。在污垢、杂乱不堪的环境里过性生活，会影响男女双方的精神状态，干扰性生活的成功；如性器官不卫生，还会给对方的健康构成威胁，将细菌等病原体带入对方体内，损害对方的健康。相反，整洁、赏心悦目的环境及性交前清洗下身，不仅有益于双方的健康，还有助于性生活和谐、美满。

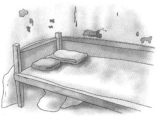

（8）不要精神过度紧张或羞怯。多见于新婚夫妇。精神极度紧张或过于羞怯，易引起男方的早泄，或女方性交时疼痛，影响性快感。要尽量保持轻松、愉快的心情，女方也不必为此感到羞怯，应从容大方，积极主动地与丈夫密切配合，使性生活过得和谐、尽意、美满。

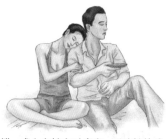

（10）不要产后行房事。在产后过早地进行性生活，很容易造成子宫复旧不良和子宫出血。

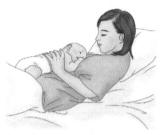

做爱时间以晚上为好。所谓晚上，一般是指 22 点左右。对相当一部分人来说，这是即将入睡的时间。性活动需要付出较大的体力，在这段时间过性生活，完事后可以立即入睡，使双方得到充分的休息，第二天可以保持充沛的精力。

第6节

家居养生

用心打造自然和谐的环保居室

　　家是人们辛辛苦苦劳动了一天，回来休息和补充能量的地方。这个地方的好坏，会直接影响到我们第二天的体能和精神状态。如果这个地方不好，那么我们将无法在这里补充到应有的能量，去面对第二天的拼搏。这将会影响到我们的工作效率，当然也就直接影响到事业。

　　要想拥有温馨舒适的居室并不难，只要多用一点儿心，了解一些有关室内设计方面的知识，就可以轻轻松松获得自己满意的家居环境。

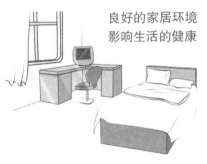

良好的家居环境影响生活的健康

打造和谐自然、温馨舒适的环保居室成为很多人在装修装饰居室时的不变法则

1. 对比

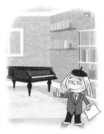

对比是家装设计中的惯用方式。把两种不同的事物、形体、色彩等作对照就称为对比，如方与圆、新与旧、大与小、黑与白、深与浅、粗与细等之间的对照。通过把两个明显对立的元素放在同一空间中，经过设计，使其既对立又和谐，既矛盾又统一，在强烈反差中获得鲜明对比，求得互补和满足的效果。

2. 色调

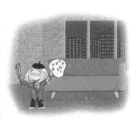

就居室来讲，色彩是关系着居室环境和氛围的和谐的首要因素，不管采用什么样的配色方案，目的是要取得和谐的基本效果。不同颜色能引起人视觉上不同的色彩感觉。如红、橙、黄的温暖感很强烈，被称为暖色系；青蓝绿具有寒冷、沉静的感觉，被称为冷色系。在室内设计中，可选用各类色调。色调有很多种，一般可归纳为同一色调、同类色调、邻近色调、对比色调等，在使用时可根据环境不同灵活运用。

3. 对称

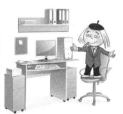

对称是形式美的传统技法，是人类最早掌握的形式美法则。对称可采用绝对对称和相对对称。上下、左右对称，同形、同色、同质对称被称为绝对对称；而在室内设计则常用相对对称。对称给人秩序、庄重、整齐感，即和谐之美。

4. 呼应

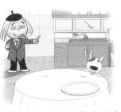

在室内设计中，顶棚与地面、桌面或其他部位，采用呼应的手法，注意形体的处理，会起到对应的作用。呼应属于均衡的形式美，是各种艺术常用的手法，呼应也有相应对称、相对对称之说。一般运用形象对应、虚实气势等手法求得呼应的艺术效果。

5. 和谐

和谐包含协调之意。它是在满足功能要求的前提下，使各种室内物体的形、色、光、质等组合得到协调，成为一个非常和谐统一的整体。和谐还可以分为环境及造型的和谐、材料质感的和谐、色调的和谐、风格样式的和谐等。和谐能使人们在视觉上，心理上获得宁静、平和的满足。

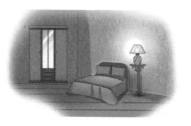

遵循这些基本的原则，我们就能够给居室营造、布置一个理想的家居环境。

安全家居，要离"毒"远一点儿

人的一生中有三分之二的时间要在室内度过，而其中大部分时间又是在家中度过的。由于室内环境各个因素均会作用于人体，因此，居家环境与人的健康是息息相关的。

随着住宅不断向空中发展，高层建筑越来越多，居住空间的人口密度猛增，活动空间日益拥挤。并且，随着经济收入和物质水平的提高，人们对居住空间的装饰装潢也变得越来越讲究，各种各样的化工材料、家用电器大量进入室内，最终结果是：人们亲手把各种各样的有毒有害物质"请入室内"，不自觉地却把自己置身于各种"毒"的重重包围之中。有毒的家居环境，严重威胁着人体的健康。

室内环境污染按照污染物的性质主要分为三种：

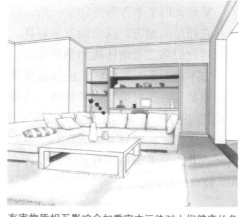

有害物质相互影响会加重室内污染对人们健康的危害。比如，室内空气中的化学性污染会对人们的皮肤黏膜和眼结膜产生刺激和炎症，甚至会麻痹呼吸道纤毛和损害黏膜上皮组织；在这种情况下，人体对疾病的免疫力就会大大减弱，使病原微生物易于侵入并对人们健康造成危害。所以，人们要特别注意室内的环境污染，特别是新房和新装修的家庭，更要注意

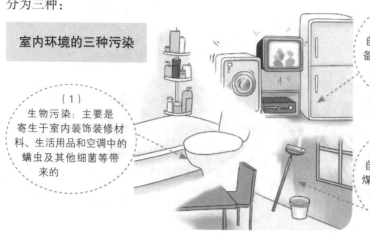

室内环境的三种污染

（1）
生物污染：主要是寄生于室内装饰装修材料、生活用品和空调中的螨虫及其他细菌等带来的

（2）
化学污染：主要来自装修、家具、玩具、煤气热水器、杀虫喷雾剂、化妆品、抽烟、厨房的油烟等

（3）
物理污染：主要来自室外及室内的电器设备产生的噪声、光和建筑装饰材料产生的放射性污染等

给住宅一份新鲜空气，给自己一个健康身体

生命源于呼吸，空气质量的好坏决定人体的健康，因此我们要保证住宅有良好的空气质量。

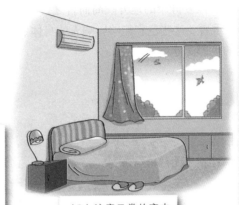

（1）屋房的结构配置要合理，必须有能通风换气、改善室内空气质量的后窗

（2）要有足够的居室容积，一般来说，平均每人居室容积为20~25立方米即符合卫生要求。但现在很多屋室都达不到这一要求

（3）注意日常的室内污染与通风换气问题，在门窗紧闭的情况下吸烟、做饭等都能成为室内空气的污染源

（4）搬迁新居一定要先通风。这些物质在新建居室内的空气中往往会达到一定浓度，加之湿度较大，会造成严重的室内环境污染。当它们通过呼吸道或皮肤进入人体后，人们就会产生一系列毒性反应，如头昏、头痛、恶心呕吐、乏力、失眠、心悸、胸闷、精神恍惚等，儿童甚至可能发生急性中毒。有过敏体质的人，还会因吸入或接触有害物质中的某种致敏源而发生过敏反应。孕妇在污染较重的新建居室中生活，还会殃及胎儿

因此，新居建成后，不宜马上搬迁，应打开门窗充分通风换气，待涂料、油漆干后，过一段时间再搬入，并注意通风。这样才能避免身体受到损害。

室内养花有讲究，放错了会成健康之敌

在居室内放些花，不仅能美化环境，增添雅致的兴趣，还可以调节空气，放松心情，可以说是一种一举两得的做法。然而，这里面是有很多讲究的，如果放得不合适，不仅不会带来健康，甚至还会影响健康。

多亏了你们，为我的家居生活带来了健康！

下面，我们为大家介绍相对科学的室内花卉摆放方法：

1. 客厅花卉摆放

客厅是我们主要的活动场所，也是污染最严重的地方，所以应该放常春藤和吊兰。常春藤能有效抑制烟草中所含尼古丁中的致癌物质，而吊兰则被称为"绿色净化器"，能在新陈代谢中将甲醛转化为糖或氨基酸等物质，净化室内空气。

2. 卧室花卉摆放

卧室是我们每晚睡觉的地方，空气质量的好坏尤为重要，因此应该放芦荟或者虎皮兰。它们可以在夜间吸收二氧化碳，释放出氧气，对人的健康有益。但卧室内不宜摆放过多的植物，所以芦荟和虎皮兰任选其一即可。

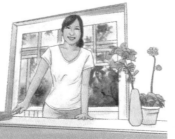

3. 厨房和卫生间花卉摆放

厨房和卫生间也是我们不能忽视的地方。厨房常会被清洁剂和油烟所包围。绿萝可以清除70%的有害气体，因此被称为"异味吸收器"，所以厨房里应摆放一盆。卫生间常常温暖潮湿，正符合了白掌的习性。白掌是抑制人体呼出的废气如氨气和丙酮的"专家"，还可以过滤空气中的苯、三氯乙烯和甲醛，使卫生间的空气焕然一新。

把居室打扮成什么颜色有益于健康

家是远离周围世界的避风港。工作一天之后，回到家吃饭睡觉，过夫妻生活，与家人一道放松。家也是病后恢复健康的地方。简而言之，人生的大部分时间在家里度过，所以，居室的色彩很重要。这些色彩能够影响人的身体、情感、心理和精神状态。所以我们要选择好房间的色彩。

1. 房间的用途

要考虑到每个房间的用途，以及该房间的总体色彩是否符合这个用途。以卧室为例，自己的睡眠质量如何？一夜是否熟睡？是早晨醒来精神焕发，还是夜晚辗转反侧，清晨起来面带倦容？如果是后者，也许是因为卧室的色彩是暖色。暖色具有使人兴奋的作用，而你需要的是具有镇静作用的蓝色。你可以用同样的方式，到每个房间看看，问问自己每个房间的用途。

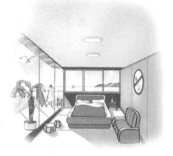

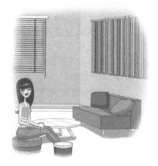

2. 创造环境

设计首先要考虑的是要创造什么样的环境。是宁静的处所，还是温暖愉快的地方？如果是后者，那就要考虑添入暖端的色彩，如桃红或杏色。这两种色彩都是浅色调的橙色，橙色则充满了令人愉快和使空间显得宽敞的特色。这些色彩都能与蓝色搭配，而蓝色正是橙色的辅助色。这两种色彩相辅相成，创造的环境使人轻松愉快。如果沙发的靠垫由这两种色彩组成，则效果更佳。

3. 卧室

卧室是另一个重要的房间。在卧室里人们睡眠、思考、阅读，甚至还写东西。这是私人空间，主人想在其中独处或与另一个人亲密相处。这个房间最应该表现出主人的特点。主要是采用宁静的色彩，以便夜晚能够安静地入眠。卧室中采用粉红色较好，因为粉红色柔和，使人感觉良好。另外还可以使用各种色调的白色。但是不能用纯白色。蓝色是宁静的色彩，但又是冷色。如果卧室太冷，则不宜采用蓝色。如果想创造出充满激情的格调，可以添加红色。当然，如果只是用红蜡烛、红床单，则更合适，否则很可能会影响睡眠质量。

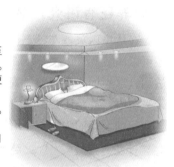

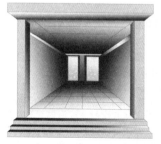

4. 起连接作用的空间

除了房间之外，住宅里还有许多空间。如大厅的入口处、楼梯、楼梯平台、过道等。这些空间不仅起到连接的作用，而且在通过这些地方时可以顺便交谈，或者甚至彼此鼓励。这些空间是活动的中心，也是客人来访时首先看到的地方。那么，主人准备给客人留下什么印象？是想留给客人生动、温暖、好客、热情奔放的印象？明亮、暖端的色彩吸引客人，使客人感到这里温暖如家。如果想达到柔和、舒适的效果，就可以使用这些色彩：土红色、铁锈红、橙色、柠檬色。最重要的是大门的色彩。在某些文化中心，大门总是涂成保护色，如黑色、白色、紫色或者蓝色。

5. 厨房

厨房和浴室的环境要明显不同，因为两个房间内所进行的活动完全不同。厨房不仅是烹调的地方，而且是全家人聚集在一起吃饭、招待客人的地方。浴室是个私人场所，是一天劳累下来洗个热水澡的地方。厨房是家的中心，色彩要温暖，要给人以欢乐。红色会提供能量，橙色刺激食欲且对我们的消化功能有一定的促进作用，黄色有助于交谈。红色能够保护人们，所以厨房的地砖如果是土红色，会使我们在电脑前工作了一天，或者开了一天会之后，仍旧能够有精力在家里活动。厨房中还可以摆放装水果和蔬菜的盘子，各种器皿，可采用对比色或辅助色。

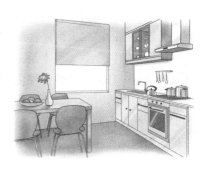

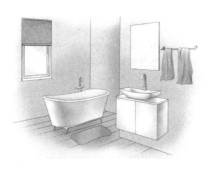

6. 浴室

许多浴室都很狭小，甚至没有窗户，色彩的选择就很重要，要使浴室显得相对明亮宽敞。较合适的色彩也许是蓝色或大海般的绿松色。这些色彩可以使人身心放松。但是浴室不能给人以过于寒冷的感觉，所以可用浴垫、毛巾和浴袍的柔和色彩缓冲浴室中的冷色。

7. 书房

书房也许是某个房间的一隅，也许是由阁楼改成的。房屋主人在书房中从事业余爱好活动，或者孩子们在里面学习。以前人们一直认为，仅仅为了从事业余爱好活动而拥有书房是一种奢侈。然而现在越来越多的人在家办公，因此书房就变得不可缺少了。也许自己的住房不够大，不能拥有一间独立的书房，而只能在另一个房间里隔出一角作为书房。即使是这样，也要考虑采用什么色彩才能提高自己的工作效率。

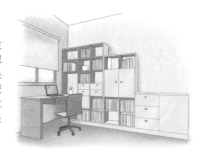

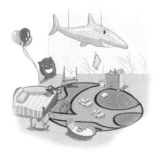

8. 儿童房

孩子需要有一个可供学习的地方。在孩子长大一些时，他们会偏爱明亮的色彩。这显示他们精力充沛。但是这些大胆明亮的色彩不适于孩子学习。因此最好采用较淡、较柔和的色彩，这样可以使孩子学习或做作业时注意力集中。如果孩子晚上难以入睡，是否是因为房间的色彩太明亮，太刺激了？如果是，就需要调整色彩。

厨房是有害物质的巢穴

就总体的有害因素而言，厨房完全可以称为有害物质生产"基地"。深受其害的多是在里面经常忙碌的女主人。那么，如何才能有个安全的厨卫呢？

厨房属于家中辐射危险最集中的环境之一。氡从土壤、水进到厨房里，也与天然气一同进来。氡对人体的辐射伤害，占人一生中所受到的全部辐射伤害的75%。专家认为，氡是引起肺癌的第二大因素，仅次于抽烟。

厨房的第二个危害因素是，在对食品进行热处理过程中分离出来的各种化学物质，如乙醛、甲醛、丙烯酰胺和多环芳香烃等物质。大多都不易挥发，而是沉淀在炉灶四周，其大部分负面影响都让在灶前煎炒烹炸的人摊上了。

厨房里几乎什么时候都湿度偏高：水烧开了，水龙头的水溅出来以及煤气灶的燃烧……空气最理想的湿度应该在40%~60%之间，多余的水分会使人疲倦、犯困。过多的水分加上偏高的温度，是滋生微生物的理想条件。

要有安全健康的厨卫，应注意以下几点：

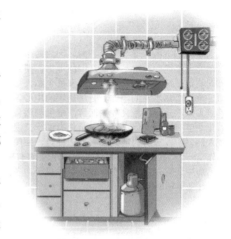

不管是烧天然气还是烧液化气的炉子，都会往空气中释放一氧化碳和其他有害物质。如果没有排风设备，厨房里的二氧化碳会对人的身体产生相当大的危害

1. 减少污染物的排放

（1）条件允许的情况下，尽量使用清洁能源。在所有民用燃料中，以电能最为清洁，其余依次为气态燃料、型煤、原煤及各种生物燃料。在燃煤的地区，尽可能使用型煤，如果没有，也可以自制，最好使用清洁煤，即经过脱硫等处理的煤。

（2）使用燃烧效率高的炉灶。特别是在燃煤或生物燃料的农村地区，应积极进行改炉改灶，将开放式的炉、灶改为封闭式的，同时安装烟囱。

（3）减少能源的消耗量，在不使用时，将炉灶封好。

（4）烹调时，尽量降低烹调油的温度。

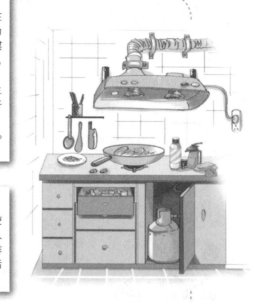

2. 加强通风换气，加快污染物的扩散

做到厨房与居室分开；做饭时，打开厨房门窗，使厨房空气流通；最好安装排风扇或抽油烟机等人工排风设备；科学使用厨房排风设备，先打开排风设备，再打开火，燃烧结束后，抽气10分钟后再关闭排风设备，以最大限度地减少厨房的污染。

3. 下水道有的时候经常返味，对健康危害很大

首先，检查下水道是否通畅，有无异物影响排水。如果有堵塞，可以往下水道里倒适量的碱。这对去除管道内的油脂和铁锈比较有效。

其次，如果下水道没有堵塞，但是却返异味，可以利用水密封原理，用薄塑料袋装上清水，封紧袋口，放在下水道的口上盖严，起到封闭气味的作用。

此外，最好同时保持下水道口的碗状存水结构中存有清水。这样更能有效阻止异味冒出。

健康的生活离不开健康的厨房，消除厨房健康隐患才能让生命不受到威胁。

留意九大卫生死角，驱除健康隐患

家庭卫生关系到每个家庭成员的身体健康。在日常生活中，我们会经常进行大扫除，清洁家庭生活环境。不过，当你把地板拖得发亮，把皮沙发抹了一遍又一遍，把窗子擦得像没有玻璃一样……之后，你却并不知道，家里原来还有那么多卫生死角给你和你的家人带来健康隐患。

出于对自己的健康负责，我们必须留意家里的九大卫生死角，这几大死角包括：

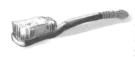

（1）牙刷。牙刷用上个把月，就会有大量的细菌生长繁殖其上。其中有许多致病菌，如白色念珠菌、溶血性链球菌、肺炎球菌等。这些细菌通过口腔直接侵入人体消化道和呼吸道，引起肠炎和肺部感染等症，同时还可通过口腔黏膜破损处进入人体血液，引起败血症及组织脓肿等。因此应将牙刷放在阳光下曝晒，最好每月更换一把牙刷。

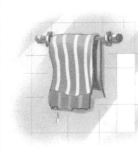

（2）毛巾。一般家庭使用的毛巾都是放在室内甚至卫生间里。由于空气不够流通，毛巾每天要用几次，难有干的时候，极容易滋生、繁殖病菌，对人体健康不利，可导致皮肤病等。毛巾洗干净后要经常拿到室外进行"日光浴"消毒或高温消毒。

（3）笤帚。笤帚所到之处表面上显得干干净净，却会扬起无数细菌。所以，家庭最好多备几把笤帚，厨房、寝室等分别用不同的笤帚。用后要及时洗净、晒干。

（4）盆、桶。家庭使用的脸盆和脚盆，有的是分人使用的，有的是众人共用的，用久了都会积累污垢，滋生病菌，影响人体健康。盆、桶应经常洗净并晒干，以保众人平安。

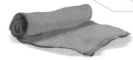

（5）地毯。有一种叫蜱螨的生物大量繁殖在地毯上，专靠吃人皮肤上掉落的微型鳞状物维持生命，一旦接触人体，会乘机侵入肺腑和支气管，小孩更容易因此患病。所以地毯要经常吸尘、清洗、消毒。

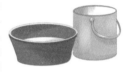

（6）拖鞋。尤其是供客人使用的拖鞋，极易由有脚病的客人留下病菌，家人或其他客人再使用后就会被传染上脚病，于己于人均极为不利。因此，拖鞋应常清洗，还要进行"日光浴"消毒，或用消毒液消毒。

（7）抹布。抹布用得越久，含菌数就越多，往往以沙门氏菌、大肠杆菌、绿脓杆菌、霉菌等为最多。而以洗碗抹布为细菌传播媒介导致的传染病，占疾病发生率的30%。

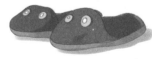

（8）菜篮子。有人买蔬菜时将生、熟食物放在一个菜篮子里。殊不知，蔬菜、鱼、肉上面的细菌和寄生虫卵很多，会造成生、熟食物的交叉污染。因此，生、熟食物应分开放置，菜篮子要勤清洗、曝晒。

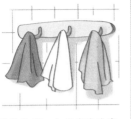

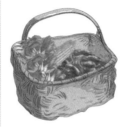

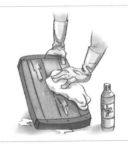

（9）切菜板。据有关部门检验，每平方厘米的切菜板上有葡萄球菌200多万个、大肠杆菌400多万个，还有其他的细菌。生、熟食物交叉污染是发生食物中毒的主要原因之一。因此，切菜板应该经常刷洗消毒，必要时将表面刨去一层。

小心电视瓦解你的健康

生活中，许多人都有迷恋电视的毛病。但是，电视除了可以丰富精神生活，提供知识、信息、娱乐外，对我们的健康、行为也会产生很大影响。有人说电视是时间最大的小偷、青少年最大的教唆犯、诸多疾病的来源、造成家庭不和的罪魁祸首、最大的精神污染源。这些话都可以说是有一定道理的。

研究资料表明：只要每天看电视平均超出3小时，就可能患上"电视综合征"，尤其是儿童或青少年。常见的电视病有：

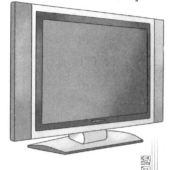

每天看电视平均不可超过3小时

否则会产生以下问题

（3）"电视腿"。看电视时长期处于坐位，容易引起下肢麻木、酸胀、浮肿、疼痛，甚至引起下肢肌肉痉挛，老年人尤甚

（4）"电视心"。有些人在看电视时，会随节目中的情节产生情绪波动，尤其是老人，容易出现头晕、心悸、血压升高，从而诱发心绞痛、心肌梗死和脑血管意外等急症

（2）"电视颈"。有些人看电视时头颈部长期维持过伸、过屈或扭斜状态。这样容易引起颈部软组织劳损

（5）"电视肥胖症"。一方面，经常看电视易缺乏适当的体育运动；一方面，有的人在看电视时大吃糖果、点心。这些都会引起肥胖

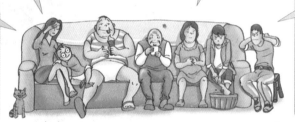

（1）"电视眼"。电视在工作时会刺激人的眼睛，使眼皮、眼睑红肿，球结膜充血，眼睛干痛难忍，严重者还会使结膜和角膜受损，影响睡眠和食欲

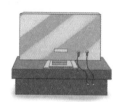

（6）"电视胎儿"。孕妇长时间看电视除易感到头晕、胸闷等外，还会影响胎儿发育。1~3个月的胎儿受害最明显，可出现畸形

针对以上"电视病"的症状，专家提出：放置电视机不应过高，最好是荧屏中心与视线持平；人与电视机的距离保持在3米以上；看电视持续时间不应超过4小时；看电视时保持室内空气新鲜，眼部不适时可戴墨镜；电视机旁安装一个低度灯泡，调节视线，使眼睛免受强光刺激。

电冰箱不是"保险箱"

在许多家庭里，冰箱几乎成了食品的"保险箱"，大家都不管生食、熟食，也不管蔬菜还是肉类，只要往冰箱里一扔，就觉得万事大吉，给食物的品质上了保险了。其实，冰箱能使你的食物保鲜，但不"保险"。

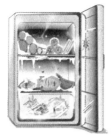

（1）滋生细菌。在低温环境中，食物本身的代谢也只是放缓，并未停止。多数细菌并不会因低温死亡，相反，许多微生物很容易在低温下生长繁殖。同时，冰箱内湿度较大，同样不利于食品保鲜。

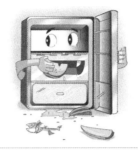

（2）偷窃营养。冰箱是窃取食物营养的"黑手"，特别是那些富含维生素的蔬果菜肴。有研究证实，在4℃的冰箱中储藏24小时会令黄瓜的维生素C含量下降30%。

（3）破坏美味。冰箱是美味杀手，香气扑鼻的新鲜面包、新鲜诱人的香蕉与荔枝，还有风味别致的豆酱、火腿、肉罐头，经过冰箱储存，往往颜色尽失、美味不再，弄不好还会吸附一些异味。

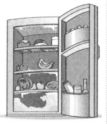

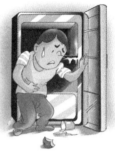

（4）冰箱疾病。食用直接从冰箱中取出的食物，会导致胃内黏膜血管急剧收缩、痉挛而引发胃部不适甚至胃病，而在低温环境下滋生的微生物，更可导致急性肠炎甚至痢疾。耶尔细菌肠炎就叫"冰箱肠炎"。耶尔细菌能够在-40℃低温中生存繁衍，冰箱正好是它们的乐园。

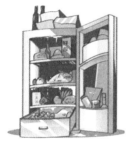

（5）藏污纳垢。不论生熟、不分门类，各种食物以及食物自身分解产生的有害化学物质，茶叶、咖啡、烟草、化妆品甚至胶卷都在冰箱中汇聚，裹挟着各种气味，产生千千万万个细菌、真菌，冰箱逐渐成为藏污纳垢之所。

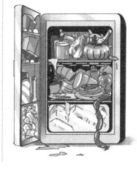

（6）制造毒物。许多人喜欢大采购，将一周内的蔬菜购好后在冰箱内存放。这种做法非常危险。蔬菜中原本含有硝酸盐，在硝酸还原酶的作用下会形成亚硝酸盐，这种物质具有毒性。冰箱中的熟菜也是亚硝酸盐的制造者。人吃过的剩菜受到细菌和唾液中酶的污染，亚硝酸盐形成的速度更快。

那么，怎样使用冰箱才能保证健康呢？

（1）冰箱内的温度应保持在10℃以下

（2）熟食品进入冰箱前须凉透。食品未充分凉透，突然进入低温环境中，容易发生质变。食物带入的热气引起水蒸气凝集，能促使霉菌生长，导致整个冰箱内的食品霉变

（3）冰箱中取出的熟食品必须回锅。冰箱内的温度只能抑制微生物的繁殖，而不能彻底杀灭它们。如食前不彻底加热，食后就可能致病

（4）为防止生熟交叉及食物串味，应用保鲜袋或保鲜纸将食物包密实后置冰箱保存，熟食在上，生食在下

（5）冰冻的肉类和禽类在烹调前应彻底化冻，再充分均匀加热煮透。如果有的部分没有完全化冻，常规烹调温度不足以杀灭微生物。经化冻的肉类和鱼等不宜再次置冰箱中保存，因为化冻过程中食物可能会受污染，微生物会迅速繁殖

（6）冷冻食品宜缓慢解冻。取出的食品应在室温中自然解冻，不宜采用自来水冲淋、热水浇等方式解冻。若急速解冻，由于冰晶体很快溶化，营养汁液不能及时被纤维和细胞吸收而外溢，使食品质量就会下降